JN017042

医療安全ワークブック

第5版

川村治子

杏林大学名誉教授
慶成会青梅慶友病院看護介護開発室顧問

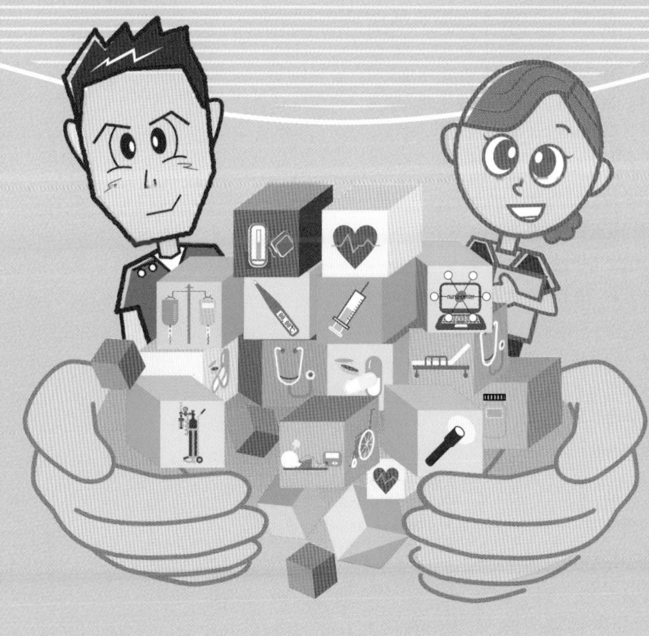

医学書院

■著者略歴

川村治子 Kawamura Haruko

1978年金沢大学医学部卒業後，主に内科，呼吸器アレルギー，心身医学の臨床に従事。1992年九州大学で医学博士。1993年，旧厚生省九州地方医務局医療課長，病院管理や医療行政を学ぶなかで医療事故に関心を抱く。1997年杏林大学保健学部助教授，1998年同教授，2018年3月退職，同名誉教授。2019年慶成会青梅慶友病院看護介護開発室顧問。1999年4月から2002年3月まで厚生労働科学研究費補助金による「医療のリスクマネジメント構築に関する研究」の主任研究者として1万例以上のヒヤリ・ハット報告を収集・分析。2002年4月から2004年3月まで同補助金による「病院における医療安全と信頼構築に関する研究」の主任研究者として新人看護師の事例を分析。著書に，『書きたくなるヒヤリ・ハット報告—体験から学ぶ看護事故防止のツボ』，『ヒヤリ・ハット報告が教える内服与薬事故防止』，『ヒヤリ・ハット11,000事例によるエラーマップ完全本』，『系統看護学講座 専門分野 看護の統合と実践[2] 医療安全』(いずれも医学書院)，共著書に『系統看護学講座 専門2 基礎看護学[2] 基礎看護技術Ⅰ』(第14版2006〜2010年，医学書院)など。

医療安全ワークブック

発　行　2004年10月1日　第1版第1刷
2007年2月15日　第1版第5刷
2008年3月15日　第2版第1刷
2012年1月15日　第2版第5刷
2013年4月1日　第3版第1刷
2018年2月15日　第3版第8刷
2018年11月15日　第4版第1刷
2022年12月15日　第4版第5刷
2024年3月1日　第5版第1刷 ©

著　者　川村治子（かわむらはるこ）

発行者　株式会社　医学書院
代表取締役　金原　俊
〒113-8719　東京都文京区本郷1-28-23
電話　03-3817-5600(社内案内)

印刷・製本　アイワード

ISBN978-4-260-05340-2

第５版出版によせて

このたび念願の第５版を発行することができました。2004 年の初版から 20 年，おかげさまで本書はこれまで，多くの看護学生，臨床の看護師および教育担当者のみなさんに活用していただきました。この場をお借りして，心から御礼を申し上げます。

本書の初版は，看護師の実際のヒヤリ・ハット(インシデント)の事例をもとに，若年看護師がおかしやすい間違いや遭遇しやすいトラブル・事故に的をしぼって，“どこで，どのような間違い等が，なぜ起き，どう防ぐのか”を具体的に学んでもらう目的で出版しました。事例は 1999～2002 年に厚生労働省の科学研究費補助金による研究で収集した，全国約 200 の急性期病院の看護部からいただいた１万事例です。

本書は４つの UNIT で構成されています。最も大きなウェートを占める UNIT1 は，注射や与薬などの診療の補助業務に潜在する間違いや事故の危険を Q ＆ A 形式で学ぶものです。UNIT2 では注射業務や酸素吸入で必要となる計算とその考え方を学びます。UNIT3 ではシーンのイラストを用いて，転倒・転落，摂食中の窒息・誤嚥などの事故防止で必要なリスク感性を養います。そして，UNIT4 では漫画形式のイラストで患者・家族とのコミュニケーションのあり方を学びます。いずれの UNIT も読者参加型の形式をとっています。

初版以来の新人看護師に必要な基本的な危険知識に加えて，医療の進歩や患者の高齢化の中で注目すべき事故や新たな事故，さらに製薬・医療機器企業の医療安全の取り組みを反映して変化したものなどを，版を重ねる中で織り込んできました。参考にした資料は，(公財)医療機能評価機構が発出した医療安全情報や年４回刊行の医療事故情報収集等事業の報告書，(独)医薬品医療機器総合機構の PMDA 医療安全情報，(公財)テクノエイド協会の調査報告書や事例集などです。

今回の改訂でのおもな加筆内容は，UNIT1 では，医師の抗がん薬投与量の指示間違いにつながる体重・身長測定と電子カルテ入力間違い，インスリンや経口糖尿病薬に関連する事故，PTP シートの誤飲，そのほか胃瘻カテーテルや膀胱留置カテーテル，浣腸，心電図モニター関連の事故を加筆しました。UNIT2 では，計算問題を刷新しました。UNIT3 では，３シーンを新しいものに入れ替え，ベッド柵や離床センサー，ベッドの昇降リモコンなどが関連する事故，車椅子走行中のトラブルや事故を取り上げました。UNIT4 は，内容に変更はありませんが，親近感をもっていただけるようイラストを刷新しました。UNIT3 と４はグループワークなどで活用していただければと思っています。第５版も，看護師の卒前・卒後の医療安全教育に少しでもお役に立てば幸いです。

2023 年 12 月

川村治子

初版はじめに

人がおかす危険な間違いには2種類あると思います。危険性を知っていたか，知らなかったか，です。人間は，注意力を最適な状態に維持しつづけることはできません。危険性を知っていても，ときにはついうっかり……ということもあります。しかし，少なくとも業務のどこにどのような危険があるのか，そして，それがどれほど危険であるかを知っていれば，そこでは注意力を高めて行動するはずですから，知らないよりもはるかに間違いを減らすことができるはずです。

医療事故防止のためには，リスク感性を向上させなければならないと，よくいわれます。この感性は自然に育つわけではありません。少なくとも，‘危険’と判断できるための知識が，実際に使える形で身についていることが，リスク感性向上の必須条件です。使える形の‘危険’の知識とは，看護業務や行為の視点から，「してはならないこと」や「するべきこと」を知っているにとどまらず，それが‘なぜか’を理解していることです。本書は，経験も知識もリスク感性も乏しい新卒者が重大事故を起こさないために，実務上の危険にフォーカスを絞って，読者みずからが問題意識をもって理解できることをめざしています。

本書は3部からなっています。UNIT1は，危険な診療の補助業務における新人のヒヤリ・ハット事例をもとに，重大事故を起こさないために必ず修得しておくべき知識について「Q & A & C(Comment)」の演習の形をとっています。

UNIT2は，多数報告されている新人の計算ミスの事例をもとに，臨床で遭遇する計算場面(注射準備・実施，酸素ボンベ使用時)で，正しく計算できるようになるための演習です。計算式の丸暗記や換算表に頼るのではなく，計算に至る考え方を理解することを重視しています。

UNIT3は，看護師のもう一方の業務である療養上の世話のヒヤリ・ハット事例をもとに，産業現場で行なわれている危険予知訓練(KYT)を参考にして事故発生場面をイラスト化しました。患者さんおよび療養環境，看護ケアの観点から危険をとらえなおすための演習です。

本書が，臨床現場に赴く前に学習され，新卒者が卒後の厳しいハードルを乗り越えるための一助になればと願っています。

2004年9月

川村治子

目次

UNIT 1 知らねばならない“危険”の知識

注射

ポンプ

UNIT 4 コミュニケーショントレーニング

撮影協力：篠原高雄（東京都薬剤師会理事，前杏林大学医学部付属病院薬剤部部長）
写真撮影：高原マサキ
装丁・本文デザイン：株式会社ビーコム
イラスト：梶山シゲル（表紙・本扉），小倉靖弘（UNIT1），角愼作（UNIT3 原画），たまだまさお（UNIT4）

【本書で用いる略語表現】
静脈内注射→静注　筋肉内注射→筋注　皮下注射→皮下注　混合調製しての注射→混注
包帯交換→包交

【注】
• 本文中の® は，薬剤の商品名（登録商標）をあらわしている。ただし，煩雑さを避けるため，問題文や図表などでの記載は省略し，UNIT1「Comment」本文にのみつけることを原則とした。

UNIT
1

知らねばならない“危険”の知識

UNIT1は，新人看護師が重大事故をおこさないために必ず習得しておくべき“危険”と，その理由に関する知識を学ぶ演習です。取り上げるのは，看護師の業務のうち，危険行為が介在する「診療の補助」業務で，新人看護師が実務についたときに遭遇する危険にしぼっています。

まずは，実際の場面を思い浮かべながら，自分だけで質問に答えてみましょう。実務を知らない学生には，すべての質問に正解するのはむずかしいかもしれません。質問のあとに書かれた重要なポイントとその理由，関連知識を読み，わからないところは教員や指導者，先輩などに助けてもらって習得していきましょう。理解できるまで繰り返し学習し，臨床現場での安全行為に反映できるよう身につけてください。

医師の指示を正しく読み取る

正しい注射の実施は，誰(患者名)に，どのような注射(薬剤とその量)を，いつ(投与日・時刻)，どのような方法(投与方法・速度・経路)で実施するか，という医師の指示を正しく受けることから始まります。ここでは，正しく指示受けをするための知識を学びます。

Q & A

解答は 221 ページ

Q 右の注射指示を急いで読み取り，以下の問いについて，指示内容に関して正しいものには○，誤っているものには×をつけなさい。

① 投与患者は「ハニュウイチロウさん」である。(　　)

② エルネオパ NF2 号を 1 日に 2 キット，中心静脈ラインの主管から点滴する。(　　)

③ ペントシリン 1 g は，生理食塩液 100 mL に溶かして 1 日 2 回，午前・午後 10 時に側管から点滴する。(　　)

④ ヒューマリン R 10 単位をバイアルから取り出すときは，インスリン専用注射器を使う。(　　)

⑤ ソル・メドロール 40 mg とトランサミン 250 mg は，生理食塩液 100 mL に混注して 1 日 2 回点滴する。(　　)

⑥ 生理食塩液 20 mL で希釈したガスター 20 mg は，できるだけ速く静注する。(　　)

注射指示

病棟	患者名	医師名		実施日	
西 5	ID 15222 羽生(ハブ) 一郎(イチロウ) 50 歳 男性	山本 和子		202X.5.12	
開始時刻	指示内容	指示量		換算量	
0:00	点滴静注 CV カテーテル 主管 エルネオパ NF1 号注(1000 mL) ヒューマリン R 注(1000 単位 /10 mL/V) 1 日 2 回の 1 回目(0:00〜12:00)	 1 10 インスリン専用注射器使用	 キット 単位	 1000	 mL
10:00	点滴静注 CV カテーテル 側管 生理食塩液(100 mL) ペントシリン注(2 g/V) 1 日 2 回の 1 回目(10:00〜10:30)	 1 1	 瓶 V	 100 2	 mL g
10:30	点滴静注 CV カテーテル 側管 生理食塩液(100 mL) ソル・メドロール注(40 mg/V) トランサミン注 5%(250 mg/5 mL) 1 日 1 回(10：30〜11：00)	 1 1 1	 瓶 V A	 100 40 250	 mL mg mg
12:00	点滴静注 CV カテーテル 主管 エルネオパ NF1 号注(1000 mL) ヒューマリン R 注(1000 単位 /10 mL/V) 1 日 2 回の 2 回目(12:00〜24:00)	 1 10 インスリン専用注射器使用	 キット 単位	 1000	 mL
22:00	点滴静注 CV カテーテル 側管 生理食塩液(100 mL) ペントシリン注(2 g/V) 1 日 2 回の 2 回目(18:00〜18:30)	 1 1	 瓶 V	 100 2	 mL g
22:30	静注 CV カテーテル 側管 生理食塩液(20 mL) ガスター注射液 20 mg 3 分かけて静注	 1 1	 A A	 20 20	 mL mg

Comment

指示受け看護師の役割

注射業務は医師の指示に始まり，看護師が指示を受け，薬剤科が指示をもとに薬剤を取りそろえて部署に払い出し，看護師が注射の準備，実施，実施中・実施後の観察に至るプロセスを，複数のメンバーが連携して行っています。正しく注射が実施されるためには，誰に，どのような注射を，いつ，どのような方法で行うのかという医師の指示が，各プロセスに正しく伝達されることが必須条件です。この情報伝達の要に指示受け看護師がいます。

指示受けの看護師は，まず，医師の指示に患者間違いがないかに注意しましょう。医師が電子カルテ上で同姓他患者などの画面に間違って入力したことによる，指示の患者間違いがおこっています。「この患者になぜこの注射？」「この患者になぜこの医師が指示を？」など，疑問が生じたときは念のため医師に確認をしましょう。

また，勤務交代であとに続く看護師が正しく読み取って準備・実施できるように，わかりにくいところや誤解が生じやすいところを，医師に尋ねて明確にしておかなければなりません。そのためには新人のころから，なぜその指示が出されたのかに関心をもつことを心がけましょう。

医師の注射指示から読み取るべき7つの情報

まず，医師の注射指示から，看護師が読み取るべき情報を整理しておきましょう。

①**誰に**：投与患者のフルネーム
②**何を**：投与薬剤（輸液ボトルや注射薬の名称）
③**どのくらいの量を**：投与量
④**いつ**：投与日と時刻
⑤**どのような方法で**：投与方法（点滴静注，ワンショット静注〔側管注も含む〕，筋注，皮下注）

以上の5つの情報が基本になります。

加えて，点滴静注やワンショット静注など，静脈内に直接注入する注射に関しては，

⑥**どのくらいの速さで**：投与速度（○ mL/時間，△滴 /分で点滴，□分かけて静注など）

も重要な情報です。投与速度は，薬剤の血中濃度と関係します。間違って速くなると，血中濃度が上昇しすぎて重大な副作用を引きおこす可能性があります。また，速度が遅くなると，適切な血中濃度に至らないため，十分な薬理効果を発揮できない可能性があります。重症患者ほど，速度を厳守すべき薬理作用の鋭い薬剤が多用されますので，投与速度の間違いは重大事故に発展することが少なからずあります。

また，重症患者では，多種類の薬剤が混じり合うことなくそれぞれの投与速度で同時に投与することも多いため，複数の静脈ルートが必要になります。そこで，複数のルーメン（内腔）をもつ中心静脈ラインに加えて，末梢静脈にも静脈ラインを留置したり，さらに，1ルートの途中に多連式の三方活栓が組み込まれて複数の側管注を可能にするなど，多数の投与経路を確保している患者がいます。そうした患者では，

⑦**どの経路から**：中心静脈ラインや末梢静脈ラインか，側管注の場合はどのラインから投与するかも重要になります。

この2つの情報を加えて，計7つの情報を正しく読み取らなければなりません。これら5~7つを確認する習慣を新人看護師のときにしっかりと身につけてください。確認は指で差して，声を出して行うと，より正確になるといわれています。

これらのなかのいくつかは，経験を積んでくると感覚的にわかってきて，確認を省略しがちになります。しかし，そのために間違いがおこった事例がありますので，わかっていると思っても必ず確認する習慣をもちましょう。

読み取り間違いがおこりやすい指示とは

しっかり確認したつもりでも，忙しい医療現場では気持ちが急いて，つい読み間違ってしまうこともあります。そこで，事例から読み取り間違いがおこりやすい箇所を整理しました。

まず，患者名では，カタカナ表記の患者名は漢字よりも読み取り間違いがおこりやすいようです。投与薬剤では，輸液やインスリン製剤の末尾の文字や番号の読み取り間違いがよくおこっています（➡ 注射 SECTION 10，11）。投与量では，桁間違いや単位の間違いがありました。投与時刻では午前と午後の間違いがおこっていました。

投与日によって，あるいは同日でも，連続して複数本の点滴を継続する指示では，混注している

薬剤の量や投与速度が変更されることがあります。また，病棟で定型化されている注射指示内容の一部のみが変更されることがあります。こういった指示では，先入観から変更点に気づかず，読み取り間違いがよくおこっていました。変更点がないかを意識して指示を読み取ることは，間違い防止に役立ちます。

手書き指示，わからない情報を自己判断しない

医師の注射の指示形式には，電子カルテやオーダリングシステムで個々の患者の画面を開いて指示を入力するかたちと，指示伝票に手書きで書き込むかたちがあります。小規模病院や慢性期の病院，精神病院などでは，内服薬の処方にはオーダリングシステムを導入しても，注射は手書き指示という施設も多いようです。また，状況によっては手書きで指示せざるをえないこともあり，完全に手書き指示をなくすことは困難です。

入力形式の指示とは異なり，手書きによる医師の指示は，個人によって記載形式が異なったり，文字のくせがあり，前記の確認すべき情報が読み取れないことがしばしばあります。わからないまま，「きっとこうだろう」と思うことは禁物です。わからないことを「わからない」と思うことは，非常に大事なことです。わかったつもりにならず，勇気をもって医師に尋ねましょう。

手書き指示で不明瞭になりやすい情報

手書き指示で不明瞭になりやすいポイントを知っておくことは，指示受け間違いの防止に役立ちます。事例をもとに整理しました。

●薬剤名

①英語(アルファベット)での記載がわかりにくい。
②抗菌薬でのアルファベットの略名記載がわかりにくい。

●薬剤量

①似た字形の数字が判別しにくい(例：3と8，6と0，7と9)。
②小数点が小さくてわかりにくい。複写式の指示票では下の用紙への写りがわるい。
③単位が省略されていてわからない。
④インスリンの単位の英語表記「Unit」の略「U」が「0」に見える(例：インスリン4Uを40と読み間違えて40単位注射し，著明な低血糖をきたした)。
⑤複数規格が院内に採用されている注射薬で，規格を記載せずに，アンプル数のみの記載であったために規格を間違えた。
⑥指示票の量の記載が1回量に統一されておらず，1日量を記載する医師がいたために，1日量を，1回量と間違えた。

①～④は読み取り自体が困難なものですが，⑤や⑥は量の判断ミスにつながるものです。注射では，1回量を記載し1日3回，あるいは「　×3」という書き方をするのが一般的ですが，1日量を書いて，「3×　」(3回に分けるという意味)という記載の仕方をする医師もいて，量の間違いや混乱がおこった事例がありました。数字が「×」の前にあるか後ろにあるかで，記載された量の意味が違いますので注意しましょう。

●投与日・時刻

①中止期間のあいまいな記載で実施日を間違える(「○月×日まで中止」と「○月×日までで中止」など)。
②投与時刻が午前(AM)か午後(PM)かわからない。

●投与方法

①投与方法の記載が省略されているために，ワンショット静注か筋注，点滴内への混注かわからない。

②投与方法が略語で記載されていてわからない。また不明瞭な記載で見間違える(例：IV〔静注〕が1V〔1バイアル〕に見えた，など)。

● **投与速度**

①前回の指示と同じだから，と投与速度の記載が省略されている。

②「8時から8時まで点滴」という記述で，時刻が翌朝の8時か夜の8時かわからず，時間あたりの流量計算を間違える。

③シリンジポンプの流量で，小数点が小さくて見落とす(例：2.5 mL/時間を25 mL/時間と読み取り，10倍の速度となった)。

上記のうち，「薬剤量」の④インスリンの単位の見間違えは低血糖をまねくおそれが，「投与方法」の①投与方法の省略は筋注や点滴でしか投与できない薬剤をワンショット静注するおそれが，「投与速度」の③のシリンジポンプの小数点見落としは10倍の過剰投与のおそれがあり，結果の重大性から特に注意を要するものです。

看護師の身長，体重の測定・入力ミスで医師が抗がん薬を過量指示

看護師が患者の間違った身長，体重を電子カルテに入力したことが，医師の抗がん薬の過量指示・投与につながった事例[1)]がある。

がんの化学療法では，複数の抗がん薬が定められたレジメンにのっとって投与される。抗がん薬はその特性上，緻密な投与量調節が必要であり，投与量は患者の体表面積によって決められる。体表面積は，体重と比べて脂肪量の影響を受けにくく，薬剤の代謝・排泄に大きく影響する種々の生理機能と相関するといわれている。

体表面積には体重計のような測定機器はないため，実測ができない。そこで，研究者によって導かれた「体表面積を求める近似式」に患者の身長と体重を入力することで値を得る。現在，下記の3つの式のどれかで計算されている。つまり，患者の体重・身長の正しい測定と入力は，がん患者がより副作用が少なく，かつ効果的な抗がん薬治療を受けるうえで，非常に重要な行為といえる。

看護師の身長・体重の入力間違いの原因には，①間違って他患者の身長・体重を入力　②測定値を記載したメモを見間違って入力，③身長・体重のうっかり入力ミス(身長と体重を逆に入力や数値の一部を誤入力など)，④測定者と入力者の連携ミス，⑤患者が申告した体重を入力したが実際はかなり減っていた，⑥多忙で測定できずにとりあえず患者が自己申告した体重を入力し，その後実測して体重がかなり減っていることが判明したが，修正入力をする前に化学療法が開始された，などがあった。

こうした事例のいくつかは，患者プロファイルに入力された身長・体重が，登録されている化学療法のレジメンに自動入力されて投与量が決まっていたために，間違いに気づきにくかったことが背景にあった。しかし，最も重要な要因は，体表面積の計算に身長・体重が必須で，抗がん薬投与量を決定するうえで非常に大切な値であることを，看護師が知らなかったことであった。

デュボア式　体表面積(m^2)＝　身長$(cm)^{0.725}$×体重$(kg)^{0.425}$×0.007184

新谷式　体表面積(m^2)＝　身長$(cm)^{0.725}$×体重$(kg)^{0.425}$×0.007358

藤本式　体表面積(m^2)＝　身長$(cm)^{0.663}$×体重$(kg)^{0.444}$×0.008883

間違いがおこりやすい緊急時の口頭指示の指示受け

緊急の場面など，やむをえず医師から口頭指示が出される状況があります。知識・経験の乏しい新人看護師にとって，口頭指示の指示受けは最大の弱点です。ここでは，口頭指示を正しく受けるために，口頭指示の情報伝達上の弱点について学びます。

Q & A

解答は 221 ページ

Q 以下の場面における医師の口頭による指示受けで，正しく聞き取れる指示内容に○，正しく聞き取れない指示内容に×をつけなさい。

場面 A：造影剤でアナフィラキシーショックをおこした患者に対応中の医師から「ボスミンいって」
① 投与薬剤（　　）　② 投与量（　　）　③ 投与方法（　　）

場面 B：けいれん患者に対応中の医師から「ジアゼパム 10 ミリいれて」
① 投与薬剤（　　）　② 投与量（　　）　③ 投与方法（　　）

場面 C：高カロリー輸液中の患者に高血糖が判明。医師からナースステーションにいる看護師に対し「ナカムラさんにヒューマリン R 10 いれて」
① 投与患者（　　）　② 投与薬剤（　　）　③ 投与量（　　）　④投与方法（　　）

Comment

不確かな伝達になりやすい聴覚情報

医師の指示は通常，文字と数字の視覚情報のかたちで伝達されます。しかし，医療現場では，患者の病態や医師側の事情で，口頭指示という聴覚情報のかたちで指示せざるをえないことがあります。

最もなじみのある聴覚情報として，救急車のサイレンがあります。車は走行中にサイレンを聞きつけると，すぐに救急車に道をゆずろうとします。つまり，聴覚情報は視覚情報に比べて，注意を引きつけて，重要かつ単純な情報をすみやかに伝えることに優れていますが，複雑な情報を伝えることでは劣っています。

特に注射では，正しく指示を受けなければならない 5～7 つの情報があります（➡ 注射 SECTION 1）。これらを聴覚のみで正しく受けるのは簡単ではありません。

口頭指示がおこる場面や状況

それほど不確かな伝達方法でありながら，なぜ，口頭指示が行われるのでしょうか。やむをえず口頭指示が行われる場面や状況を考えてみると，以下の 4 点があるようです。

①医師が指示を書く（入力する）時間的余裕がない

緊急時：患者の急変，救急患者など
②医師が指示を書く(入力する)余裕はあるが，指示票で指示するよりもすみやかな注射の実施が望まれる状況のとき：病態上迅速な実施を優先
③医師が清潔操作中で指示を書けない(入力できない)状況のとき：手術中，検査中など
④医師が病院外から電話で指示するとき

このように，医療現場では口頭指示を受けざるをえない状況もあることがわかると思います。その一方で，部署内の医師と看護師間の慣れや習慣で口頭指示が行われることもあります。

新人では口頭指示の指示受けは特に危険

口頭指示とその指示受けでは，聞き間違いはもちろんのこと，指示を出す医師と受ける看護師の双方が「きっとこう受けてくれる」「きっとこういう意味に違いない」と思いがちです。それが不完全な指示と指示受けにつながります。つまり，双方が自らの先入観に影響されて，指示出しと指示受けが行われる危険があります。薬剤知識も乏しい新人看護師にとっては，正しく受けることは，なおさら簡単ではありません。特に緊急時の口頭指示では，緊張とタイムプレッシャーもあって，医師に尋ねる心の余裕もなく，不確かなまま実施する危険性があります。

口頭指示の情報伝達の弱点

注射の口頭指示には情報伝達上，どのような弱点があるか，多数のヒヤリ・ハット事例から整理しました。

●薬剤量やその単位があいまいになりやすい

緊急時の口頭指示は，指示する医師も興奮しているため，薬剤名は伝えても，薬剤量を伝え忘れることがあります。特に，薬剤量の単位はあいまいになりやすいといえます。最も多いのは「mg」か「mL」かがわからない「ミリ」という言い方です。1 mL 中に薬剤成分として 1 mg が溶けている注射薬では，「mg」指示を「mL」と間違えても，幸運にして問題はおこりません。しかし，もし，2 mL 中に 10 mg が溶けている注射薬で同様の間違いをすると，5 倍量を投与してしまうことになり，非常に危険です。

また，単位を省略して伝えられることがあります。インスリンの口頭指示で「単位」を省略して伝え，受け手が「mL」と誤解したことで，かつて重大事故がおこりました。

●複数規格が採用されている薬剤で規格を言わない

注射薬のなかには，院内で複数の規格が採用されているものがあります。特に緊急時の口頭指示では，規格の言い忘れがおこりやすくなります。指示を受けた看護師が複数規格の存在を知らなければ，規格間違いがおこりかねません。単に「○筒(トウ)」や「○アンプル」と指示された際には「何ミリグラムですか？」などと，実際の薬剤量も確認しましょう(➡ 注射 SECTION 5)。

●投与方法があいまいになる

次にあいまいになりやすいのは投与方法です。「〜いって」「〜入れてきて」という言い方です。医師が筋注や点滴に混注のつもりで伝えた指示を，看護師がワンショット静注と早合点して死亡事故につながった事故があります。ワンショット静注は急速に血中濃度が上がるために危険な副作用もおこりやすく，最も危険を伴う投与方法です。あいまいなまま行うことは厳禁です。

●患者名をフルネームで言わない

患者名は苗字のみを言いがちです。急変患者を前にした口頭指示では，名前を言わなかったり，苗字のみの口頭指示でも，患者を間違えることはないでしょう。しかし，**Q** の場面 C のように，ナースステーションでの口頭指示では，フルネー

ムを言わなければ，同姓患者と間違う危険性があります。同姓患者がいる・いないにかかわらず，必ずフルネームを確認する習慣を身につけてください。

そのほか，「あの患者さんに……」などと，さらにあいまいな伝え方をすることがあります。わかっていると思っても，患者名の確認を怠らないようにしましょう。

●似た語調の「ハントウ」と「サントウ」

口答指示では，薬剤量「1/2 アンプル」を「半筒」と伝えることがあります。「ハントウ(半筒)」は「サントウ(3 筒)」と語調が似ているため，聞き間違えることがあります。したがって，「ハントウ」「サントウ」と指示されたときは「1/2 アンプルですね」「1/2 アンプルではなくて，3 アンプルですね」などと確認しましょう。特に電話での指示には注意が必要です。

●手術室での薬剤の名称や希釈のあいまいな表現

手術室で使い慣れた薬剤の指示で，名称や希釈の方法などが省略されたことによる事故があります。執刀医が出血抑制の目的で，20 万倍に希釈したボスミン® 注(アドレナリン)を局所注射するつもりで，「ボスミン」とのみ口頭で伝えたところ，間接介助の看護師がボスミン外用液 0.1% を術野に出し，直接介助の看護師はそれを注射器に吸い上げ，執刀医に手渡しました。執刀医はそれを局所注射したところ，患者の血圧が急上昇した事例[2)]が報告されています。

「ボスミン」は，同名で注射薬と外用薬があり，間違いがおこりやすい薬剤です。(➡ 注射 SECTION 6)この事例では，ボスミン注かボスミン外用液かを明確に伝えておらず，また 20 万倍希釈も伝えていませんでした。

手術室という特殊な環境では，術者は使い慣れた薬剤を介助の看護師もわかっているはずと，あいまいな口頭指示をしがちです。また，新採用の医師が，前の所属施設で慣習的に使っていたあいまいな表現で指示することもあるため，注意が必要です。

●「昨日の」「いつもの」などの表現

注射の継続指示で，「昨日の注射をいって」「いつもの注射をして」などと，投与薬剤や量だけでなく，投与方法もあいまいな口頭指示もあります。けっして先入観で判断せず，必ず薬剤名，薬剤量，投与方法を確認しましょう。

口頭指示はメモを取りながら，あいまいさを正して確認・復唱

あいまいになりやすい口頭指示を正しく受けるためにはどうすればよいでしょうか。それは，口頭指示を正しく受けるためのルールを身につけることです。少なくとも，一般病棟での口頭指示の指示受けでは，次の 3 点を身につけましょう。

①指示票による指示と同様に，5〜7 つの情報を意識しながら，できる限りメモをとる。

②メモをとりながら，あいまいな指示内容は医師に確認を求める。そのあとに，指示を復唱して，医師に確認を求める。

これは，あいまいさを正して復唱することが最も重要なポイントです。特に薬剤の単位，たとえば「薬剤量○○ mg」の単位には注意し，「ミリ」ではなく「ミリグラム」と単位の語尾まで正確に言うようにしましょう。

③実施直前にもう一度，これから行おうとする注射内容を正確に発声し，医師に確認を求めたのちに実施する。

例として，**Q** の場面 C における口頭指示の指示受けをやってみましょう。

- ナカムラ，どなたですか？　⇨(例)中村一郎さんです。(患者を目の前にした指示以外は，患者名のフルネームでの確認が必要)
- ヒューマリン R，10 単位ですね？　⇨そうです。

- 「いれて」とは？　高カロリー輸液に混注ですか？　⇨そうです。
- 復唱します。中村一郎さんの高カロリー輸液にヒューマリンRを10単位を混注ですね？　⇨はい。
- （実施直前に）中村一郎さんの高カロリー輸液にヒューマリンR 10単位混注します。　⇨はい。

新人看護師のうちに，①〜③が身につくまで確実に行っておきましょう。場面A・Bについても，指示受けの練習してみましょう。友人とロールプレイなどで練習するのもよいでしょう。

できるだけ早く医師に指示の記載（入力）を求める

Qの口答指示のうち，場面AとBは急いで投与しなければならない状況ですが，Cは文字による指示でもよい状況のようです。状況に応じて指示票画面での（画面）指示を求めることも重要です。また，口頭指示受け後には，医師にできるだけ早く指示の記載（入力）を求めましょう。

口頭指示で使用されやすいハイリスク薬剤を知る

入院患者の急変や重症救急患者の入院などの際に，口頭指示のもとで使用される可能性のある病棟保管の救急薬剤のうち，投与量や投与方法の注意を要するハイリスク薬（カテコールアミン系強心昇圧薬，抗不整脈薬，血管拡張薬，ジギタリス製剤，血栓溶解薬，鎮静薬，抗けいれん薬，カリウム製剤など）に関する知識をもつことは，口頭指示の指示受けでの間違いを防ぐためにきわめて重要です。

「ミリ」という口頭指示で投与量を誤解

肺がんで入院中の40歳男性が，がんへの不安で興奮状態となった。看護師は，医師より「ホリゾン10ミリ静注」と口頭で指示された。薬剤名と投与量をしっかりと確認し，点滴中の三方活栓からホリゾン®10 mLを注射した。5分後，たまたま訪室した他の看護師が，呼吸停止でチアノーゼ状態の患者を発見した。医師は10 mg（2 mL）のつもりで指示していた。

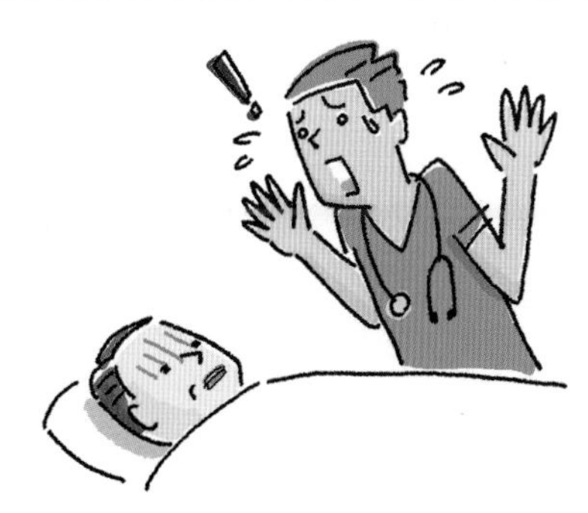

誤りやすい書き写し，転記ミスに注意

「何か」から「何か」に書き写すことを転記といいますが，転記にはミスがつきものです。看護現場でもさまざまな場面で転記が行われており，その際の転記ミスが重大事故につながることもあります。ここでは転記ミスとその防止について学びます。

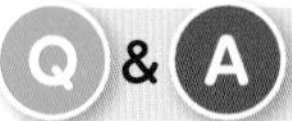

解答は 221 ページ

Q 次のうち，指示情報を正しく判断できなかったことが転記ミスにつながったものに○をつけなさい。

① インスリン療法で「ノボリン 30R　8 単位」の指示があったが，「ノボリン R　8 単位」とメモし，ノボリン R を 8 単位皮下注した。「ノボリン 30R」と「ノボリン R」は同じものと思っていた。

② 臨時で「中西良子様」への抗菌薬の点滴指示を受けた。点滴バッグに患者名を書くとき，看護師間で直前に話題にしていた「中田洋子様」と，ついうっかり書いてしまい，担当の看護師が中田洋子さんに点滴した。

③ 薬液を持続静注する指示が出た。シリンジポンプの流量「1.5 mL/時間」の小数点を見落として，「15 mL/時間」と書いたカードをシリンジにつけたことから，間違って 10 倍の流量で投与された。

④ 昨日までの高カロリー輸液 2 本 /24 時間の持続点滴が，指示変更で今日は 1 本になっていた。ずっと 2 本であったため，個人的に作成したワークシートに 2 本のときの流量を思い込みで記載してしまった。ワークシートを見て流量設定をしたため，12 時間で終了してしまった。

Comment

看護現場でのさまざまな転記場面

看護業務を円滑に行うために，あるいは看護師間で情報を共有する手段として，医師の指示を二次的に書き写すことがあります。たとえば，ホワイトボードや点滴バッグ，シリンジにつけるカード，円滑な業務遂行のために個人的に作成したワークシートやメモなどです。転記は単純な行為ですが，意外とミスがおこりやすいのです。したがって，転記の機会はできる限り少なくすることが望ましいといえます。

転記ミスはなぜおこるか

Q で転記ミスの事例をあげましたが，転記ミスがおこった理由もさまざまです。それでは，転記ミスはなぜおこるのでしょうか。

人間の脳での情報処理は，感覚器を介して入ってきた情報を認知し，学習や経験によって蓄えた知識や記憶に照らしながら，情報の内容を判断して何をすべきかを決定し，四肢に命令してすべきことを実行するというプロセスをたどります。この「**認知―判断―実行**」というプロセスのどこでミスがおこっても，間違った書き写しがおこります。

たとえば，Q ③の，流量の小数点を見落としたのは「認知のミス」です。①や④のように，知識・経験不足による誤った思い込みで薬剤や流量を間違ったのは，「判断のミス」です。認知―判断までは正しかったのにもかかわらず，ついうっかり患者名を書き間違ってしまったという②は，「実行のミス」です。いずれも転記ミスであることに変わりはありません。

どうすれば転記ミスを防げるか

転記ミスを防ぐためには，声に出して読み，指で差して確認しましょう。目視でサッと確認するよりは，ずっと確認の正確性が高まります。もちろん，指示の意味を理解して書き写すことは，ミスを防ぐうえで強い武器になります。ただし，文字や数字の見間違いといった「認知のミス」と，ついうっかり書き間違ったという「実行のミス」は，自らの確認でなんとか見つけることはできますが，誤った思い込みによる「判断のミス」は，自らの確認では気づけないことも知っておいてください。

転記で複数の情報媒体が存在する危険

事故を防止するうえで，転記に関してもう1つ知ってほしいことがあります。それは，転記によって医師の指示が複数に分散して存在することの危険性です。医師の指示は，患者の病態の変化に応じてしばしば変更されます(➡ 注射 SECTION 4)。その際に，オリジナルの医師の指示は変更(修正)されても，転記された情報は修正を忘れることが多いのです。

注射の指示変更は，必要性があって行われる重要な変更です。もし，修正し忘れた転記情報を見て変更前の注射が行われると，困った事態に発展するかもしれません。転記された情報を見ながら注射を準備したり実施したりするのは，その意味からも慎重でなければなりません。できる限りオリジナルの医師の指示票に基づいて行いましょう。

注射の指示変更の際のミスに注意

患者の病態の変化などによって，注射指示が急に変更されることはたびたびおこります。この変更指示の指示受けミスや，次の勤務者への指示変更の申し送りのミスがよくおこっています。ここでは変更指示を正しく受けるための注意点を学びます。

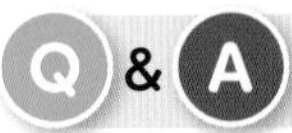

解答は 221 ページ

Q 指示変更があった場合の指示受け・申し送りに関して，正しいものに○をつけなさい。

① 薬剤科から薬剤が病棟に払い出された後に，医師から注射指示の変更があったときは，薬剤とすでに発行あるいはプリントアウトされていた指示内容の双方の直しを確実に行い，それらの情報を次の勤務者にも確実に伝達しなければならない。

② 電子カルテの導入によって，医師は指示変更をいつでも，どこからでも入力できるようになったので，受け持ち看護師も指示変更に的確に対応できるようになった。

③ 指示変更では，指示する医師と指示受けをする看護師との間でルールが決められているので，それを双方が守らなければならない。

④ 医師の指示変更を次の勤務者に申し送る際には，なぜ指示変更が行われるかの理由も伝えることが次の勤務者のミス防止に役立つ。

Comment

なぜ指示変更がおこるのか

患者の病態の変化などにより治療内容が変わることは，臨床で日常的に遭遇します。特に，注射薬は内服薬に比べてすみやかに効果が出る半面，効果がないという判断もしやすく，病態変化や検査結果によって変更がおこりやすいといえます。

たとえば，肺炎で入院した患者に抗菌薬が投与されていたとします。入院数日後に痰の細菌検査から起因菌が判明し，これまで投与されていた抗菌薬よりも適切なものがあることがわかりました。当然，抗菌薬を変更することになります。また，インスリン治療をしていた患者の血糖値が低下しすぎたとします。すぐにインスリン量を減量しなければなりません。さらに，副作用が出現すれば，中止せざるをえなくなります。

このように，注射指示の変更は病態や治療経過を反映してなされる重要な変更ですから，指示受けの看護師は正しく指示の変更を受けるとともに，次の勤務者にも正しく伝達しなければなりません。

薬剤が払い出されたあとの指示変更は要注意

医師の指示の変更を正しく受けられず，変更前の薬剤や中止すべき薬剤を間違って投与したという事例が多く報告されています。

なぜ，指示の変更が正しく伝わらないのでしょうか。また，伝達ミスを防ぐためにどのようなことに気をつけなければならないでしょうか。これらの理由を把握するために，事例から伝達ミスがどのようなときにおこっているのかを知っておきましょう。

まず，薬剤科から病棟や外来などに注射薬が払い出されたあとの指示変更があげられます。たとえば，外来でのがん化学療法中止の伝達ミスがあります。定期的に化学療法を受けている外来患者は，受診当日の採血で白血球数の減少がわかれば，抗がん薬の投与を直前に中止せざるをえないことがあります。この中止情報が調剤する薬剤師，実施する医師や看護師に適切に伝わらなかったために，抗がん薬が投与されてしまったというものです。

また，医師が電子カルテ上で指示の変更を入力した時点で，すでに看護師は指示内容をプリントアウトしていることがあります。看護師は指示変更を知らないまま，プリントアウトした指示内容で注射を準備し実施してしまったという事例がありました。いつでも，どこからでも指示を変更できることは電子カルテのメリットですが，指示の変更を入力したタイミングによっては，反映されない危険性があります。

そのほか，手書き指示の施設では，指示変更があっても複写式になった注射指示票や，前セクションで述べたように看護師の転記物が変更されていなかったために，変更前の注射が実施された事例がありました。

勤務帯の変わり目や準夜帯での指示変更に注意

看護師の指示変更の受けミスは，医師が指示変更を出したときの看護師の状況も要因となります。たとえば，引き継ぎをあせっている勤務帯の変わり目に出されたときなどです。また，準夜帯など看護師が病室の巡回で不在なときに出された変更指示も，気がつかれずに前の指示が残ることがあります。また，たびたび指示が変更されている患者では，当然混乱がおこりやすいです。

指示変更を正しく受けるためには

注射薬が病棟に払い出されたあとに指示の変更を受けた際には，薬剤と指示双方の直しを確実に行い，それらの情報を次の勤務者などの関係者にも確実に伝達しなければなりません。そのためには，部署で決められている指示変更とその指示受けのルールを医師，看護師の双方が守ることが大切です。医師は電子カルテなどのオーダー画面や指示票の変更だけで終わらせるのではなく，指示受けの担当の看護師にも口頭で伝える必要があります。その際，受け手の看護師は，なぜ変更されるのかを必ず医師に聞き，理解してください。変更理由をわかって指示の変更を受けることが，自らのミス防止にも，また，次の勤務者への伝達ミス防止のためにも，非常に重要です。すでに薬剤が払い出されているのであれば，薬剤の回収も確実に行いましょう。もし，指示の転記物があれば，それも必ず修正しましょう。

アンプル・バイアルのラベル情報を正しく読み取る

看護師が正しく注射の準備をするためには，注射薬のアンプル・バイアルに貼られているラベルはもちろん，添付文書に書かれた情報も非常に重要です。ここではラベルの記載内容の意味と，看護業務上知っておくべき注意が添付文書のどこに記載されているかを学びます。

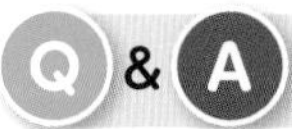

解答は 221 ページ

Q 以下の注射薬のラベルから読み取れる情報について，表の空欄に記入しなさい(不明または記載のない項目はその旨を記入しなさい)。

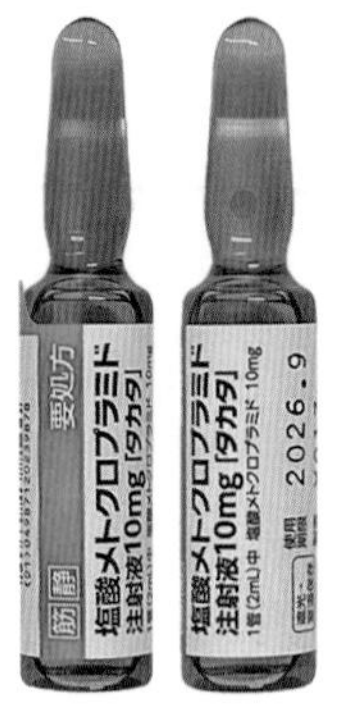

注射薬 A

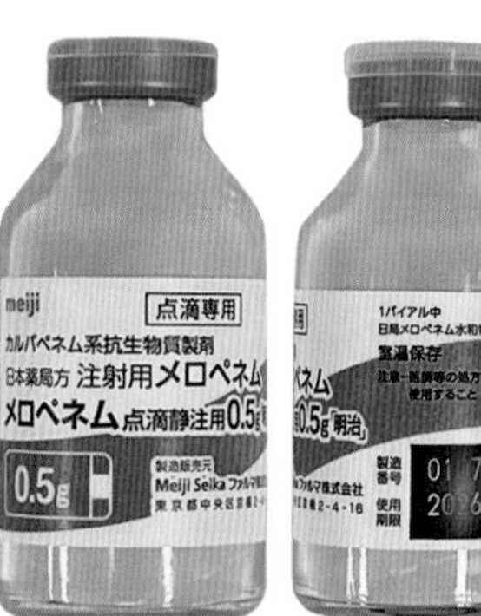

注射薬 B

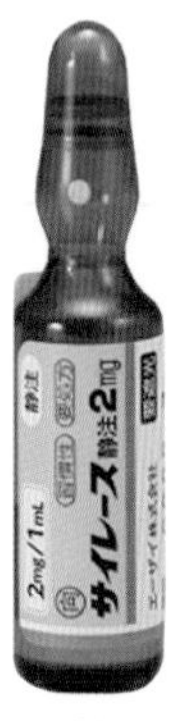

注射薬 C

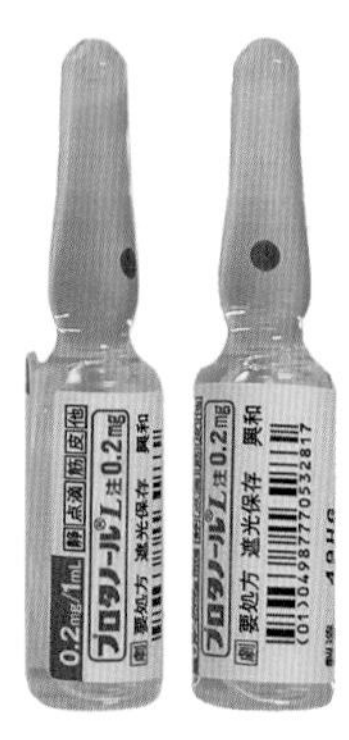

注射薬 D

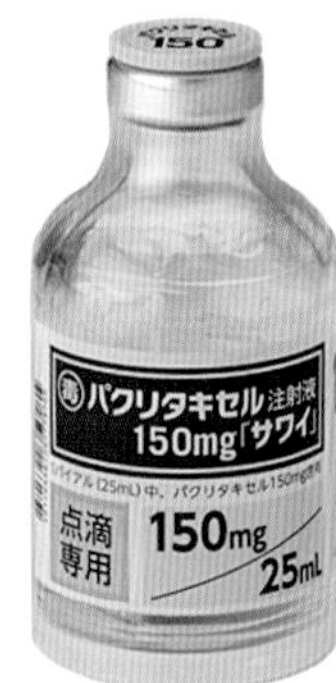

注射薬 E

(画像提供：〔E〕沢井製薬株式会社)

	注射薬 A	注射薬 B	注射薬 C	注射薬 D	注射薬 E
商品名(販売名)	塩酸メトクロプラミド注射液 10 mg「タカタ」				
アンプル(バイアル)中の薬効成分量	10 mg				
アンプル(バイアル)中の溶液量	2 mL				
規制区分	処方箋医薬品	処方箋医薬品	処方箋医薬品	処方箋医薬品	処方箋医薬品
投与方法	筋注，静注				

※「規制区分」には「毒薬」「劇薬」「麻薬」「向精神薬」「習慣性医薬品」「処方箋医薬品」「特定生物由来製品」「特例承認医薬品」などがある。上記注射薬はすべて「処方箋医薬品」だが，そのほかの規制区分がラベルから読み取れるときは記入しなさい。

Comment

アンプルやバイアルのラベルの記載内容

注射薬を準備する際に，必ず読んで確認しておかなければならないのが，アンプルやバイアルに貼られているラベルです。ラベルに記載されているおもな内容をあげてみましょう。

● 商品名（販売名）

同一成分の薬剤が，複数の製薬企業から販売されています。先発医薬品の商品名は一般に登録商標（registered trademark）を意味する®がつけられますが，省略されていることもあります。一方，後発医薬品（ジェネリック医薬品）の販売名は「一般名＋剤形（注射薬は「注」など）＋含量＋会社名（屋号）」とすることが定められています。なお，「会社名」として，製薬企業名の略称が使われることが多いようです。

● 一般名

薬物の一般的な名称であり，「日本薬局方（やっきょくほう）」で記載されている名称のほか，WHOの国際的一般名に準じて，国の医薬品を命名する委員会で決められた名称です。記載されている製剤とそうでない製剤があります。

● 規格

液状の注射薬の規格は「△ mg/○ mL」などのように書かれています。△は主薬の薬効成分の量で，「mg」以外にも「g」「μg」「mEq」「単位」「IU」など，さまざまな単位があります。○ mLは薬効成分を溶かしている溶液の量です。医師は通常，薬効成分の量で指示しますが，看護師は注射準備時には溶液として取り出さなければなりません。指示量がいくらの溶液量に相当するかを換算する際に必要な情報になりますので，意味をしっかり理解しましょう（➡注射 SECTION 7，8）。一方，用時溶解して使用する粉末状の注射薬は主薬の薬効成分量のみの記載です。

● 規制区分

法律によって規制されている規制医薬品には，「毒薬」「劇薬」「麻薬」「向精神薬」「習慣性医薬品」「処方箋医薬品」「特定生物由来製品」「特例承認医薬品」などの区分があります。

これらのうち注射薬での医療事故防止上，特に重要な規制区分は「毒薬」と「劇薬」です。医薬品は，薬理作用の危険性のレベルから毒薬・劇薬・普通薬に分類されています。毒薬・劇薬の指定は，動物実験での50％致死量の基準に基づいて厚生労働大臣が行います。

毒薬・劇薬ともに他の医薬品と区別して保管し，さらに毒薬は鍵をかけて保管することが義務づけられています。こうした保管や使用上の注意を促すために，表示方法が決められています。毒薬は黒地に白枠の中に白字で薬品名と「毒」，劇薬は白地に赤枠の中に赤字で商品名と「劇」と書かれています。これらの薬品の間違いは特に危険なので，毒薬・劇薬の表示のある注射薬の準備の際には特に注意しましょう。

また，「麻薬及び向精神薬取締法」による「麻薬」㊕や「向精神薬」㊐にも注意をしなければなりません。「習慣性医薬品」（連用で依存性が生じるおそれのある医薬品）の区分もあります。

「処方箋医薬品」は，医師からの処方箋，または指示を受けた者以外に交付してはならない医薬品です。有効性と安全性から使用に特別の注意をはらう必要があるもので，厚生労働大臣が指定します。処方箋医薬品は，ラベルに「注意　医師等の処方箋・指示により使用すること」の文字が記載されています。ただし，2 mL以下のアンプルなどについては「要処方」と簡略記載することになっています。

●用法

「静(静注)」「点滴あるいは点静(点滴静注)」「筋(筋注)」「皮(皮下注)」など投与方法に関する記載です。「点滴(点滴静注)」あるいは「筋(筋注)」しか投与方法を認められていない薬剤を，ワンショット静注したことによる重大事故がおこっています。ワンショット静注は急速に高い血中濃度に至るため重大な副作用がおこりやすい投与方法です(➡注射 SECTION 12，13，16)。ワンショット用にシリンジに薬剤を吸うときには，必ずラベルに「静(静注)」と書かれているかの確認が必要です。

●貯法

「遮光」「冷所保存」など保存上の注意です。

そのほか，製造業者(輸入販売業者)の住所，製造番号，使用期限などが記載されています。

これまで述べてきたラベルの情報のなかで，注射事故防止上重要なものは，「商品名(販売名)」「規格」「劇薬，毒薬の規制区分」および「用法」です。これら4点を指差し呼称でしっかり確認して注射の準備を行いましょう。

看護師の注射業務上注意すべき情報は添付文書のどこに？

看護師が，「注射準備」―「注射実施」―「実施後の観察」の役割を安全かつ適切に果たすために，取り扱う薬剤で注意すべきことがあれば，それらは添付文書(図)の「7. 用法・用量に関する注意」や「14. 適用上注意」の欄に記載されています。はじめて扱う注射薬は，少なくとも「劇薬」や「毒薬」に指定されている薬剤については，注意情報の有無を確認しましょう。

思い込みにより，薬剤の容量を確認せずに注射

手術室での全身麻酔の際に，医師から麻酔薬を30 mg静注するように指示があった。しかし，看護師は溶解した1バイアル(50 mg)すべてを誤って静注してしまった。1バイアルが30 mgだと思い込んでいて，ラベルを確認しなかった。

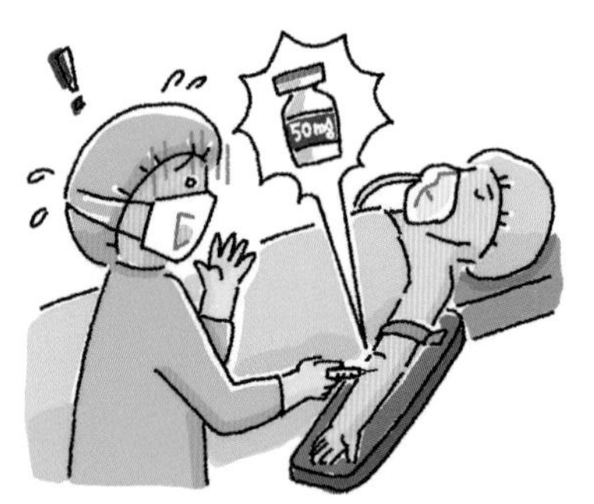

作成年月日　　　　　　　　　　　　　　　　日本標準商品分類番号
貯法　　　　　　　　　　　　　　　　　　　承認番号　販売開始年月

薬効分類名
一般名，日本薬局方が定めた名称
販売名

規制区分

---

1. 警告
2. 禁忌（次の患者には投与しないこと）
3. 組成・性状
   - 3.1　組成
   - 3.2　製剤の性状
4. 効能又は効果
5. 効能又は効果に関連する注意

   効能・効果に関連する重大事故や副作用があれば，防止上の注意が記載される
6. 用法及び用量
7. 用法及び用量に関連する注意

   用法・用量に関連する重大事故や副作用があれば，防止上の注意が記載される
8. 重要な基本的注意

   重大副作用・事故防止上必要な検査，患者への説明などが記載される
9. 特定の背景を有する患者に関する注意
   - 9.1　合併症・既往歴等のある患者
   - 9.2　腎機能障害患者
   - 9.3　肝機能障害患者
   - 9.4　生殖能を有する者
   - 9.5　妊婦
   - 9.6　授乳婦
   - 9.7　小児等
   - 9.8　高齢者
10. 相互作用
    - 10.1　併用禁忌
    - 10.2　併用注意
11. 副作用
    - 11.1　重大な副作用
    - 11.2　その他の副作用
12. 臨床検査結果に及ぼす影響
13. 過量投与
14. 適用上の注意

    投与方法・経路・速度，投与部位，混合調製などで注意すべきことがあれば記載される。（看護業務上重要な内容）
15. その他の注意
16. 薬物動態
17. 臨床成績
18. 薬効薬理
19. 有効成分に関する理化学的知見
20. 取扱い上の注意
21. 包装
22. 承認条件
23. 主要文献
24. 文献請求先及び問い合わせ先
25. 保険給付上の注意
26. 製造販売費業者等

図　添付文書の記載内容

似た名称・外形の注射薬，同名で注射薬以外の薬剤との間違いに注意

急性期医療を担う地域の中核病院で採用されている注射薬は数百種以上にのぼります。そのなかには，見間違いがおこりそうな似た名称・外形の注射薬があります。また，注射薬と同名の外用薬や，同名で容器が似た内服薬もあります。ここでは，こうした間違いの防止について学びます。

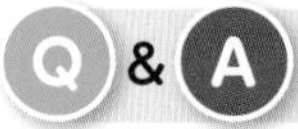

Q&A

解答は 222 ページ

Q ①〜⑥はアンプルの色やサイズが似た，代表的な病棟保管薬である。これらの薬効を右の枠内の a〜e から選びなさい。

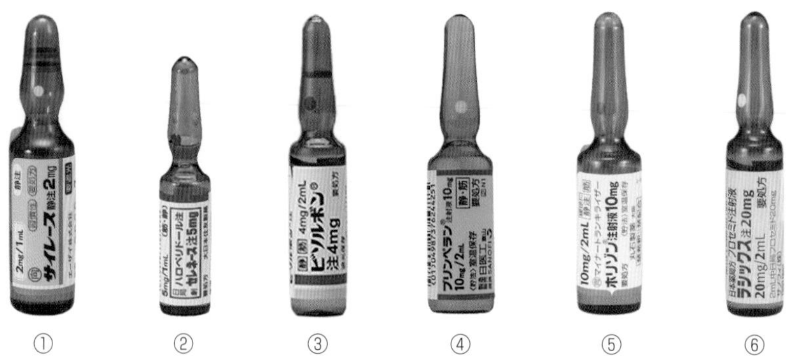

① ② ③ ④ ⑤ ⑥

① サイレース（フルニトラゼパム）　（　　）
② セレネース（ハロペリドール）　（　　）
③ ビソルボン（ブロムヘキシン塩酸塩）　（　　）
④ プリンペラン（塩酸メトクロプラミド）　（　　）
⑤ ホリゾン（ジアゼパム）　（　　）
⑥ ラシックス（フロセミド）　（　　）

a. 消化機能調整，制吐作用
b. 抗不安，催眠鎮静作用
c. 去痰作用
d. 利尿作用
e. せん妄・興奮抑制作用

（画像提供：④日医工株式会社）

Comment

人はなぜ似たものを間違えるのか

人は眼や耳から入ってきた情報を，長期記憶にたくわえられている過去のパターンと照合し，最も特徴が類似した事象のものとして認知・判断します。この類似性に基づいて誤った処理をすることを，専門的には「**類似性バイアス**（similarity bias）」といいます。つまり，ものごとに類似性や共通性があれば，つい「これだ！」と思い込み，確認を怠るというエラー特性を人間はもっているのです。

ちなみに，過去に何度も体験したものに引っ張られて誤った処理をすることを「**高頻度バイアス**（frequency bias）」といいます。類似性バイアス

と高頻度バイアスの2つは，エラーの発生に共通した代表的メカニズムといわれています[3)]。

似た名称の注射薬の間違いに注意

似た名称の注射薬の間違いは，医師の指示や薬剤師の病棟への注射薬の払い出しの段階でおこるものが多いです。看護師による間違いは，臨時・緊急時の注射指示で病棟保管薬を取り出す際におこるもので，件数的には多くはありません。しかし，看護師は，医師や薬剤師による薬剤間違いを発見する最後の砦(とりで)となりますので，類似名称の薬剤の存在について知っておきましょう(表)。

似た外形，遮光アンプルの病棟保管薬に注意

取り出し間違いがおこりやすい病棟保管薬で特に多いのが，遮光アンプルの注射薬です。光によって薬剤が不安定になりやすいため，光を遮(さえぎ)る茶色のアンプルに入れられた注射薬のことです。代表的なものが，サイレース®(フルニトラゼパム：抗不安・催眠鎮静薬)，セレネース®(ハロペリドール：抗精神病薬)，ビソルボン®(ブロムヘキシン塩酸塩：去痰薬)，プリンペラン®(塩酸メトクロプラミド：制吐薬)，ホリゾン®(ジアゼパム：抗不安・催眠鎮静薬)，ラシックス®(フロセミド：利尿薬)などです。これらはアンプルサイズもほぼ同じです。とくにサイレース® とセレネース® は名称も似ています(図1)。ビソルボン®，プリンペラン®，ホリゾン® はハ行の名称で，五十音順に並んだ定数保管箱では隣接したケースに置かれることも多いです。使用分を補充する際にケースに入れ間違ったことが，次の取り出し間違いにつながることもあります。

表　似た名称の注射薬の例

アクチット(電解質輸液剤)	アクトシン(強心薬)
アミサリン(抗不整脈薬)	アミカシン硫酸塩(抗菌薬)
シプロフロキサシン(抗菌薬)	レボフロキサシン(抗菌薬)
セファメジンα(抗菌薬)	セフメタゾン(抗菌薬)
セレネース(抗精神病薬)	サイレース(催眠鎮静薬)
ゾビラックス(抗ウイルス薬)	ゾラデックス(前立腺がん，乳がんのホルモン療法薬)
ソルダクトン(利尿薬)	ソルラクト(電解質輸液剤)
タキソール(抗がん薬)	タキソテール(抗がん薬)
ノバスタン HI(抗血栓薬)	ノバントロン(抗がん薬)
パントシン(ビタミン剤)	パセトシン(抗菌薬)
ヒルナミン(抗精神病薬)	ヒルトニン(下垂体機能検査薬，遷延性意識障害治療薬)
ファンギゾン(抗真菌薬)	ファンガード(抗真菌薬)
プロスタンディン(閉塞性動脈疾患治療薬)	プロスタルモン・F(陣痛促進薬)
	プロタノール L(カテコールアミン系強心薬)
ペルジピン(カルシウム拮抗薬)	ペルサンチン(抗狭心症薬)
ボスミン(カテコールアミン系強心薬)	ホスミシン(抗菌薬)
ラステット(抗がん薬)	ラクテック(電解質輸液剤)

(文献4)をもとに作成)

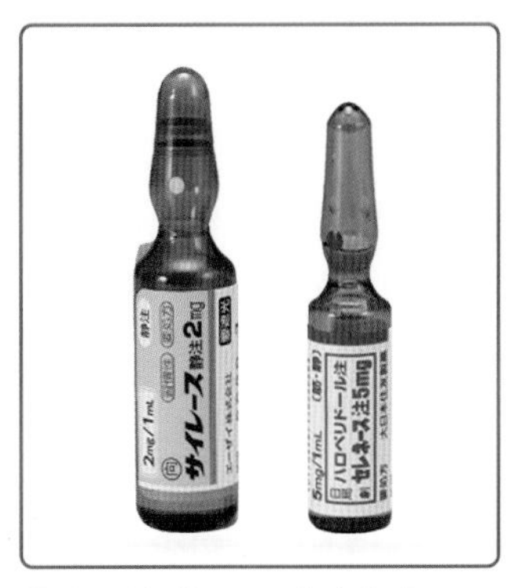

図1　サイレースとセレネース

UNIT 1　注射 ● 知らねばならない“危険”の知識

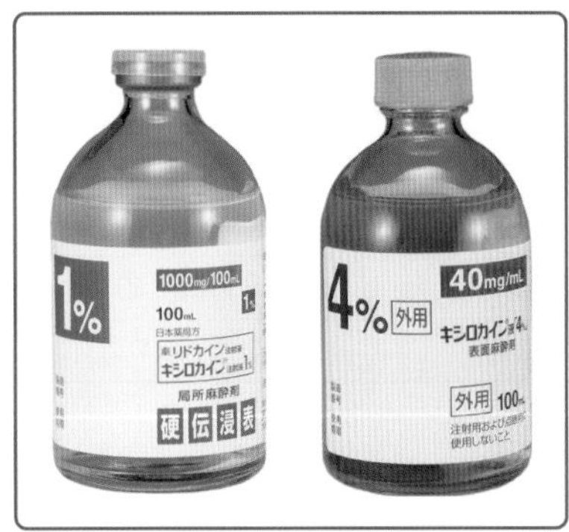

図 2　キシロカイン注射液 1%とキシロカイン液 4%

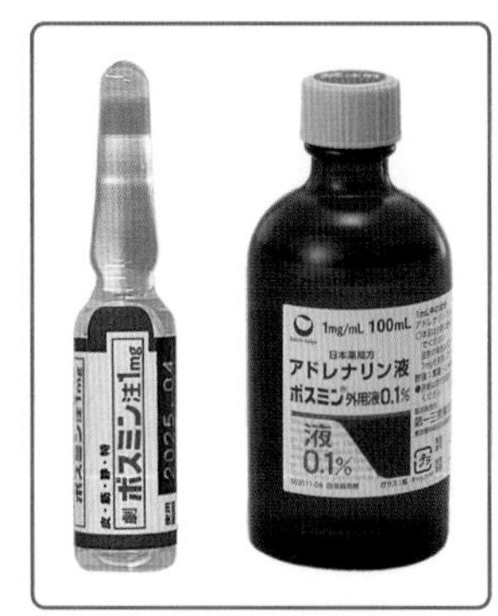

図 3　ボスミン注 1 mg とボスミン外用液 0.1%

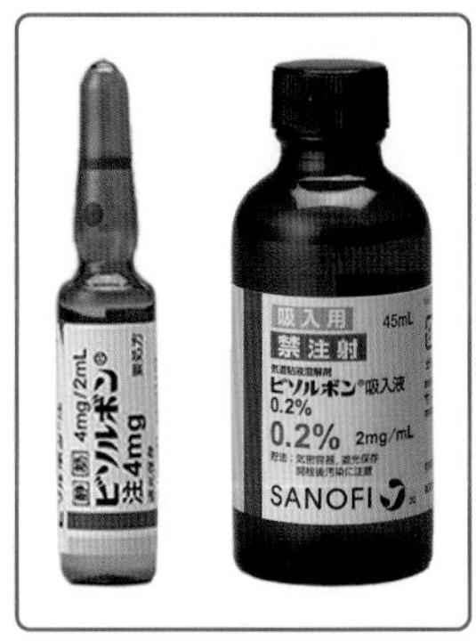

図 4　ビソルボン注 4 mg とビソルボン吸入液 0.2%

注射薬と同名の液状の外用薬の間違いに注意

注射薬と同名で，液状の外用薬が存在する薬剤があります。たとえば，局所麻酔薬のキシロカイン®注とキシロカイン®液(➡ 注射 SECTION 9)，アドレナリン製剤のボスミン®注とボスミン®外用液(➡ 注射 SECTION 2)，去痰薬のビソルボン®注とビソルボン®吸入液などです(**図 2〜4**)。臨時注射として口頭で指示を受けたとき，同名の外用液を間違って冷蔵庫から取り出し，ボトルから直接シリンジで薬液を吸い上げて，医師に渡したという事例がありました。

薬効成分は注射薬と同じでも，外用薬は注射薬として使用することはできません。注射薬は，無菌であること，発熱性物質が存在しないこと，不溶性異物の混入がないこと，浸透圧や pH が体液に近いことなど，厳しい条件をクリアしなければならないからです。

毒薬・劇薬は危険性を意識して確認しよう

薬剤間違いのすべてが患者に実害を生じさせるものではありません。事故になるか否かは，何を間違ったかで決まります。たとえば，普通薬と間違って毒薬や劇薬を投与すると重大な事態をまねきますが，その反対はそれほどではありません。せめて，重大な実害につながる間違いをしないように，毒薬・劇薬の扱いには注意し，薬効も確認しながら注射の準備をするよう心がけましょう(➡ 注射 SECTION 5)。

特に，薬剤師のチェックを経ずに，看護師自らが病棟保管薬から取り出して準備する臨時・緊急時の注射指示は，緊迫した状況も多いため，より注意が必要です。

間違いを防ぐには，①薬剤を取り出すとき，②薬液をシリンジに吸うとき，③空容器を捨てるときの「**3 度確認**」の原則をしっかり守ることです。特に，空容器を捨てるときは最後の確認の機会となります。劇薬・毒薬は危険性を意識し，声を出して，指で差しながら確認しましょう。

万一，間違ったときは

輸液や側管からの注入であればラインを止め，すぐに近くにいる医師に判断を求めてください。また，輸液ラインには間違った薬剤が残っていますので，これ以上注入しないために刺入部を残して輸液セットも代えなければなりません。

さまざまな単位の注射薬，指示薬剤量の液量換算

注射薬には，液状のものと，用時溶解して使用する粉末状のものがあります。注射薬の単位はさまざまです。ここでは，単位の意味を理解し，指示された薬剤量をアンプルやバイアルから取り出す際の液量への換算を間違えないための学習をします。

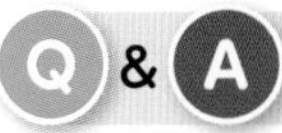

Q & A

解答は 222 ページ

Q ● 医師の指示に基づき，以下の注射薬の薬剤量を液量に換算して取り出したい。それぞれ何 mL 取り出せばよいか，ラベルを見て計算しなさい（途中の計算式も書くこと）。

①「ネオフィリン注　200 mg を点滴に混注」

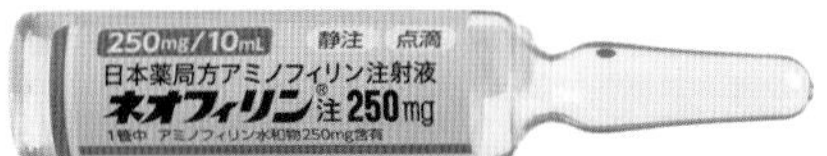

②「アルプロスタジルアルファデクス　400 μg を点滴に混注」※生理食塩水 5 mL で溶解して取り出す。

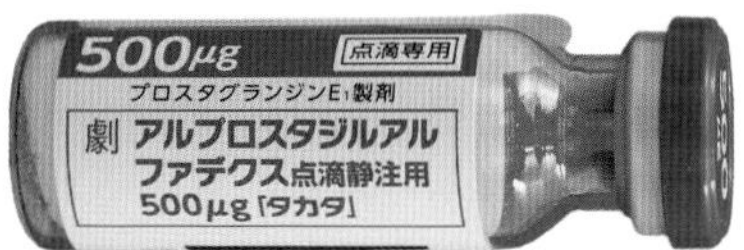

③「ペントシリン　200 mg を点滴に混注」
※生理食塩水 5 mL で溶解して取り出す。

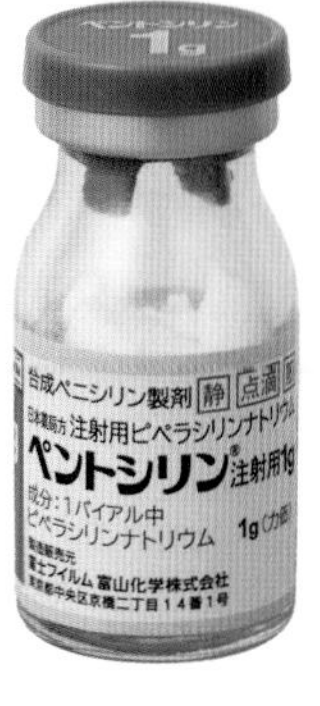

④「ヘパリンナトリウム　7 千単位を点滴に混注」

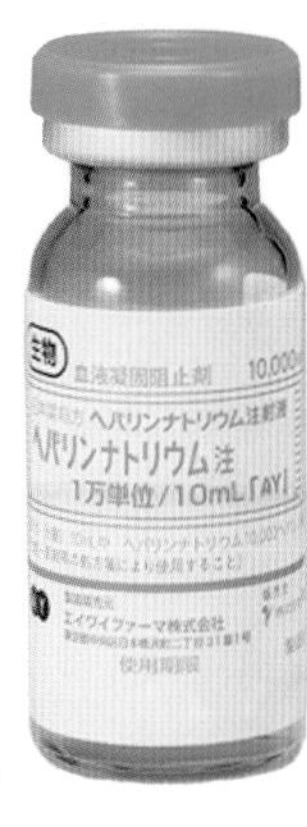

（画像提供：①エーザイ株式会社，②高田製薬株式会社，③富士フイルム富山化学株式会社）

Comment

液状の注射薬には何が入っているのか

注射薬には，すでになんらかの液に溶けている液状のものと，使用時に溶解させて取り出す粉末状のものがあります。液状の注射薬には，薬効成分である主薬のほかに，溶剤や溶解補助剤のほか，種々の添加剤が含まれています。主薬を溶かしている溶剤は，多くは注射用水ですが，中には水に溶けにくいものや，水に溶解すると不安定になるものがあります。水に溶けにくいものは水性懸濁液として，均一な粒子にすることで注射が可能になりますが，粒子ですので血管内や脊髄腔内への投与はできません。

溶剤に加えられている添加剤としては，pHを調整する緩衝剤や血液とできるだけ浸透圧を同じくするための等張化剤のほか，酸化防止のために抗酸化剤，微生物汚染を抑制するための保存剤などがあります。保存剤は1回で使い切らず複数回にわたって使用する注射薬や，高圧蒸気滅菌ができない生物学的製剤に添加されています。

注射薬のさまざまな単位

医師の注射の指示では，ほとんどの場合，薬効成分である主薬の量で指示します。主薬の量の単位としては「mg」や「g」が多いのですが，「μg」(マイクログラム＝1/1000 mg)という小さな単位の薬剤もあります。いずれも重量の単位です。

一方，カリウム製剤など，電解質を補給する注射薬では，「mEq」という単位が使われています。電解質とは，水に溶かしたときに電離してイオンとなる物質のことです。「mEq」はメックと読み，milli equivalent(ミリグラム当量)のことで，電解質液中のイオンの電価の数をあらわす単位です。

そのほか「単位」あるいは「U」(Unit)，「国際単位」，「IU」(International Unit)があります。「単位」および「U」は，それぞれ国際単位とIUを略して表記したものです。国際単位は，生物学的製剤を標準化するためにWHOが定義した生物学的力価の単位のことです。たとえば，インスリンの1単位は開発当初に「約2 kgの24時間絶食ウサギの血糖を3時間以内にけいれんをおこすレベルにまで下げうる量」と定義されたものです。つまり，血糖降下作用の生物学的力価をあらわしています。しかし，現在は分析技術の進歩で1単位のインスリン重量が明らかになり，重量から単位が計測されています[5,6]。

さまざまな単位と「mL」は同じではありません

注射薬にも，さまざまな単位があることがわかったと思います。新人看護師の事例としては，これらの単位を「mL」と同じと考えたために，大量に投与しかけた事例がありました。アンプルやバイアルのラベルの規格を見て，指示された薬物の量が何mLの液量に相当するのかを換算しなければなりません(➡ 注射 SECTION 5)。「1 mL＝100単位」と決められているわけではありません。

代表的な生物学的製剤として，インスリンがあります。インスリンは，「1 mL＝100単位」に調整されています。それを覚えた新人は，「単位」とつく薬剤のすべてが「1 mL＝100単位」と誤解してしまうことがあります。薬剤それぞれで1 mLあたりの単位数は異なります。液量に換算する際には，必ず注射薬のラベルに記載されている規格を確認しましょう。

薬剤は 1 規格とは限らない！規格間違いに注意

病院に採用されている注射薬は 1 つの規格だけとは限りません。規格間違いが重大事故に発展することもあります。ここでは規格の意味を理解し，規格間違いをおこさないための学習をします。

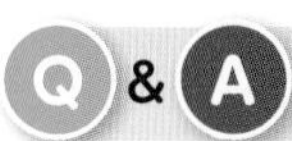

解答は 222 ページ

Q 以下の注射薬には複数の規格がある。ラベルを見て各規格の薬効成分量を書きなさい。

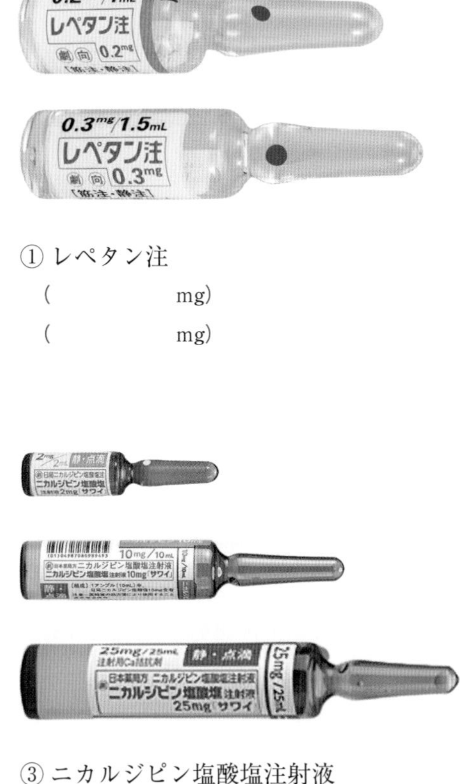

デカドロン® 注射液 1.65mg 1.65mg/0.5mL 冷所保存(遮光)，禁凍結 アスペンジャパン

デカドロン® 注射液 3.3mg 3.3mg/1mL 冷所保存(遮光)，禁凍結 アスペンジャパン

① レペタン注
(　　　　　mg)
(　　　　　mg)

② デカドロン注射液
(　　　　　mg)
(　　　　　mg)

③ ニカルジピン塩酸塩注射液
(　　　　　mg)
(　　　　　mg)
(　　　　　mg)

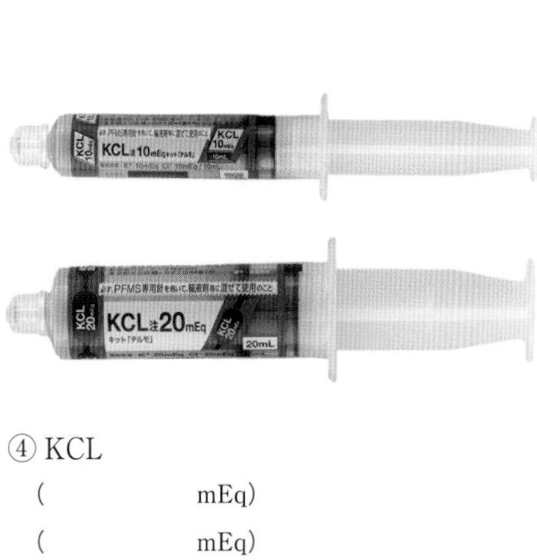

④ KCL
(　　　　　mEq)
(　　　　　mEq)

（画像提供：①大塚製薬株式会社，②サンド株式会社）

Comment

薬剤の用量について理解しよう

薬剤を投与していくと，ある量から薬理効果があらわれてきます。この用量を**最小有効量**といいます。さらに増量していくと，作用は量に応じて強くなってきますが，ある量から中毒症状があらわれてきます。これを**中毒量**といいます。さらに増量していくと死亡します。これが**致死量**です。

中毒症状をあらわさない最大量を**最大有効量**といい，最小有効量と最大有効量の間の量が，通常の治療に用いられます。これを**薬用量**(**用量**)といいます。また，安全に投与できる最大量を**最大安全量**(**極量**)とよびます[7]。

薬用量はどのように決まるか

動物実験で効果が認められた薬物は，臨床試験(治験)の第1相試験で健常男性志願者に，安全性への細心の注意のもと設定された初回投与量から増量して投与し，その後の臨床試験に必要な用量範囲を推定します。次の第2相試験で，第1相の成績を受けて実際に少数の患者に投与し，有効量と安全量を評価し，最小有効量と最大安全量の範囲内で用量反応試験を行い，至適用量幅を決定します。そして最後の第3相試験で，全国規模で多数の患者に投与し，有効性と安全性を検証して，最終的な臨床用量を決定します。

複数規格があるのはなぜか

患者は年齢も体重も，肝臓・腎臓の代謝・解毒・排泄機能もそれぞれ違います。病態も同じではありません。そこで，臨床用量の範囲のなかで，患者個々に適した用量を選択しやすいように，つまり，臨床現場の利便性を考慮して，複数の規格を製薬企業は提供しているのです。同様に病院も，利便性を考えて，いくつかの薬剤は複数規格を採用しています。

なお，1規格しかない薬剤は，通常成人に用いられる1回量を想定してつくられていますので，何アンプルも一度に使うことはそれほど多くありません。もしそのようなときは，「何かの間違いではないか」ともう一度指示を見直すか，医師に問い合わせをしましょう。

同じ容器サイズでも異なる規格がある

前ページのQの注射薬を見てください。レペタン®(非麻薬性鎮痛薬)，ニカルジピン塩酸塩(降圧薬)，KCL(カリウム製剤)は，大規格のほうが容器のサイズも大きくなっています。一方，デカドロン®(副腎皮質ホルモン製剤)は，規格は異なっても，アンプルサイズは同じです。

このように同一サイズでも規格が異なる注射薬があります。規格間違いをおこさないように，必ずラベルで規格を確認しましょう。

投与方法の異なる複数規格に注意

もし，注射薬の規格を間違って投与したらどうなるでしょう。臨床用量の範囲内での規格間違いであれば，肝・腎機能障害のない成人であれば，中毒症状をきたすことはないでしょう。しかし，医師は患者の年齢や病態，合併症などを考慮して用量を決めているので，小規格と間違って大規格を投与すると，効きすぎて思わぬ副作用が出てくる可能性があります。

一方，薬剤の複数規格のなかには，ワンショット静注が可能な小規格と点滴静注用の大規格という，投与方法が異なるものもあります。点滴静注専用の大規格を静注用の小規格と間違ってワンショット静注すると，血中濃度が上がりすぎて重大事故になります。注射薬を準備する際には，ラベルを見て，規格だけでなく投与方法の確認も必ず行いましょう。

規格間違いをおこさないために

事例から規格間違いの状況をみると，医師が手書き指示で規格を書かなかったことや，緊急時の口頭指示で規格を言わなかったことが要因となった事例がありました。口頭指示においては，規格の言い忘れがおこりやすいことは注射 SECTION 2でも述べました。1アンプルという指示を受ける際には，「何ミリグラムですか」と尋ね，薬剤量を確認すべきです。

臨時あるいは緊急時の口頭指示では，病棟保管薬や救急医薬品が使われます。薬剤の使用時に薬剤師のチェックが入らない分，間違いにも気づきにくいものです。せめてこれらの薬剤のなかで複数規格があるものは保管ケースに明示し，日ごろから意識しておきましょう。

注射薬に２種類の規格があることを知らずに準備

臨時注射のために保管庫からアンプルを取り出す際に，ラベルの薬剤名だけを確認し，内容量を確かめずに取り出した。その保管薬には２種類の規格があることを知らなかった。医師の指示は 50 mg であったが，100 mg のアンプルを準備してしまった。

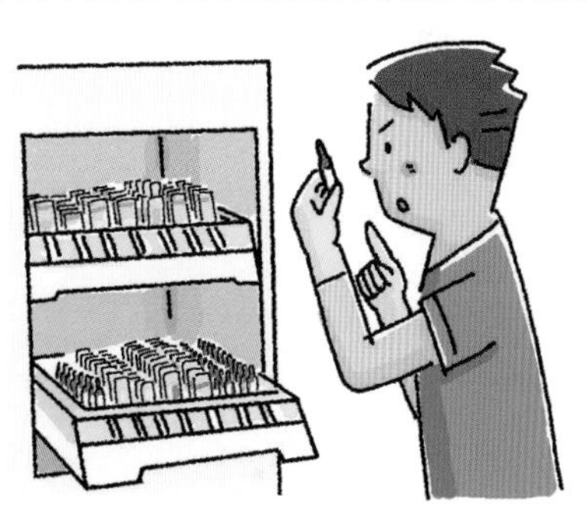

2つの薬理作用，さまざまな剤形があるキシロカイン

キシロカインは，抗不整脈作用と局所麻酔作用という2つの薬効をもち，両者の注射薬があります。また，局所麻酔薬のキシロカインには，注射薬以外のさまざまな剤形の製剤があり，新人看護師が混乱しやすい薬剤の1つです。ここでは，キシロカインの取り扱いでの間違いを防ぐための知識を身につけます。

Q&A

解答は222ページ

Q キシロカインについて，正しいものに○，誤っているものに×をつけなさい。

①キシロカインの一般名はリドカイン塩酸塩で，局所麻酔薬と抗不整脈薬がある。（　　）

②静注用キシロカインは局所麻酔薬である。（　　）

③抗不整脈薬のキシロカインは心筋梗塞の急性期の心室性の不整脈を防ぐために第一選択で使われる。（　　）

④局所麻酔薬のキシロカイン注射液には濃度の違う複数の製剤がある。（　　）

⑤局所麻酔薬のキシロカイン注射液エピレナミン含有は，手足の指の局所麻酔に使われる。（　　）

⑥キシロカイン液，ビスカス，ゼリーは，皮膚の表面麻酔を行うものである。（　　）

⑦キシロカインでアナフィラキシーショックをおこす人がいるので，投与前のアレルギー歴の問診は重要である。（　　）

Comment

キシロカインの 2 つの薬理作用

キシロカイン® は一般名をリドカイン塩酸塩といい，抗不整脈作用と局所麻酔作用をもつ薬剤です。規制区分では，注射薬とビスカス，スプレー剤が「劇薬」に指定されています。抗不整脈作用に関しては，心筋細胞のナトリウムイオン（Na^+）チャネルの抑制により，活動電位持続時間を短縮して抗不整脈作用を示します。心室性，上室性の期外収縮，発作性頻拍に適用があります。特に，心筋梗塞の急性期や手術に伴う心室性不整脈に対しては第一選択で用いられます。

一方，局所麻酔作用に関しては，感覚神経に作用し，同様に Na^+ チャネルを抑制し，神経細胞膜の Na^+ 透過性を低下させ，膜を安定化して興奮の発生と伝導をブロックし，局所麻酔作用をあらわします。

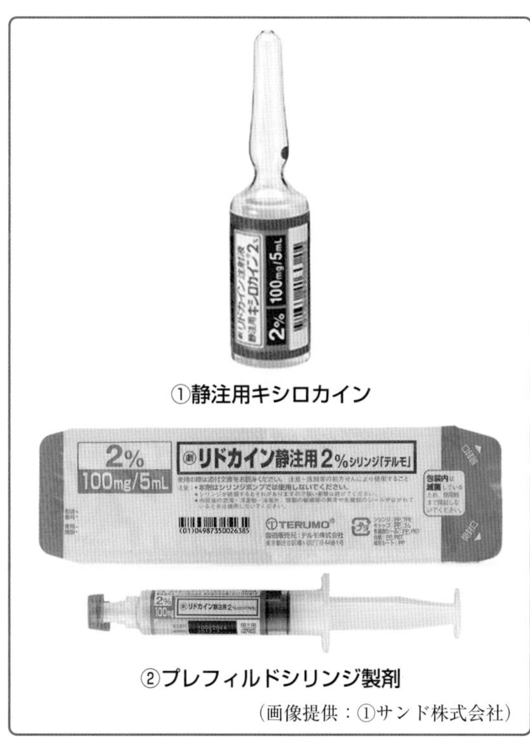

①静注用キシロカイン

②プレフィルドシリンジ製剤

（画像提供：①サンド株式会社）

図 1　抗不整脈薬のキシロカイン

抗不整脈薬の静注用キシロカイン 2%

静注用キシロカイン®　2%は，抗不整脈薬のリドカイン製剤の先発品です。後発品として，リドカイン静注用　2%，リドカイン静注用　2%シリンジ（プレフィルドシリンジ製剤）があります（図 1）。リドカイン静注用　2%シリンジは，看護師の注射準備作業での負担軽減と間違い防止のために，あらかじめ注射器に薬液が注入されたプレフィルドシリンジ製剤です。また，点滴静注用製剤として，リドカイン点滴静注用　1%（2,000 mg/200 mL）があります。

静注用と点滴用製剤の使い分けとしては，はじめに静注用のリドカイン　50～100 mg を 1～2 分かけてワンショット静注し，不整脈をすみやかに抑制します，そのあと，抗不整脈作用を持続させるために点滴静注用リドカイン製剤を使うことが多いようです。その際は，1～2 mg/分[8]の速度になるように調整します（1～4 mg/分とする文献[9]もあります）。間違って投与速度を速めすぎて過量投与になると，重大な副作用の危険がありますので，投与速度を守るために輸液ポンプを使用するほうがよいでしょう。

さまざまな剤形がある局所麻酔薬のキシロカイン

局所麻酔薬のキシロカイン® は，注射薬のほかにビスカス，外用液，ゼリー，スプレー，点眼液と，用途に応じてさまざまな剤形があります（表，図 2～4）。これら注射薬以外のキシロカイン® 製剤は，局所的に塗布したり，スプレーすることで麻酔を行うものです。薬剤吸収がよい粘膜の表面麻酔に用いられます。内視鏡検査，耳鼻科検査，胃管挿入，眼科検査の際の前処置がおもな用途です。

表　キシロカインの2つの薬効とさまざまな製剤

<table>
<tr><th>薬効</th><th>剤形</th><th>商品名・規格</th><th>製剤の形態</th><th colspan="2">適用</th></tr>
<tr><td>抗不整脈薬</td><td>注射薬</td><td>静注用キシロカイン2%</td><td>アンプル(5 mL)</td><td colspan="2">期外収縮(心室性，上室性)，発作性頻拍(心室性，上室性)，特に急性心筋梗塞時および手術に伴う心室性不整脈の予防</td></tr>
<tr><td rowspan="8">局所麻酔薬</td><td rowspan="3">注射薬</td><td>キシロカイン注射液(0.5%，1%，2%)</td><td>バイアル(100 mL)
ポリアンプ(5，10 mL)
シリンジ(10 mL：0.5，1%)</td><td colspan="2">硬膜外・伝達・浸潤麻酔(0.5%，1%，2%)
表面麻酔(1%，2%)</td></tr>
<tr><td>キシロカイン注射液エピレナミン含有(0.5%，1%，2%)</td><td>バイアル(20 mL)，(100 mL：1%のみ)</td><td colspan="2">硬膜外・伝達・浸潤麻酔(0.5%，1%，2%)
表面麻酔(1%，2%)</td></tr>
<tr><td>キシロカイン筋注用溶解液(0.5%)</td><td>アンプル(3 mL)</td><td colspan="2">抗生物質筋注時の疼痛緩和</td></tr>
<tr><td rowspan="5">注射薬以外</td><td colspan="2">キシロカインビスカス(2%)</td><td rowspan="5">表面麻酔</td><td>内視鏡検査などで経口投与し，口腔，咽頭，食道部麻酔(口腔内麻酔では嚥下させない)</td></tr>
<tr><td colspan="2">キシロカインポンプスプレー(8%)</td><td>気管挿管時など咽頭に噴霧</td></tr>
<tr><td colspan="2">キシロカイン液(4%)</td><td>耳鼻咽喉科，泌尿器科領域などで使用</td></tr>
<tr><td colspan="2">キシロカインゼリー(2%)</td><td>尿道麻酔や気管挿管時に使用</td></tr>
<tr><td colspan="2">キシロカイン点眼液(4%)</td><td>眼科領域で点眼</td></tr>
</table>

＊赤字の製剤は「劇薬」に指定されている。
＊＊抗不整脈薬のキシロカインの後発品として，リドカイン静注用2%シリンジ，リドカイン点滴静注液1%がある。
＊＊＊局所麻酔薬のキシロカイン注射液の後発品として，リドカイン注射液，リドカイン塩酸塩注などがある。注射薬以外では，リドカイン塩酸塩ビスカス，リドカイン塩酸塩ゼリー，リドカインポンプスプレーがある。

注射薬のキシロカイン® は浸潤・伝達・硬膜外麻酔に使われる0.5%，1%，2%があります。なお，1%，2%は表面麻酔にも使われます。これらは，疼痛の電気的興奮を伝える神経の末梢から脊髄への入り口までのどこかをブロックするために使われます。容器がバイアル，ポリアンプ(ポリエチレン製アンプル)，シリンジの製剤があります。

そのほか，バイアル製剤のキシロカイン® には，箱や容器のラベルの商品名の近くに「**E**」と記載された製剤があります。この製剤は注射部位から血管への吸収を遅らせる目的で，血管を収縮させるエピレナミン(エピネフリン＝アドレナリンのこと)が少量入っています。「E」はこのエピレナミンの頭文字です。エピレナミン含有のキシロカインは，動脈硬化のある人や既往のある人に使用するのは禁忌です。

2%のキシロカインを間違えない

2%のキシロカイン® 製剤は，局所麻酔薬と抗不整脈薬の両者に存在します。患者の急変などで不整脈を抑えるために，医師から「2%キシロカイン」と口頭指示された際，局所麻酔薬のキシロカイン® と間違えないようにしましょう(➡ 注射 SECTION 6)。「両者ともリドカインだからどちらでもよいのでは？」と思うかもしれません。しかし，局所麻酔薬のバイアル製剤には，分割使用(一度に使い切らず，複数回に分けて使用)することを可能にするために，微生物汚染を抑えるための保存剤が入っていますし，そもそも静注用につくられたものではありません。

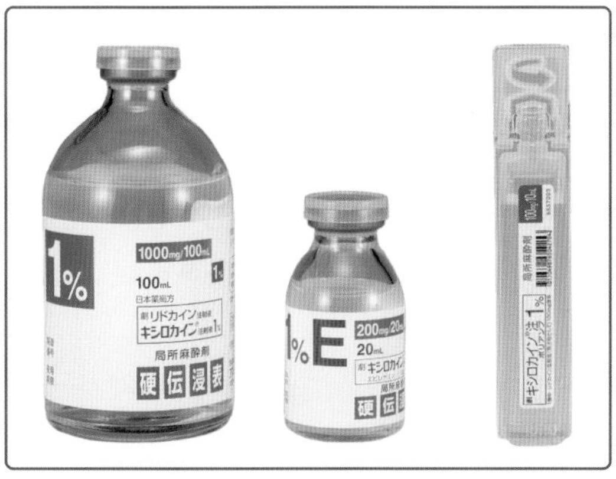

図2　局所麻酔注射薬(劇薬)のキシロカイン

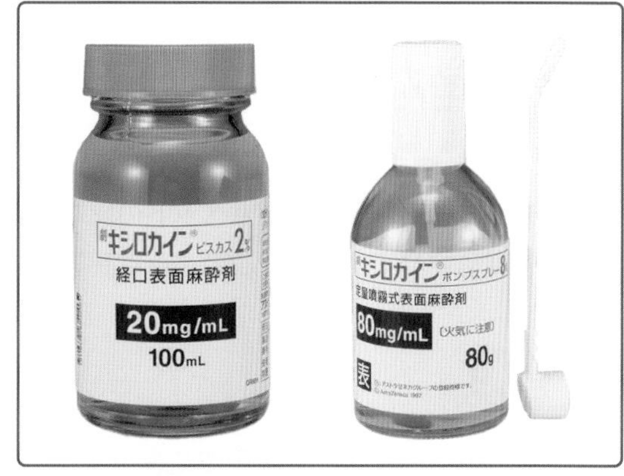

図3　局所麻酔外用薬(劇薬)のキシロカイン

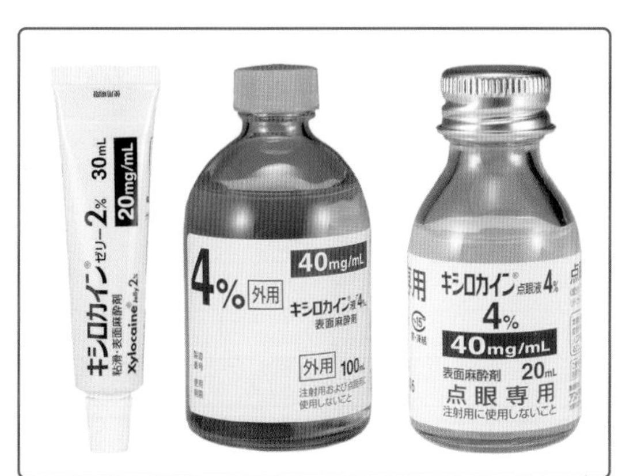

図4　局所麻酔外用薬(普通薬)のキシロカイン

アナフィラキシーショックに注意

患者のなかには，キシロカイン® でアナフィラキシーショックをおこす体質の人がいます。注射薬に限らず，キシロカイン® ゼリーなどの注射薬以外のキシロカイン® 製剤においてもおこりえます。これまでキシロカイン® 自体やアミド型局所麻酔薬(リドカインやジブカイン，メピバカイン，ロピバカイン，ブピバカインなど)に過敏歴のある患者への投与は禁忌です。また，局所麻酔薬以外の薬剤で過敏反応をおこしたことがある患者への投与も要注意です。したがって，投与前の問診は非常に重要です。そうした情報を患者から得た場合は医師に必ず伝えましょう。また，問診では予測のつかないアナフィラキシーショックの発生もあるので，投与直後の観察は怠らないようにしなければなりません。

注射　SECTION 10

同名で末尾の番号やアルファベットが異なる輸液剤の間違い

同名で末尾の番号やアルファベットの異なる輸液バッグを，うっかり間違えて点滴してしまった事例が数多く報告されています。このような間違いを防ぐために，輸液剤への理解を深めます。

Q & A

解答は 222 ページ

Q1 輸液剤の糖や電解質濃度に関する表を示す。次のなかで正しいものに○をつけなさい。

	ラクテック	ラクテック D	ラクテック G	ソリター T1 号	ソリター T3 号	ソリター T3 号 G
同様の組成の他社製剤	・ソルラクト ・ラクトリンゲル ・ニソリ ・ハルトマン	・ソルラクト D ・ハルトマン D	・ソルラクト S ・ラクトリンゲル S ・ニソリ・S	・ソルデム 1 ・リプラス 1 号 ・YD ソリター T1 号	・ソルデム 3A ・ハルトマン-G3 ・ヒシナルク 3 号 ・ユエキンキープ 3 号	・ソルデム 3AG ・YD ソリター T3 号 G
Na^+(mEq/L)	130	130	130	90	35	35
K^+(mEq/L)	4	4	4		20	20
Cl^-(mEq/L)	109	109	109	70	35	35
L-Lactate⁻ (mEq/L)	28	28	28	20	20	20
ブドウ糖 (g/L) [%]		50 [5%]		26 [2.6%]	43 [4.3%]	75 [7.5%]
その他の糖 (g/L)			50 (ソルビトール)			
熱量 (kcal/L)	0	200	200	104	172	300

〈参考値〉

	血漿	生理食塩水
Na^+(mEq/L)	約 140	154
K^+(mEq/L)	約 4	
Cl^-(mEq/L)	約 104	154

① ラクテックシリーズの電解質濃度は，血漿の電解質濃度と近い。(　　　)
② ラクテックとラクテック D や G の違いは，糖が含まれているか否かである。(　　　)
③ ソリター-T1 号の Na^+(ナトリウムイオン)濃度は，血漿 Na^+濃度の約 1/4 である。(　　　)
④ ソリター-T1 号には K^+(カリウムイオン)が含まれている。(　　　)
⑤ ソリター-T3 号 G とソリター-T3 号の違いは，ブドウ糖の含有量である。(　　　)

Q2 摂食できない患者にソリター-T3 号輸液 500 mL を 1 日に 4 本輸液すると，水，Na^+，K^+，熱量はどのくらい補給できるか，Q1 の表から読み取り答えなさい。

水(　　　　mL)　Na^+(　　　　mEq)　K^+(　　　　mEq)　熱量(　　　　kcal)

Comment

電解質輸液剤の2つのタイプ

電解質輸液剤を投与する最も重要な目的は，水・電解質を補給して体液を正常な状態に保つことです。輸液剤は2つのタイプに分かれます。

1つは，ナトリウムイオン(Na^+)やカリウムイオン(K^+)，塩化物イオン(Cl^-)などの電解質濃度が血漿に近い，つまり電解質の浸透圧が血漿と等しい(等張の)輸液剤です。これは，出血性ショックなどの急性循環不全状態で使用されます。正常の細胞外液の電解質組成に最も近い乳酸加リンゲル液や酢酸ナトリウム加リンゲル液が使われます。乳酸や酢酸は，代謝過程で炭酸水素ナトリウムを生じ，アルカリ化剤としてアシドーシスの是正にも役立ちます。製剤としては，ラクテック®(図1)が有名ですが，ソルラクト®，ラクトリンゲル，ハルトマンなどがあります。また，ラクテック®の末尾のDやGというアルファベットは，糖の含有と種類を示すものです。

もう1つは，Na^+濃度が血漿の約2/3〜1/4の低張の輸液剤です。この輸液剤は，経口摂取ができなかったり，下痢や嘔吐などで脱水状態となっている患者に対して，脱水を改善するとともに生命維持に必要な1日の水・電解質を補給するためのもので，維持輸液剤とよばれています。下痢や嘔吐などで喪失する体液は細胞外液よりも低張ですので，低張な輸液剤が投与されます。経口摂取ができない患者に対する短期間の維持輸液療法としては，1日に水：1500〜2000 mL，Na^+：70〜100 mEq，K^+：40〜60 mEq，ブドウ糖：100 g

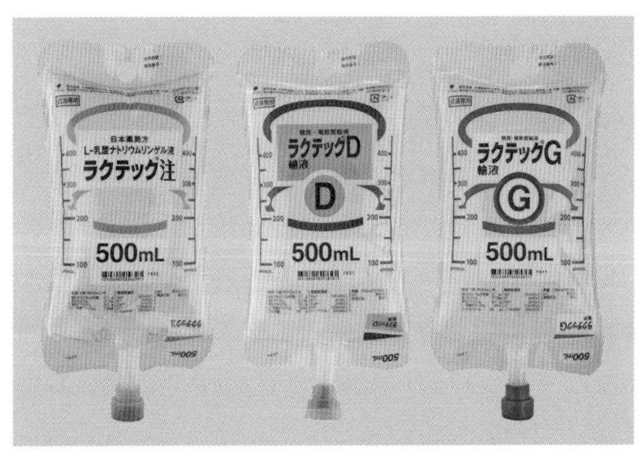

図1　ラクテック

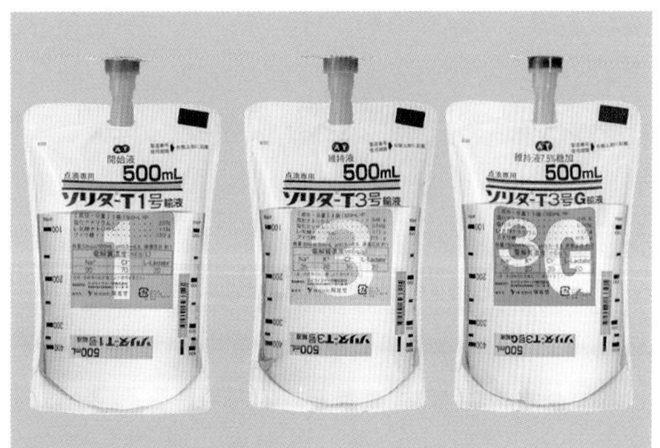

図2　ソリタ-T

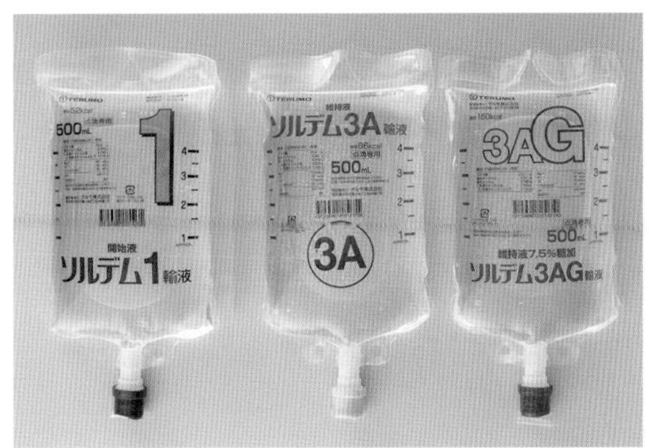

図3　ソルデム

(400 kcal)を補えばよいといわれています[10)]。

維持輸液剤には，電解質組成の異なる1号液から4号液の輸液剤があります。輸液剤の名称末尾の数字であらわしています。ソリタ®-T(図2)，KN補液，ソルデム®(図3)など，各社が出しています。Na^+濃度はメーカーによって多少異なります。

維持輸液剤の1～4号の使い分け

Na^+濃度は1号液が最も高く，2号液以下，順に低くなっていきます。1号液は開始液とよばれ，血漿の約2/3のNa^+とCl^-を含む輸液剤です。補液の開始時には，水，Na^+のどちらがより多く欠乏しているかがわからないため，両者に適合するような組成になっています。また，腎障害の有無や尿量が得られるかわからないため，K^+を含んでいません。2号液は脱水修復液とよばれ，1号液にK^+を加えています。3号液は維持液とよばれ，血漿の約1/4のNa^+とCl^-を含む輸液剤で，短期間の水と電解質の補給として使用されます。K^+を20 mEq/Lを含有しますので，腎機能障害がなく，一定の尿量があることを前提としています。4号液は術後回復液ともよばれています。高カリウム血症や腎機能障害があって，カリウム投与を控えたいときなどにも使われます。1号から4号という名称は，もともとは小児の脱水症に対して，1号液から順番に使用していけば，難なく脱水症の治療が行えるということから命名されたものです。

輸液剤の間違い

3号液が最も汎用される輸液剤ですが，成人の維持輸液剤としてはNa^+の含有量が少なく，低ナトリウム血症をきたすケースがあり，時にNa^+の含有量の多い1号液が使われることがあります。しかし，新人看護師のなかには，輸液剤といえばすべて3号液のように思い込んでいる人がいます。1号輸液の指示を3号輸液と間違う事例が多くおこっています。そのほか，3号液よりもブドウ糖含有量の多い輸液の3号G液が指示されたときも，3号液とよく間違われています。

脱水の内容や腎機能が不明な患者にはじめて輸液を行うときや，ナトリウム補給を増やしたいとき，カリウムの補給を減らしたいときには，3号液よりもナトリウム含有量が多く，カリウムを含んでいない1号液が選択されます。また，エネルギー補給量を増やしたいときには3号G液が選択されます。輸液準備時には製剤の名称の語尾の番号やアルファベットまで確認しましょう。

エア針のいる輸液剤といらない輸液剤

輸液剤の容器としては，軟質のプラスチック製のバッグ(ソフトバッグ)とプラスチックボトルがあります。ソフトバッグはやわらかいので，点滴するにつれて容器が大気圧でしぼんでいくためエア針を必要としませんが，プラスチックボトルはエア針が必要です。現在は，ソフトバッグの輸液剤が多く使われています。

間違いがおこりやすく，重大な結果になりやすいインスリン

糖尿病を基礎疾患としてもつ患者は，どの病棟にも入院しています。そのため，インスリン注射はどの病棟に配属されても，新人看護師が初期から行わなければならない注射業務です。ここではその間違いを防ぐために，インスリンについて学びます。

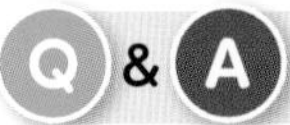

解答は 222 ページ

Q インスリン製剤に関して，正しいもの・適切なものに○，誤っているもの・不適切なものには×をつけなさい。

① インスリン製剤には，効きはじめる時間や持続時間が異なるさまざまな製剤がある。(　　　)
② 超速効型インスリン製剤の皮下注射は，食前 30 分に行う。(　　　)
③ 一体型のペン型インスリン製剤(キット製剤)は，商品名の後半に注入器の名称が入っている。(　　　)
④ インスリン製剤は 1 mL あたり 10 単位に調整されている。(　　　)
⑤ バイアル製剤のインスリン製剤からインスリンを取り出すときは，インスリン専用のシリンジを使わなければならない。(　　　)
⑥ 中間型インスリン製剤の「ヒューマリン N」は高カロリー輸液に混注するなど，静脈内投与ができる。(　　　)
⑦ 混合型インスリン製剤の「ノボラピッド 30 ミックス」は超速効型ノボラピッド 30%，中間型 70% の割合で混合したインスリンである。(　　　)
⑧ 同名のペン型インスリンを使用している患者間で，取り違えて皮下注した。同じインスリン製剤なので，単位数を間違えていなければ，問題はない。(　　　)
⑨ 使用中のペン型インスリンは，薬液の変質を防ぐために冷蔵庫に保管しなければならない。(　　　)
⑩ インスリンの皮下注は，頻回の皮下注で硬くなった皮膚に行っても問題はない。(　　　)

Comment

インスリンと糖尿病

インスリンは膵臓の β(B)細胞から分泌されて，エネルギー源であるグルコース(ブドウ糖)の肝臓・脂肪・筋肉の細胞への取り込みを促すはたらきがあります。これらの細胞へのグルコースの取り込みによって血糖値の上昇が抑えられます。取り込まれたグルコースは，肝臓ではグリコーゲンとして貯蔵され，脂肪組織や筋肉では脂肪やタンパク質の合成を促します。つまり，インスリンは，血糖値の恒常性の維持と，糖・脂肪・タンパク質という 3 大栄養素の代謝にとって必須のはたらきをしているホルモンです。

糖尿病は，インスリン分泌量の低下やインスリ

ン抵抗性の増大によるインスリン作用の低下で，高血糖が持続し，腎臓や網膜，神経を栄養する細小血管，および全身の大血管の障害など，重大な合併症が引きおこされる病気です。インスリン療法は，1型糖尿病と糖尿病性ケトアシドーシス，急性感染症や手術などの緊急状況および糖尿病合併妊娠では絶対適応とされています。また，2型糖尿病患者でも食事・運動療法および経口血糖降下薬で血糖コントロールが不良な場合や，著明な高血糖，妊娠希望者，他疾患を合併する患者などにも適応になります。

多種類のインスリン製剤があるのはなぜか

健常者のインスリン分泌は，持続的に一定量を分泌する基礎分泌と，食事などで血糖が上がりかけたときにすみやかに分泌される追加分泌からなります。インスリン治療は，健常者のインスリン分泌にできるだけ近づけることを目標としています。

基礎分泌も追加分泌もなされない1型糖尿病の患者では，基礎分泌を持続時間が長いインスリンで，食事摂取での追加分泌を速効性のあるインスリンで補充する必要があります。一方，2型糖尿病の患者では，患者のインスリン分泌の状況に応じて，基礎分泌を補う，あるいは追加分泌を補うかたちでインスリン療法を導入します。

患者のインスリン分泌状況にライフスタイルも考慮にいれて，より適切なインスリン療法ができるよう，作用の発現や持続時間が異なるさまざまなインスリン製剤が開発されてきました。そうしたインスリン製剤の開発を可能にしたのが，遺伝子工学の進歩です。遺伝子組換え技術で，ヒトインスリンのアミノ酸配列を一部変えて，作用時間などを調整したインスリンアナログ製剤が次々と開発されてきました。

作用発現・持続が異なるさまざまなインスリン製剤

現在流通しているインスリン製剤を，作用発現と持続のパターンが異なる7群に分類しました（**表1**）。この分類が商品名の末尾のアルファベットや数字とも関係しています。表1では，作用発現の速さで整理していますが，ここでは開発順に簡単に解説します。

●速効型インスリン

最も歴史の古いインスリンでレギュラーインスリンとよばれます。昔のインスリン製剤はブタの膵臓から抽出したものでしたが，1980年代に遺伝子組換え技術により「ヒトインスリン」製剤が開発されました。製品名としてはヒューマリン®R，ノボリン®Rがあります。商品名末尾の「R」はregularの略です。追加分泌を補うためには食前30分以内に皮下注します。糖尿病ケトアシドーシス，急性感染症，手術などの緊急状況では，このインスリンが使われます。静脈内投与が可能ですので，輸液に入れて点滴で投与するか，シリンジポンプで持続静注します。高カロリー輸液での高血糖を抑えるために輸液に混注するのも，高カリウム血症に対するGI療法（グルコースインスリン療法）で使われるのも，このインスリンです。臨床的には非常に重要なインスリンです。

●中間型インスリン

速効型インスリンにプロタミン（サケ科の魚の精巣に含まれる塩基性タンパク質）を添加して中性にすることにより，インスリンを結晶化させることに成功しました。NPHインスリン（Neutral Protamine Hagedornの略，Hagedornは開発者の名前）とよばれています。結晶化したことにより，インスリンがゆっくり吸収されるため，長時間の作用持続が可能になりました。製品名としてはヒューマリン®N，ノボリン®Nがあります。末尾の「N」はNPHインスリンの「N」です。初期

表1　**おもなインスリン製剤**

分類	一般名	商品名（販売名）	製剤，注入器の名称等*	作用発現時間	最大作用発現時間	持続時間	看護業務上の注意	
超速効型	**インスリンリスプロ**	**ヒューマログ**	【V】,【C】カート,【K】ミリオペン，ミリオペンHD	15分未満	30分〜1.5時間	3〜5時間	・毎食直前(15分以内)	
		ルムジェブ	【V】,【C】カート,【K】ミリオペン，ミリオペンHD(0.5単位)	5〜15分			・毎食直前(2分以内)，食事開始後20分以内も可)	
	インスリンアスパルト	**ノボラピッド**	【V】,【C】ペンフィル【K】フレックスペン，イノレット，フレックスタッチ	10〜20分	1〜3時間		・毎食直前(2分以内)皮下注 ・バイアルは静注，持続静注，筋注も可	
		(後発品)インスリンアスパルトBS	【V】,【C】カート,【K】ソロスター					
		フィアスプ	【V】,【C】ペンフィル,【K】フレックスタッチ	5〜15分			・毎食直前(2分以内)，食事開始後20分以内も可)	
	インスリングルリジン	**アピドラ**	【V】,【C】カート,【K】ソロスター	15分未満	30分〜1.5時間		・毎食直前(15分以内)	
速効型	インスリンヒト	ヒューマリンR	【V】,【C】カート【K】ミリオペン	30〜60分	1〜3時間	8時間	・毎食前皮下注 ・糖尿病性昏睡，急性感染症，手術等緊急状況は本剤使用 ・バイアルは筋注，静注，持続静注も可	
		ノボリンR	【V】,【K】フレックスペン	30分				
中間型	インスリンヒト	ヒューマリンN	【V】,【C】カート,【K】ミリオペン	1〜3時間	8〜10時間	18〜24時間	・朝食前30分以内に皮下注	懸濁製剤なので，液が均一に白く濁るまで上下に振って混和後に使用
		ノボリンN	【K】フレックスペン	約1.5時間	4〜12時間	約24時間		
混合型	インスリンヒト	ヒューマリン3/7	【V】,【C】カート,【K】ミリオペン	30〜60分	2〜12時間	18〜24時間	・1日2回　朝食・夕食前30分以内に皮下注。1日1回投与は朝食前	
		ノボリン30R	【K】フレックスペン	30分	2〜8時間	約24時間		
		イノレット30R	【K】					
	インスリンアスパルト	**ノボラピッド30ミックス**	【C】ペンフィル,【K】フレックスペン	10〜20分	1〜4時間		・1日2回　朝食・夕食直前(15分以内)皮下注。1日1回投与は朝食直前	
		ノボラピッド50ミックス	【K】フレックスペン					
	インスリンリスプロ混合製剤	**ヒューマログミックス25**	【C】カート【K】ミリオペン	15分未満	30分〜6時間	18〜24時間		
		ヒューマログミックス50	【C】カート【K】ミリオペン		30分〜4時間			

表 1 (続き)

分類	一般名	商品名(販売名)	製剤，注入器の名称等*	作用発現時間	最大作用発現時間	持続時間	看護業務上の注意
持効型溶解	インスリングラルギン	ランタス	【V】，【C】カート 【K】ソロスター	1〜2時間	—	24 時間	・1 日 1 回朝食前または就寝前，毎日一定とする。
		(後発品)インスリン グラルギン BS	【C】カート 【K】ミリオペン				
	インスリングラルギン	ランタス XR	【K】ソロスター	1〜2時間	—	24 時間以上	・1 日 1 回朝食前または就寝前，毎日一定とする。 ・300 単位 /mL(3 倍の濃度)本剤専用のペン型注入器を使用しているため，単位数の再計算の必要なし。
	インスリンデテミル	レベミル	【C】ペンフィル 【K】フレックスペン，イノレット	1 時間	3〜14時間	24 時間	・1 日 1 回夕食前または就寝前，毎日一定とする。1 日 2 回では，朝・夕食前または朝食前・就寝前
	インスリンデグルデク	トレシーバ	【C】ペンフィル 【K】フレックスタッチ	約 42 時間ほぼ一定			・1 日 1 回皮下注，注射時刻は原則，毎日一定
配合溶解	インスリンデグルデク/インスリンアスパルト配合剤	ライゾデグ配合	【K】フレックスタッチ	10〜20分	1〜3時間	42 時間	・1 日 1 回主たる食事の直前(毎日一定)または，1 日 2 回朝食直前・夕食直前
配合剤	インスリングラルギン/リキシセナチド配合	ソリクア配合	【K】ソロスター				・1 日 1 回 5〜20 ドーズを朝食前 1 時間以内に皮下注，食後の投与は不可
	インスリンデグルデク/リラグルチド配合剤	ゾルトファイ配合	【K】フレックスタッチ				・1 日 1 回 10 ドーズを毎日一定時刻に皮下注

青字はインスリンアナログ製剤(ヒトインスリンの構造を一部変えることで薬物動態を変化させたもの)。
*【V】バイアル，【C】カートリッジ，【K】キットをあらわす。
(高久史麿ほか監修：治療薬マニュアル 2023．医学書院，2023．および添付文書をもとに作成)

は 1 日 1 回朝食前 30 分以内に皮下注します。また，薬液は結晶成分により懸濁しています。血管内に注入すると毛細血管を閉塞させる可能性があるため，静脈内投与はできません。皮下注のみです。注射前には薬液が均一に白くなるまで振って混和させます。

●超速効型インスリン

インスリンアナログ製剤です。ヒトインスリンのアミノ酸配列を変えることで，皮下注後のすみやかな吸収を可能にした製剤です。追加分泌の代替や補充として使用されます。血糖降下作用は速効型インスリンと同等です。速く薬効があらわれるので食直前に皮下注します。ノボラピッド®，ヒューマログ®，アピドラ® は食事開始 15 分以内に，さらに吸収が速い製剤，ルムジェブ®，フィアスプ® は，食事開始前 2 分以内に皮下注射します。ルムジェブ®，フィアスプ® は食事開始後 20 分以内の皮下注射も可能です。注射後，食事提供が遅れると低血糖きたす危険があるため，配膳担当者との連携が重要になります。

●混合型インスリン

速効型あるいは超速効型と中間型インスリン製剤を一定割合で混合することで，二相性の作用をあらわします。追加分泌と基礎分泌の両方の補充をねらったインスリン製剤で，2つのタイプがあります。

1つのタイプは，速効型(R)と中間型(N)インスリンを3：7の割合で混合したものです。ヒューマリン®3/7，ノボリン®30R，イノレット®30Rがあります。3や30は速効型インスリンの割合を表しています。

もう1つのタイプは，超速効型と中間型(超速効型のインスリンアナログ製剤にプロタミンを添加して結晶化させたもの)を混合したものです。ノボラピッド®30ミックス，ノボラピッド®50ミックス，ヒューマログミックス®25，ヒューマログミックス®50があります。末尾の数字は超速効型の割合をあらわしています。

1日1〜2回朝食・夕食前の皮下注です。速効型を含むものは食前30分以内でよいですが，超速効型を含むものは食直前に注射しなければなりません。混合型インスリン製剤は，結晶化させた中間型インスリンを含みますので，中間型インスリンと同様に静脈内投与はできません。また，注射前の混和が必要です。

●持効型溶解インスリン

インスリンアナログ製剤です。遺伝子組換えにより開発された作用時間の長いインスリンです。基礎分泌の代替や補充のためのインスリンで，通常1日1回投与されます。

ランタス®は皮下に投与されると生理的pHにより微細な沈澱物を形成し，この沈澱物からインスリンが徐々に溶解して血中に移行し，24時間にわたり一定の濃度を保つことができるものです。ランタス®XRは，ランタスと同じ有効成分のインスリンですが，濃度をランタスの3倍にした製剤(300単位/1 mL)です。濃度が高いので1回の注射量が少なくなるため，吸収が穏やかになります。ほかにレベミル®，トレシーバ®があります。これらはランタスと異なる機序で長時間持続させるものです。

●配合溶解インスリン

ライゾデグ®は，超速効型インスリンと持効型溶解インスリンを3：7の比で混合した合剤(配合溶解)です。追加分泌と基礎分泌の両方を補うもので，作用が速くあらわれて長時間持続します。このライゾデグ®は1日2回皮下注射されることもあります。

●配合剤

持効型溶解インスリンと，後述のGLP-1受容体作動薬の合剤であるソリクア®配合，ゾルトファイ®配合が開発されました。これらは2型糖尿病が対象で，「単位」はドーズです。

今後も新しいインスリン製剤および合剤が続々開発されてくるはずです。勤務する病院や病棟で使われているインスリン製剤をこうしたグループに分類して整理しておくと，混乱による間違い防止に役立ちます。

インスリンの投与方法と3つの製剤形態

インスリンの投与方法は，ペン型注入器を使用した皮下注射が最も多用されています(図1)。そのほか，小型ポンプで持続的にインスリンを皮下注入する「持続皮下インスリン注入療法」や，静脈内投与として，輸液にインスリンを混注しての点滴静注やシリンジポンプによる持続静注もあります。

インスリン製剤にはバイアル製剤，専用のペン型注入器にセットして使用するカートリッジ製剤，ペン型注入器とカートリッジが一体型のキッ

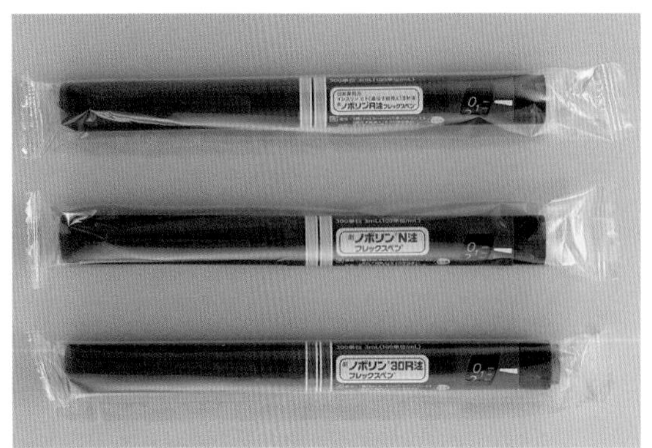

図1　**キットタイプのインスリン(ノボリンR，ノボリンN，ノボリン30Rともにフレックスペン)**

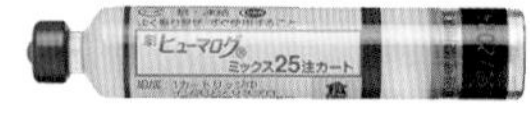

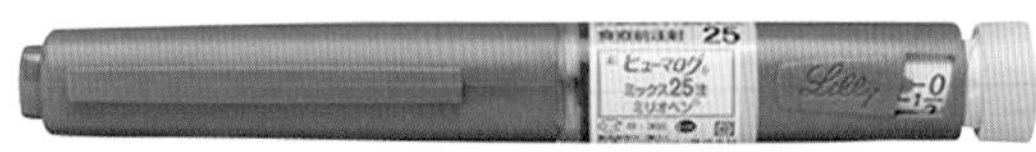

(画像提供：日本イーライリリー株式会社)

図2　**カートリッジ製剤とキット製剤**

ト製剤があります(**図2**)。カートリッジ製剤とキット製剤は，本来は患者自己注射用として開発されましたが，その利便性から，看護師が入院患者に皮下注する際にも使われます。

点滴静注やシリンジポンプによる持続静注など，皮下注以外の投与の際には，速効型インスリンのバイアル製剤から必要単位数のインスリンを取り出して使用します。インスリンの重大な量間違いの多くは，ここでおこっています。

インスリン製剤の販売名のルール化

多種のインスリン製剤があるうえに3つの製剤形態があり，さらにキット製剤の名称もいろいろです。こうしたインスリン製剤の複雑さが，インスリン製剤の間違いの背景に少なからずありました。そこで，インスリン製剤をわかりやすくするために，厚生労働省は販売名の命名法をルール化しました。

バイアル製剤は【「商品名」+「製剤の組成(R，Nなど)」+「剤形(注射薬は『注』)」+「100単位/mL(濃度)」】です。たとえば，ヒューマリン®Rのバイアル製剤は「ヒューマリン®R注100単位/mL」となります。カートリッジ製剤やキット製剤は，【「商品名」+「製剤の組成(R，Nなど)」+「剤形」+「注入器の情報(カートリッジ，キットなど)」】です。ヒューマリン®Rのカートリッジ製剤は「ヒューマリン®R注カート」，キット製剤は「ヒューマリン®R注ミリオペン®」です。

カートリッジ製剤の名称の末尾は「カート」か「ペンフィル」です。キット製剤の末尾の「ミリオペン®」「フレックスペン®」「フレックスタッチ®」「イノレット®」「ソロスター®」は，インスリンメーカーが開発したペン型注入器の名称です。

インスリン注射に関する間違いや不適切事例

インスリン注射の間違いも，ほかの薬剤の注射の間違いと同様に，対象間違い(患者を間違う，もしくは他患者のペン型インスリンを注射する)，薬剤間違い(インスリン製剤の間違い)，薬剤量の間違い(インスリン単位数の間違い)，注射時刻の間違い(食直前に皮下注すべき超速効型インスリンを食前30分に行うなど)，投与速度の間違い(シリンジポンプによるインスリン持続静注で流量設定間違いなど)，投与方法の間違い(皮下注しかできない中間型インスリンを点滴内に混注など)があります。そのほか，中止になっていたインスリンを注射したり，注射忘れなどもあります。

また，間違いとはいえませんが，不適切なインスリン皮下注射の手技や部位，インスリン製剤の保管，低血糖に対する観察の事例があります。

インスリンの対象間違い

患者間違いに関しては，ほかの注射での患者間違いの発生要因とほとんど同じですが(➡ **注射**

SECTION 15)，他患者のペン型インスリンとの取り違えでは，インスリン製剤特有の要因がみられた事例がありました。患者名が記載されていたペン型注入器のキャップが取り違えられて，他患者の注入器にはめられていたことによるものです。同様の事例は患者の自己注射でもおこっています。同じ時間帯に複数の患者が自己注射を行っていたテーブル上で，外したキャップを患者が注射後に取り違えて装着してしまったことによるものです。患者名は注入器本体にも記載しましょう。

間違った際に「インスリン製剤が同じで，針も交換したから問題ない」と思う人がいます。しかし，感染防止の観点から，他患者が使用中のペン型インスリンを使うことは禁じられています。

インスリン製剤の間違い

インスリン注射の間違いで最も多いのは，インスリンの製剤の間違いです。ヒューマログ® とヒューマリン® など，似た名称のインスリン製剤との間違いもありますが，同名の商品名で組成の異なるインスリン製剤での間違いも多いです。商品名の末尾 R，N，30R，50 ミックスなどのアルファベットや数字を見間違えてインスリン製剤を投与したというものです。なお，この間違いは医師の指示段階でも多くおこっています。

インスリンの単位数の間違い

● バイアルから取り出す際に「単位」を「mL」と誤解

インスリン量の間違い事例において，まず目立つのが「単位」に関する間違いです(➡ 注射 SECTION 7)。速効性インスリンのバイアル製剤からインスリンをシリンジで取り出す際に，「単位」を「mL」と同じと思い，4 単位を 4 mL と間違ったなどです。バイアル製剤のインスリンは，1 mL＝100 単位に調整されています。つまり，1 単位はわずか 0.01 mL です。「1 単位」を「1 mL」と間違えると

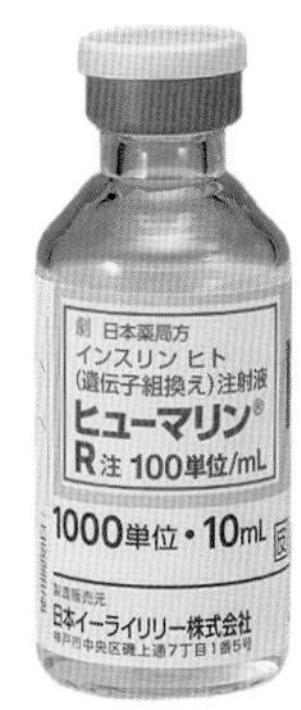

(画像提供：日本イーライリリー株式会社)

図 3　ラベルの単位表示例(バイアル)

100 倍量の間違いとなり，重大な低血糖で生命にかかわってきます。こうした事例が非常に多くおこっています。当事者としては，看護師のほかに研修医も多いようです。知識不足が背景にありますが，知っていても一瞬の錯覚で間違えるかもしれませんので，バイアルからインスリンを取り出す際は，必ず「単位」または「UNIT」表示のインスリン専用シリンジを使うことを，看護師や研修医に徹底しましょう。

● バイアル製剤のラベル表示を誤解

「ヒューマリン R50 単位を生食 48 mL に希釈して，シリンジポンプにより 2 mL/時間で持続静注」する指示を受けて，「ヒューマリン®R」のバイアルから，通常のシリンジで 5 mL(500 単位)を間違って取り出した事例がありました。バイアルのラベルの濃度表示「100 単位 /mL」を，1 バイアル(10 mL)全量が 100 単位と誤解したものです(図 3)。これもインスリン専用シリンジを使用すれば，間違いを防げた事例です。

● インスリン製剤を 2 剤使用中の患者で，単位数を取り違える

超速効型インスリン(1 日 3 回，食前)と持効型溶解インスリン(1 日 1 回，朝あるいは就寝時)が併用されている患者は多くいます。2 剤のインスリンで単位数を取り違えて皮下注したというもの

です。

1日3回投与の超速効型の単位数よりも，1日1回投与の持効型インスリンの単位数が多いことが多く，持効型の単位数で超速効型インスリンを皮下注すると，低血糖をきたす危険性が高いです。

● 同姓かつ同名の製剤を使用中の患者と，単位数を取り違える

同姓で，同名のペン型インスリンを使用している他患者の単位数と間違えて皮下注し，間違えた患者の単位数が多かったため，数時間後に低血糖をおこしたことから間違いに気づいたという事例がありました。

● GI療法の不十分な理解で，インスリン単位数の間違い

高カリウム血症に対するグルコースインスリン療法において，速効型インスリン単位数の間違いがおこっています。指示を出した医師は専門外でGI療法に慣れておらず，他科の医師から依頼で十分理解しないまま指示し，指示を受けた看護師もダブルチェックした看護師もGI療法を知らず，あいまいなまま準備して投与量を間違った事例がありました。「劇薬」でハイリスク薬剤であるインスリンを知識と理解がないまま，投与指示し，実施するのは危険すぎます。

● 医師の手書きインスリン指示で，単位の「U」を「0」と誤認

インスリンの「単位」の英語表記「Unit」を略して「U」と手書きで書くと，「0」に見えることがあります。「4U」を「40」と読み間違えて40単位を皮下注し，低血糖をきたした事例があります。インスリン注射にある程度の経験がある看護師は，「単位数が多すぎる」と考え，読み間違いに気づくと思いますが，経験が浅い看護師はそのまま実施してしまうかもしれません。当然ですが，日本語表記の「単位」に統一しましょう(➡注射SECTION 1)。

インスリン療法の指示変更に対応できず

インスリン療法は血糖値の推移をみて，スライディングスケールの変更，固定打ちの単位数の増減，インスリン製剤の追加，2剤中1剤の中止など，指示の変更がたびたびおこります。「指示変更が確実に勤務交代後の看護師まで共有できていなかった」「変更前の指示が併存していた」「中止になったペン型インスリンが病棟に残っていた」などから，変更前のインスリン製剤と単位数が継続されたままになっていたという事例は少なくありません。医師の変更指示と看護師の受けとその後対応に関するルールを明確にするとともに，指示のフォーマットもできるだけわかりやすいものにする必要があります。

インスリン皮下注射部位のしこりに注意

長期間，同一部位に繰り返し皮下注していると，皮下にしこりがあらわれることがあります。これは，皮下の脂肪組織が肥厚したり，異常なタンパク質が沈着して硬結や腫瘤を形成したものです。そうした部位にインスリンを皮下注すると，インスリンの吸収がわるいため，血糖コントロールが悪化します。血糖コントロール悪化の原因が注射部位の皮膚に原因があることに気づかず，インスリンの単位数を増やし，たまたま正常な皮膚の部位に皮下注したために低血糖がおこった事例が報告されました。血糖コントロールが悪化したら，注射部位の皮膚状態をチェックする必要があります。看護師は，定期的に注射箇所の皮膚状態を観察するとともに，少なくとも前回の注射箇所から2〜3 cm離すことと，腫瘤や硬結が認められた場合には当該箇所への投与を避けるよう，患者に指導することが必要です。

ペン型注入器使用後の針刺しに注意

ペン型注入器を使用後に針を取り外すために，リキャップしようとして針刺しがおこっています。針刺しを防ぐためには手でキャップを持たずに，トレイのコーナーを利用して，片手でキャップをすくいあげてリキャップする方法を用いましょう。さらに，針を外す際には，針がキャップを突き抜けることがあるので，キャップの下側を持つようにします。

典型的症状があらわれない，自覚症状がない低血糖に注意

低血糖の初期症状としては，脱力感，高度の空腹感，冷汗，動悸，振戦などが知られていますが，そうした典型的な症状があらわれない，あるいは，無症状のまま低血糖性昏睡に陥ることがあります。罹病期間の長い糖尿病患者や，糖尿病性神経障害の患者，β遮断薬投与患者，高齢者は，観察上注意が必要です。

使用開始後のペン型インスリン製剤は室温で保管

ペン型インスリン製剤は，使用開始後は30℃以下の室温で保管します(未使用のものは冷蔵庫で保管)。使用開始後の製剤を冷蔵庫で保管しない理由は，毎日1〜3回，冷蔵庫から出し入れして，冷所と室温の温度差にさらされることで，結露による注入器の不具合がおこることを避けるためです。

2型糖尿病に新しい注射薬

血糖値の変動には，食事摂取に応じて小腸から分泌されるホルモン「インクレチン」が大きく関与していることが明らかになりました。GLP-1(グルカゴン様ペプチド-1)はインクレチンの1つで，

表2　GLP-1受容体作動薬

商品名	一般名	用法・用量の注意
ビクトーザ	リラグルチド	0.3 mgから増量し，0.9 mgで維持(最大1.8 mg)1日1回朝か夕に皮下注(可能な限り同時刻に注射)
バイエッタ	エキセナチド	5 µg1日2回朝夕食前に皮下注。投与開始から1か月以上の経過観察後，10 µg1日2回投与に増量可(原則，朝夕食前60分以内に注射)
リキスミア	リキシセナチド	20 µg1日1回朝食前皮下注。ただし，10 µgから開始し，1週間以上投与後15 µgに増量，1週間以上投与後20 µgに増量
トルリシティアテオス	デュラグルチド	0.75 mg週1回，皮下注(同一曜日に投与)
オゼンピック	セマグルチド	0.5 mg週1回，皮下注(同一曜日に投与)。ただし，0.25 mgから開始し，4週間後0.5 mgに増量

(髙久史麿ほか監修：治療薬マニュアル2023．医学書院，2023．および添付文書をもとに作成)

インスリン分泌促進作用，グルカゴンの分泌抑制や胃からの食物排出を遅らせる作用など，多様な作用があります。GLP-1はインスリンを分泌する膵臓のβ細胞表面にあるGLP-1の受容体に結合してインスリンを分泌させます。この作用に注目して開発されたのがGLP-1受容体作動薬です(**表2**)。この薬の投与対象となるのは，インスリン分泌のある2型糖尿病患者です。インスリンと同じようなペン型注入器を使用して投与します。投与方法は，毎日皮下注射するものと，週1回皮下注射するものがあります。

GLP-1受容体作動薬は，血糖の上昇に応じてインスリン分泌を促進させますので，単独使用では低血糖をおこしませんが，経口血糖降下薬(特にスルホニルウレア薬)(➡ 与薬SECTION 4)と併用すると，低血糖リスクを高めます。

注射 SECTION 12

カリウム製剤はワンショット静注厳禁

投与方法を間違えると重大事故になる注射薬の代表がカリウム製剤です。かつて，点滴内に混注するように指示されたカリウム製剤を，誤って側管からワンショットで注入し，患者を死亡させた重大な医療事故が多発しました。ここではワンショット静注厳禁のカリウム製剤について学びます。

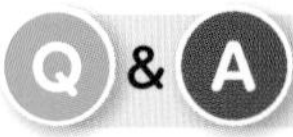

解答は 222 ページ

Q1 以下の注射薬のなかで，絶対にワンショット静注をしてはいけないものはどれか。

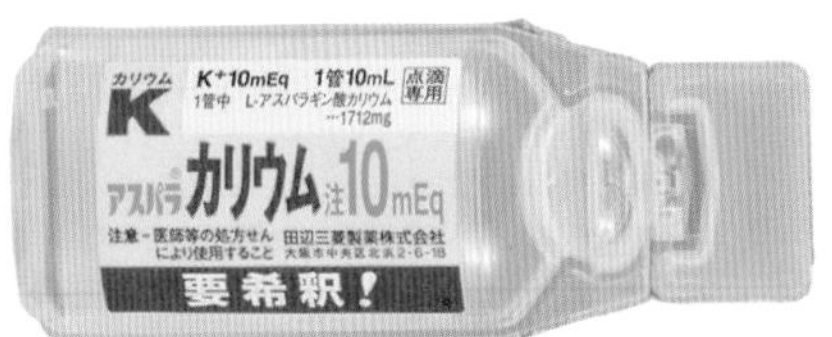

①アスパラカリウム注

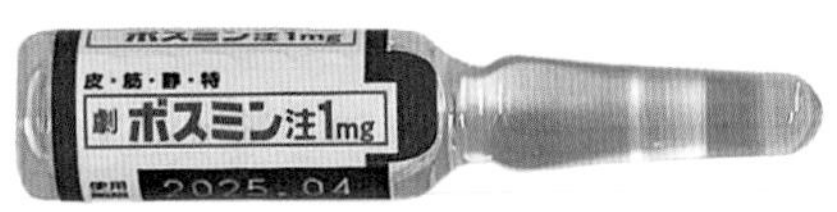

②ボスミン注

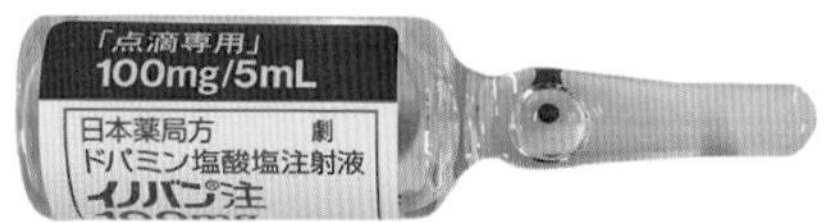

③イノバン注

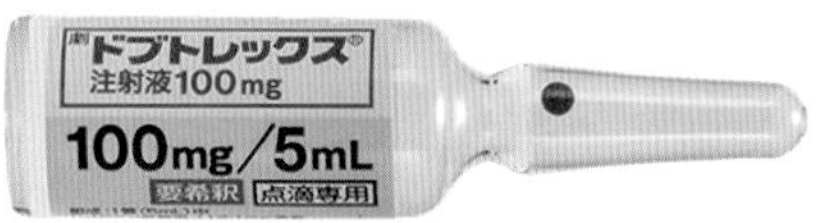

④ドブトレックス注

（画像提供：④共和薬品工業株式会社）

Q2 注射用カリウム製剤に関して，正しいものに○，誤っているもの×をつけなさい。

① カリウム製剤をワンショット静注すると呼吸停止をおこす。(　　　)
② すべてのカリウム製剤は，黄色透明の液体である。(　　　)
③ L-アスパラギン酸カリウムもカリウム製剤の一種である。(　　　)
④ すべてのカリウム製剤は 1 mL あたりのカリウムイオンが 1 mEq に調整されている。(　　　)
⑤ カリウム製剤は希釈して点滴で投与さえすれば，何も危険はない。(　　　)

Comment

投与方法や投与速度の間違いによる重大事故

注射実施時（点滴接続も含む）の間違いとして，投与方法や投与速度の間違いがあります。薬剤のなかには，ワンショット静注が厳禁で，点滴でしか投与できない（点滴専用の）薬剤，投与速度を守らなければならない薬剤など，投与方法や投与速度に厳しい制約がある薬剤があります。こうした薬剤での投与方法，投与速度の間違いは重大事故につながりやすいです。本セクションで取り上げるカリウム製剤はワンショット静注厳禁の代表的薬剤で，次セクションで取り上げるカテコールアミンは投与方法や投与速度を守らなければならない薬剤の代表です。

カリウム製剤の理解のために

体液中にはいろいろな電解質がイオンのかたちで存在していますが，細胞内・外で電解質の組成はかなり異なっています。細胞外液では Na^+ が多く，K^+ が少なく，細胞内液は Na^+ が少なく，K^+ が多くなっています。具体的には，血清 K^+ 濃度は 3.5〜4.9 mEq/L に対し，細胞内の K^+ 濃度は 150 mEq/L で，ほとんどの K^+ は細胞内に存在しています。

こうした細胞内外の Na^+ と K^+ 濃度差は生命の維持に必須のもので，細胞膜に存在するナトリウム-カリウムポンプとよばれる機構で調節されています。K^+ は神経や筋肉の興奮性に関与し，Na^+ と K^+ の細胞内・外へのくみ出しとくみ入れによって，神経の刺激や筋肉を収縮させる情報を伝達する役割があり，K^+ は特に心筋にとって重要なイオンです。したがって，血清 K^+ 濃度の異常は，心筋に重大な影響を与えます。血清カリウム値が 6 mEq/L 以上の高カリウム血症では，危険な不整脈やテント T とよばれる高い先鋭な T 波が出現し，約 8 mEq/L で心停止に至るといわれています。

カリウムは投与速度・濃度に厳しい制限がある

前項で高カリウム血症の怖さがわかったと思います。したがって，カリウム製剤の投与に関しては，安全上，投与濃度 40 mEq/L 以下，投与速度 20 mEq/時以下という厳しい制限が設けられています[11)]。すなわち，カリウムを補給する際には必ず輸液で希釈し，点滴で投与します。濃度は 40 mEq/L 以下でなければならないので，500 mL の輸液ボトルに入れることができるカリウムは 20 mEq が上限となります。たとえば，電解質輸液剤の 3 号液（ソリタ®-T3 号，ソルデム® 3A など）500 mL を使う場合，すでにカリウム 10 mEq が含まれているので，さらに追加できるのは，10 mEq 以下ということになります。

輸液に希釈したのち，さらにその投与速度にも 1 時間あたり 20 mEq 以下という制限があります。20 mEq が含まれる 500 mL の輸液は，少なくとも 1 時間以上かけて点滴しなければなりません。もし，高濃度で急速に投与すると，危険な不整脈が誘発されたり，最悪の場合，心停止に至ることがあります。

さまざまなカリウム製剤

さまざまなカリウム製剤がありますが，低カリウム血症の患者に K^+ を補給するために通常使われるのは塩化カリウム（KCl）製剤です（表）。K^+ が不足するような状況では Cl^- も不足していることが多いため，両者を補える塩化カリウム製剤が理にかなっているからです。

かつて，カリウム製剤のワンショット静注による死亡事故が相次いで発生したことから，ワンショットできない接続部形状のプレフィルドシリンジ製剤（KCL 注 10 mEq と 20 mEq キット）が開発されました（図 1）。付属の専用針を使って輸液剤に混注するようになっています。現在，多くの病院でこの製剤が採用されています。ほかにアンプルやプラスチックボトルの製剤があります。

L-アスパラギン酸カリウムの製剤もあります（図 2）。販売名はアスパラカリウム，後発品はアスパラギン酸カリウムです。プレフィルドシリンジ製剤のキットとアンプル製剤があります。

そのほか，使用頻度は少ないですが，L-アスパラギン酸カリウム・L-アスパラギン酸マグネ

表　カリウム製剤

一般名	商品名(販売名)	K^+量/溶液量	K^+濃度	注射液の色	容器
塩化カリウム	KCL 注 10 mEq キット	10 mEq/10 mL	1 mEq/mL	黄色	ワンショット静注ができない接続部形状のプレフィルドシリンジ
	KCL 注 20 mEq キット	20 mEq/20 mL			
	KCL 補正液 1 mEq/mL	20 mEq/20 mL			プラスチックアンプル
	K.C.L. 点滴液 15%	40 mEq/20 mL	2 mEq/mL		アンプル
	KCL 補正液キット 20 mEq	20 mEq/50 mL	0.4 mEq/mL		注入針付きプラスチックボトル ※注入針を輸液製剤のバッグのゴム栓に刺し込みポンピングして注入
L-アスパラギン酸カリウム	アスパラギン酸カリウム注 10 mEq キット	10 mEq/10 mL	1 mEq/mL	黄色	ワンショット静注ができない接続部形状のプレフィルドシリンジ
	アスパラカリウム注 10 mEq	10 mEq/10 mL		無色	プラスチックアンプル
	(後発品) L-アスパラギン酸カリウム点滴静注液 10 mEq L-アスパラギン酸 K 点滴静注液 10 mEq				アンプル
L-アスパラギン酸カリウム・L-アスパラギン酸マグネシウム*	アスパラ注射液	2.92 mEq/10 mL	0.292 mEq/mL	無色	プラスチックアンプル
リン酸二カリウム	リン酸 2 カリウム注 20 mEq キット	20 mEq/20 mL	1 mEq/mL	無色	ワンショット静注ができない接続部形状のプレフィルドシリンジ

＊マグネシウム欠乏を合併している低カリウム血症患者へのカリウム補給を目的とする。

(各薬剤の添付文書をもとに作成)

シウム製剤やリン酸二カリウム製剤もあります。

すべてのカリウム製剤は，輸液に希釈して点滴で投与します。けっしてワンショット静注をしてはいけません。

カリウム製剤の K^+ 濃度はすべて同じではない

塩化カリウム製剤を例としてみると，キット製剤の K^+ 濃度は 1 mEq/1 mL，アンプル製剤の K.C.L. 点滴液 15% は 2 mEq/1 mL，プラスチックボトルの KCL 補正液キットは 0.4 mEq/1 mL です。もし，医師からこれらのカリウム製剤から一部量を取り出して輸液に混注の指示があったときは，製剤のラベルから K^+ 濃度を確認し，指示された K^+ 量を溶液量に換算しなければなりません。(➡ 注射 SECTION 8)。

カリウム製剤のすべてが黄色の薬液ではない

カリウム製剤には，薬液がオレンジジュースのような黄色のものと無色透明のものがあります。塩化カリウム製剤はすべて黄色です。これは K^+ が黄色というわけではありません。点滴内に混注したときに均一に混和されているかどうかを確認するために，着色剤として，リボフラビンリン酸エステルナトリウム(ビタミン B_2)という黄色の

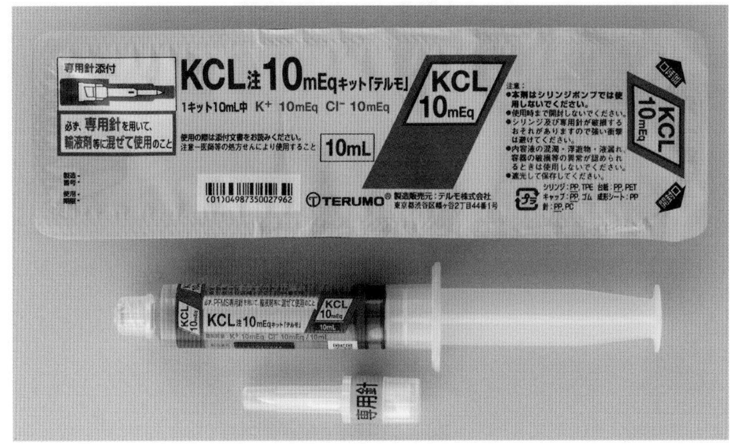

図 1　KCL 注 10 mEq キット

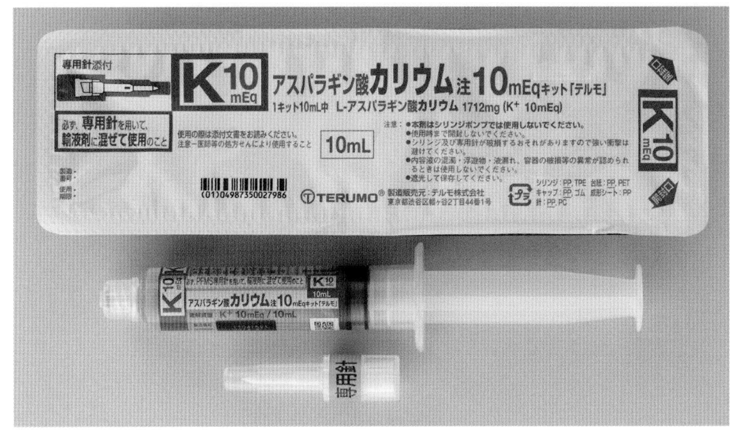

図 2　アスパラギン酸カリウム注 10 mEq キット

物質が添加されているのです。均一に混和されていないと，濃いカリウム液が滴下される危険性があります。必ず，均一な液になるように振盪（しんとう）してから投与してください。

一方，L-アスパラギン酸カリウム製剤は黄色の製剤と無色透明の製剤があります。キット製剤は黄色ですが，**Q1** にあげたアンプル製剤のアスパラカリウム注は無色透明です。「薬液が黄色ではないのでカリウム製剤ではない」などと思い違いをしないようにしてください。

塩化カリウムと塩化カルシウムを間違えない

塩化カリウム（KCl）と塩化カルシウム（$CaCl_2$）は，語音も文字もよく似ており，聞き間違いや見間違いがおこりやすいものどうしです。

カルシウムイオン（Ca^{2+}）補給のための塩化カルシウム製剤は，複数のメーカーから販売されています。そのなかで，2％という濃度の低い製剤「塩カル注」「塩化カルシウム注」は，1 アンプル 20 mL を 5〜10 分かけて，ワンショット静注することが可能です。テタニーなど，低カルシウム血症の症状に対して使われることがあります。

低カルシウム血症の救急患者などで，「塩カル 1 アンプル静注」という口頭指示を受けたときには，けっして塩化カリウムと間違えないでください。

カテコールアミンの投与方法，投与速度に要注意

カテコールアミンは病棟内の患者が急変したり，重篤な救急患者が運ばれてきたときに必ず使われる，強心・昇圧薬です。まさに生命の危機を救う薬剤ですが，薬効の鋭さゆえに，投与方法・速度の間違いは重大な結果をもたらします。ここではカテコールアミンについて学びます。

Q & A

解答は 222 ページ

Q　以下の 5 つのカテコールアミン製剤の薬効として，最も適切なものを線で結びなさい。

① アドレナリン •	• Ⓐ 心筋収縮力の増強作用が強く，ポンプ機能が低下した急性心不全に用いられる
② ノルアドレナリン •	• Ⓑ 少量の投与で腎血流を増加させ，利尿作用をもたらし，中等量で心筋収縮力を増強させる
③ イソプレナリン塩酸塩 •	• Ⓒ 心拍数増加作用が強く，徐脈性不整脈に用いられる
④ ドパミン塩酸塩 •	• Ⓓ 心停止時の心拍再開やアナフィラキシーショックに用いられる
⑤ ドブタミン塩酸塩 •	• Ⓔ 末梢血管収縮による昇圧作用が強い

Comment

カテコールアミンとは

強心・昇圧作用を有する薬剤はいくつかありますが，特に交感神経の受容体を刺激することで，循環動態を改善する薬剤を交感神経作動薬といいます。交感神経作動薬は，危機的な循環動態を改善する，まさに救命の伝家の宝刀ともいうべき薬剤です。交感神経作動薬には代表的な 5 つの薬剤があります。一般名でアドレナリン，ノルアドレナリン，イソプレナリン塩酸塩(塩酸イソプロテレノール)，ドパミン塩酸塩，ドブタミン塩酸塩とよばれる薬剤で，カテコール核とアミノ酸 1 分子が結合した化学構造をしていることから，カテコールアミン(カテコラミン)とよばれています(図)。このうち，アドレナリン，ノルアドレナリン，ドパミンは生体内に存在していますが，イソプレナリン，ドブタミンの 2 つは化学構造の一部を変えて合成されたものです。

5 つのカテコールアミンの薬効とその違い

交感神経の受容体には，α 受容体と β 受容体，ドパミン受容体などがあります。α 受容体の刺激で末梢血管収縮，β 受容体のうち，β_1 受容体の刺激で心筋収縮力の増強，心拍数の増加，β_2 受

アドレナリン

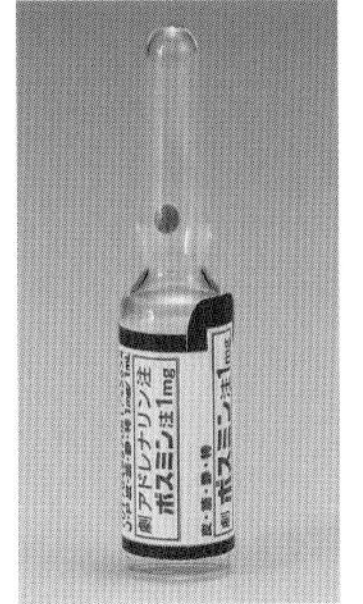

a．ボスミン

b．アドレナリン(プレフィルドシリンジ)

ノルアドレナリン

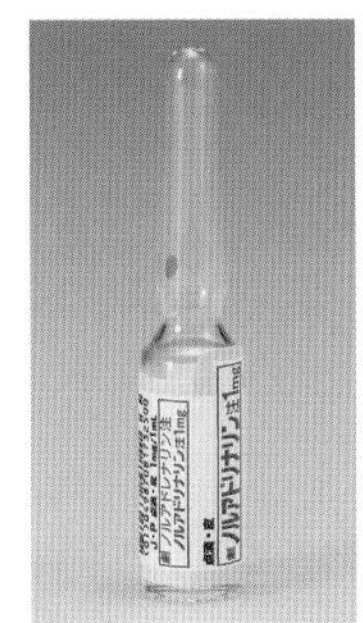

c．ノルアドリナリン

イソプレナリン塩酸塩

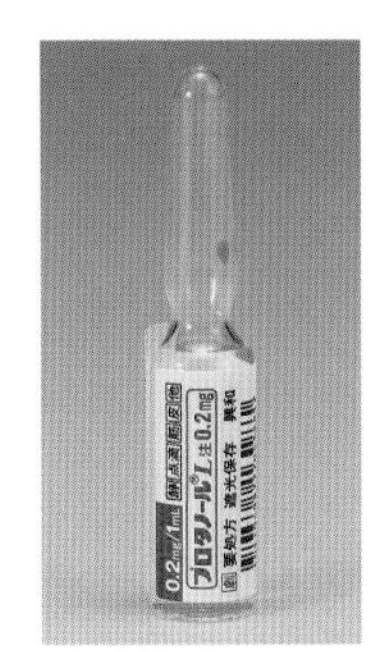

d．プロタノール-L

ドパミン塩酸塩

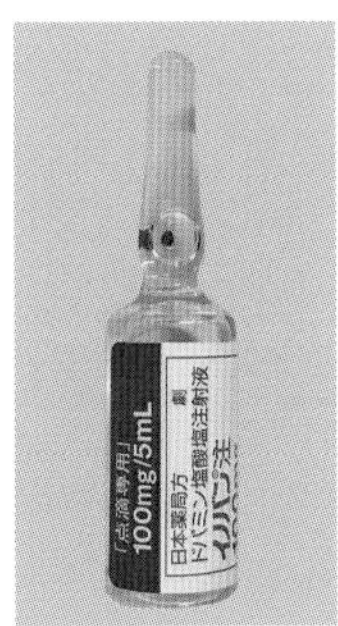

e．イノバン

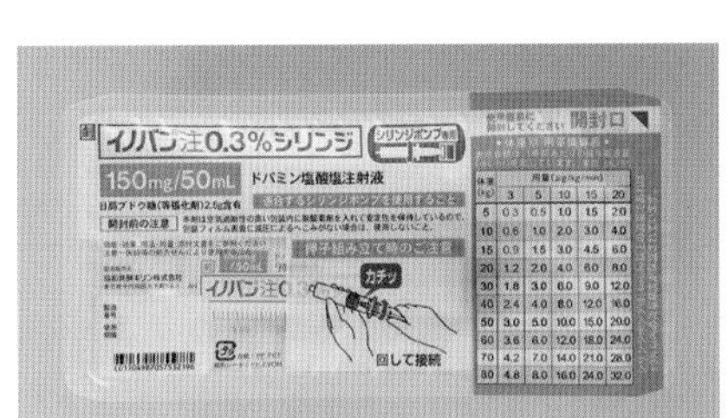

f．イノバン(プレフィルドシリンジ)

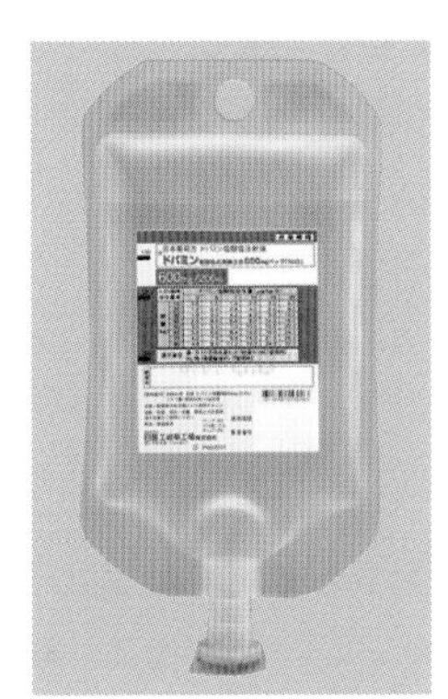

g．ドパミン塩酸塩点滴静注液

ドブタミン塩酸塩

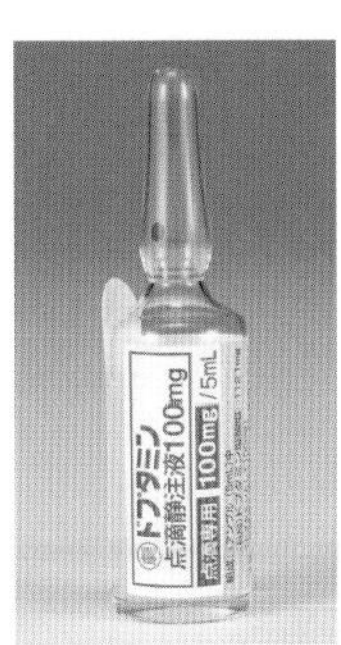

h．ドブタミン

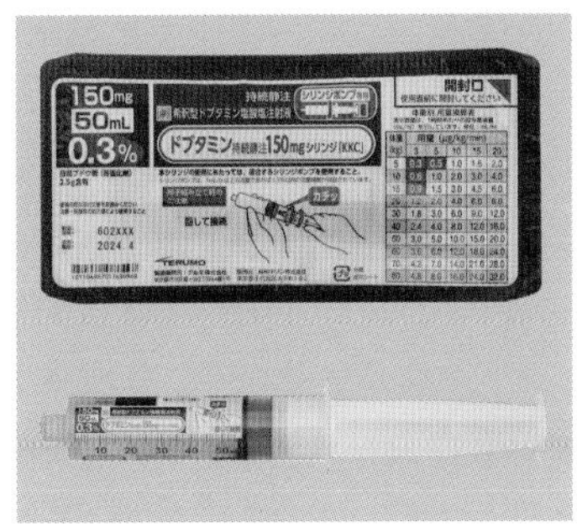

i．ドブタミン(プレフィルドシリンジ)

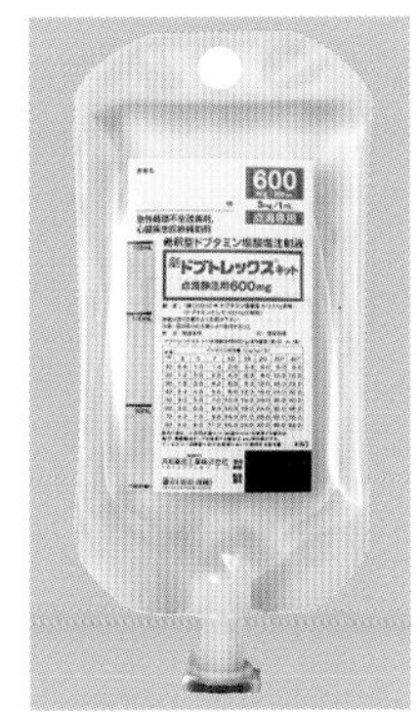

j．ドブトレックスキット点滴静注用

（画像提供：〔g〕日医工株式会社，〔i〕協和キリン株式会社，〔j〕共和薬品工業株式会社）

図　カテコールアミン製剤の例

容体の刺激では末梢血管拡張，気管支拡張，そして，ドパミン受容体の刺激で腎血流の増加をもたらします。5つのカテコールアミンにおいて，これら受容体刺激の特徴が異なることから，薬理作用上の差が生じます。医師はこの差を考えながら病態に合わせて使い分けています。簡単に5つの薬剤がどのように使われるかを述べます。

●アドレナリン（ボスミン®，アドレナリンシリンジ）

強いβ_1受容体刺激作用のほかに，α受容体，β_2受容体への刺激作用も有し，心筋収縮力の増強，心拍数の増加，皮膚・粘膜の末梢血管収縮作用，気管支拡張作用があります。また，心肺蘇生に決定的な役割を果たす薬剤です。心停止の際に心拍再開まで，数分おきに繰り返し静脈内に投与されます。そのほか，薬剤などによるアナフィラキシーショックに際しても，第一選択で使われる薬です。

●ノルアドレナリン（ノルアドリナリン®）

強力なα受容体刺激による末梢血管収縮作用をもっています。末梢血管が拡張して血圧が下がっている病態で用いられます。

●イソプレナリン塩酸塩（プロタノール®-L）

β_1，β_2両受容体を強力に刺激し，心筋収縮力の増強，心拍数の増加，末梢血管拡張作用があります。強い心拍数の増加作用があるので，アトロピン硫酸塩が効かない徐脈性不整脈に，緊急ペーシングの準備が整うまでの間に用いられます。

●ドパミン塩酸塩（イノバン® ほか）

少量投与ではドパミン受容体を刺激し，腎血流増加による利尿作用があります。中等量投与ではβ_1，β_2受容体の刺激で心筋収縮力の増強，心拍数の増加，末梢血管拡張作用，大量投与ではα受容体を刺激して末梢血管収縮作用と，投与量に応じて作用が変化します。

●ドブタミン塩酸塩（ドブトレックス® ほか）

β受容体の刺激が主で，心筋収縮力の増強と，心拍出量を増加させることで利尿作用をあらわします。心拍数の増加や血圧上昇作用は少ないようです。心筋のポンプ機能が低下した心不全に対して用いられます。

以上の5つのうち，強心・昇圧薬として最も使用頻度の多いのはドパミンです。ドパミンは少量投与で利尿作用も期待できます。心筋収縮力増強をより期待するときにはドブタミンを使います。末梢血管収縮による昇圧を期待するときはノルアドレナリンを使います。ドパミンとドブタミンは，それぞれ単独使用もありますが，両者が併用されることも多いようです。

これら5つのカテコールアミンはすべて劇薬で，ハイリスク薬の代表的薬剤です。

投与方法を間違えない

5つのカテコールアミンのうち，蘇生時や緊急時にワンショット静注が可能な薬剤はアドレナリンとイソプレナリン塩酸塩の2つのみです。点滴かシリンジポンプで投与すべきドパミンやドブタミンをワンショット静注した，重大事例もあがっていました。心室細動をきたして死亡事故に発展する危険性があります。

アドレナリンは，心停止時には希釈せずに1アンプル（1 mg）のワンショット静注を行います。無効なら3～5分ごとに繰り返します。一方，アナフィラキシーショックでは，まず，すみやかに筋注で0.3 mg投与します。ショックが遷延するときは生理食塩水500 mLに1 mgを混注して30 mL/時（1 μg/分）で開始し，反応をみながら増量します[12)]。あるいは，1 mgを10倍に希釈して少量ずつ，たとえば0.25 mgずつゆっくりワンショット静注し，5～15分ごとに，効果が出るまで繰り返します[13)]。アナフィラキシーショックに対し，心停止時に行うような，希釈せずに1アンプルをワンショット静注すると，死亡事故に至ることがあります。医師の指示を聞き誤らないようにしてください。

そのほかには，喘息発作に0.1～0.3 mgを皮下注したり，局所麻酔薬の作用を延長させるために局所麻酔薬10 mLに1～2滴加える[14]という使い方もあります。

投与速度の遵守

カテコールアミンが有効な薬理作用をもたらし，危険な副作用をおこさないためには，適切な血中濃度を維持しなければなりません。そこで，「○～○ μg/kg/分」というように，体重1 kgあたり1分あたりの投与量の範囲がμgの単位で厳しく決められています(表)。つまり，速度管理がきわめて重要な薬剤です。自然落下の点滴では体位，肢位のちょっとした変化で速度が変わるので，輸液ポンプやシリンジポンプを使って投与します。もし，ポンプの操作を誤って過量に投与すると，頻脈や危険な不整脈を誘発し，最悪の場合は心停止に至る可能性もあります(➡ ポンプ SECTION 1～5)。

投与速度遵守の薬剤，注入ラインからの側管注は厳禁

前項のように投与速度が厳しく限定されている薬剤が注入されている輸液ラインの側管から，別の点滴や静注をすると，ラインの末梢部に存在する薬液が急速注入される危険があります(➡ 注射 SECTION18)。そのような間違いを防ぐために，危険な薬剤の注入ラインでの安易な三方活栓の使用は慎まなければなりません。もし，側管から注入しなければならない状況があれば，別ルートの確保を医師と相談しましょう。

速度厳守すべき薬剤のラインから側管注をしてフラッシュ

注射をまかされるようになって数日が経ったある日，うっ血性心不全の患者を担当した。午前中からドパミン塩酸塩の持続点滴を行っていたが，正午過ぎになってその患者への抗菌薬の投与指示があった。昼食後の忙しい時間帯であったため，ドパミン塩酸塩が流れているラインに抗菌薬を側管注した。すると，患者は一時的に血圧が上昇し，頻脈をおこした。

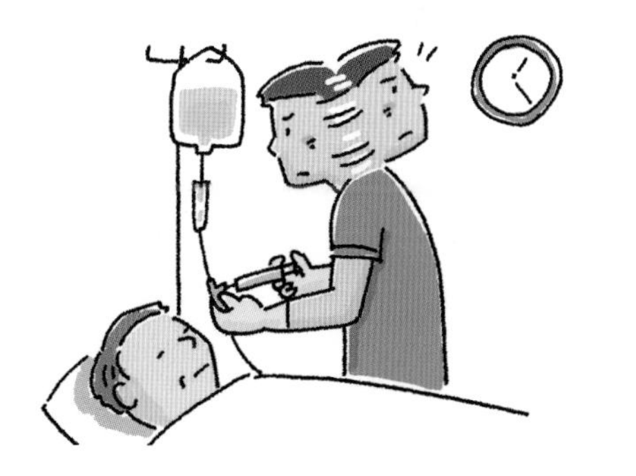

表　5種類のカテコールアミン製剤

A．カテコールアミンの種類	B．商品名（販売名）	C．規格と製剤形態*	D．点滴以外の用法・用量	E．持続静注の投与速度（点滴，シリンジポンプ）
アドレナリン	ボスミン注	1 mg/1 mL(A)	【心停止】1 mgをワンショット静注。無効なら3～5分ごとに繰り返す 【アナフィラキシー】筋注0.3 mg 【喘息発作】皮下注0.1～0.3 mg，20～30分ごとに反復可	・0.01～0.3 μg/kg/分 注）シリンジ製剤はシリンジポンプで使用できない。
	アドレナリン注0.1%シリンジ	1 mg/1 mL(S)		
	エピペン注射液	0.15 mg，0.3 mg(K)（1 mg/2 mL，2 mg/2 mLの薬液のうち，0.3 mLが投与される設計）	【アナフィラキシー】成人0.3 mg製剤，小児0.15 mg製剤を大腿部前外側に筋注	―
ノルアドレナリン	ノルアドリナリン注	1 mg/1 mL(A)	0.1～1 mg皮下注	・0.01～0.3 μg/kg/分
イソプレナリン塩酸塩（塩酸イソプロテレノール）	プロタノールL注	0.2 mg/1 mL 1 mg/5 mL(A)	緊急時：0.2 mgを20 mLに溶解し，その2～20 mLを徐々に静注・筋注・皮下注	・0.01～0.2 μg/kg/分
ドパミン塩酸塩	イノバン注	100 mg/5 mL(A)	皮下注，筋注，ワンショット静注すべて不可	1～20 μg/kg/分
		【0.1%】50 mg/50 mL 【0.3%】150 mg/50 mL 【0.6%】300 mg/50 mL(S)		
	ドパミン塩酸塩点滴静注	50 mg/2.5 mL 100 mg/5 mL 200 mg/10 mL(A)		
		200 mg/200 mL 600 mg/200 mL(B)		
		200 mg/200 mL 600 mg/200 mL(K)		
	ツルドパミ点滴静注	100 mg/5 mL 150 mg/10 mL(A)		
ドブタミン塩酸塩	ドブトレックス注射液	100 mg/5 mL(A)	皮下注，筋注，ワンショット静注すべて不可	1～20 μg/kg/分
		200 mg/200 mL 600 mg/200 mL(K)		
	ドブタミン点滴静注	100 mg/5 mL(A)		
		【0.1%】50 mg/50 mL 【0.3%】150 mg/50 mL 【0.6%】300 mg/50 mL(S)		
		200 mg/200 mL 600 mg/200 mL(K)		
	ドブタミン塩酸塩	100 mg/5 mL(A)		

＊アンプル(A)，プレフィルドシリンジ(S)，点滴バッグ(B)，キット(K)をあらわす。

（各薬剤の添付文書と文献12)15)をもとに作成）

点滴準備作業の中断，再開時のミスを防ぐ工夫を

複数患者の注射の準備中に，ナースコールへの対応などで作業を中断することがあります。業務途中の中断は再開時のミスを誘発しやすいといわれています。ここでは再開時のミスを防ぐための方法を学びます。

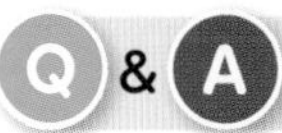

解答は 222 ページ

Q1 ● 複数患者の点滴の準備の仕方で適切なものに○をつけなさい。

① 複数患者の輸液バッグとバッグ内に混注する薬剤を同時に並べておき，順次混注していく。

② 輸液バッグに混注する薬剤内容が同じ患者を一緒に並べて，並列で順次混注する。

③ つねに1患者分ずつ混注を行って，終了したら別に置き，並列での混注を避ける。

Q2 ● 複数患者の点滴準備中に，受け持ち患者からの排泄介助コールを受けた。対応として適切なものに○をつけなさい。

① 点滴準備作業をそのままにして，迅速に患者のもとに行く。

② 点滴準備作業の途中であること，再開時にどこまで作業済みかがわかるようにして患者のもとに行く。

③ 点滴準備作業がすべて終了するまで患者に待ってもらう。

Comment

患者に投与するものの準備は1患者単位で

輸液バッグに薬剤を混注するときの作業手順として，複数患者の輸液バッグを同時に並べて，順次混注していくことはやめましょう。隣接するボトルとの間で混注間違いが生じやすいからです。1患者分ずつ処理して混注済みのところに置いてから，次のボトルに進むという手順，つまり，1患者単位の作業を遵守しましょう。これは注射に限りません。輸血準備であっても，経管栄養の準備であっても同じです。患者の体内に入れるもののすべての準備でいえることです。

点滴準備の中断は再開時のミスを防ぐ工夫を！

ナースステーションには，作業途中に中断させる要素がたくさんあります。電話の取り次ぎ，ナースコールへの対応，患者の家族や医師からのよびかけなどです。そうした用事をすませて，混注を再開したときに輸液バッグに間違って混注した事例や，すでに混注済みと間違って入れ忘れた事例が多くあがっています。本来，注射準備作業は注意を集中できる環境で行いたいものですが，現実はそうもいきません。受け持ち患者が排泄介助などを求めてナースコールがあったときなどは，ついそのままにして，あわてて離れてしまいがちです。

医療現場では作業途中の中断はつきものです。中断がおこりうることを前提にして，離れる際には，他の職員に点滴作業途中であることがわかるよう，また，再開時にどこまで作業が終わっているのかがわかるように，混注済みのものとそうでないものを分けておくルール，たとえば，作業済みの輸液バッグに布をかぶせる，ワゴンに乗せる，トレイに入れる[16]などの，自分なりのルールを用意しておきましょう。

作業再開時にミスがおこりやすいのはなぜか

作業は，要素としての行動単位が連続してなされています。これを認知心理学では行為系列といいますが，こうした行為系列の途中で中断され，再開しようとするときには実行エラーがおこりやすいことが知られています。

エラーの内容としては，中断時点ではまだ実行されていない行為を省略して再開するものや，中断時点で実行済みの行為を再開時にいくつか繰り返して実行するもの，中断時点ですでに実行済みの行為をいくつか逆行して実行して元に戻ってしまうエラーなど，さまざまなパターンがあります。こういったエラーは，中断時間が長いとき，中断時点の手がかりが利用できないとき，環境に注意がそれやすい刺激があるときなどにおこりやすいといわれています[17]。したがって，中断時にどこまでが「混注済み」で，どれが「混注作業中」かが明確にしておくことは，中断時点の手がかりとなり，再開時のエラー防止に役立ちます。

患者間違いの防止

看護学生が行う臨地実習では，患者を間違えることはまずありません。しかし，臨床現場では多数の患者を受け持ち，複数患者に順次点滴しなければならない場面も多く，患者を間違えたり，ほかの患者の点滴をするといったがおこります。ここでは，こうした間違いがなぜおこるのかを学びます。

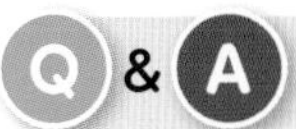

解答は 223 ページ

Q1 **①～⑦は注射に関する患者間違いの事例である。間違いの発生要因と思われるものを枠内のA～Gから選びなさい。**

① 似た名前の患者に間違って点滴した。(　　　)
② 同じ日に同じ胃がんの手術を受けた患者を取り違えて点滴した。(　　　)
③ 3名の患者の持続点滴が同時になくなり，3本の点滴バッグを持って更新しに行ったが，他患者の点滴と取り違えて接続した。(　　　)
④「田中さんに側管注してきて」と先輩看護師から頼まれて，同姓の別の患者に間違って注射した。(　　　)
⑤ 病態悪化で患者がベッドを移動したことを知らず，思い込みで元のベッドにいた患者に注射をしてしまった。(　　　)
⑥ 準夜帯でナースコールが鳴り続け，早く業務をこなさなくてはとあせっていた。つい患者名を確認せず点滴を実施し，患者を間違ってしまった。(　　　)
⑦ 外来で「スズキタカシさん」と呼び出した。応じた患者に「スズキタカシさんですね」と確認し，「はい」と答えたので点滴を開始した。じつは「ユズキタカシ」さんだった。(　　　)

A：類似性	B：共通性	C：複数患者の注射同時実施	D：患者情報の把握不足
E：業務・情報連携の不備	F：患者の呼名誤応答	G：多重課題・タイムプレッシャー状況	

Q2 **外来で点滴する際の患者確認のあり方として，最も適切なものに○をつけなさい。**

① 注射指示票と点滴バッグの患者名を確認し，フルネームで患者を呼んで確認する。
② 注射指示票と点滴バッグの患者名を確認し，フルネームで患者を呼んで，患者からもフルネームを名乗ってもらって確認する。
③ 注射指示票と点滴バッグの患者名を確認し，フルネームで患者を呼んで，患者からもフルネームを名乗ってもらい，さらに同姓同名の患者がいる場合もあるので，年齢などにも注意して確認する。

Comment

注射実施時の対象間違い 2つのタイプ

患者を間違える，あるいは，患者は正しかったが他患者の点滴や注射を実施する，という対象間違いは，実施時の間違いで最も多いものです。転記ミス(➡ 注射 SECTION 3)の項で述べたように，患者のリストバンドや点滴やシリンジにつけられた患者名を見間違った，対象患者を錯覚した，思い込んだという「認知・判断のミス」と，わかっていたのにもかかわらず，ついうっかり間違ったという「実行のミス」があります。

類似性や共通性をもった患者との間違い

病院で発生した約1,000事例の対象間違いから要因を整理すると，最も多かったのは，なんらかの類似性や共通性をもった患者と見間違ったり，錯覚したことによるものでした。たとえば，同姓，氏名が似ている，病態や治療内容が似ている，同じ薬剤を投与している，同日入院，同日手術，同じ病室などです。こういった類似性・共通性による患者間違いは，名称や外形の類似した薬剤での間違いと同じメカニズムでおこっています(➡ 注射 SECTION 6)。

複数患者の点滴の順次実施時は要注意！

患者は正しかったが，他患者の点滴バッグやシリンジと取り違えたという事例も多くあがっていました。そのほとんどが，複数の点滴バッグを載せたワゴンや複数のシリンジが入ったトレイの中から取り出す際に間違っていました。そして，事例の体験者のほとんどが，点滴バッグやシリンジを取り出すときに「患者名を確認したつもり」と記載していました。このことは，「患者名を認知する」ことと，「患者名の点滴バッグやシリンジを取り出す」という行為は，必ずしも正しくリンクするものではないことを意味しています。したがって，複数の点滴バッグやシリンジの中での確認は不確かです。取り出して単体になった状態で，点滴バッグやシリンジに貼られた患者氏名とリストバンドの患者名を，もう一度照合しましょう。

注射業務の連携不良も重要要因

多忙や昼休み交代のために，注射の実施をほかの看護師に依頼することがあります。その際の患者名の伝達が不備であったために患者間違いにつながった事例も多くあがっていました。一般に，注射準備から実施までのプロセスに複数のスタッフがかかわればかかわるほど，間違いが多くなります。業務連携の際には，口頭で伝達するのではなく，必ず医師の注射指示票を添え，フルネームで患者名を伝達しましょう。

注意力が途絶・分散する状況にも注意

患者確認の途中で患者から呼びかけられて，確認を中断したことで患者を間違えた事例や，患者に点滴を実施に行く途中で電話やナースコールへ対応したあとに業務を再開した際，うっかり患者を間違えた事例が多くあがっています。前セクションで，注射準備途中の中断が再開時の間違いを誘発しやすいことを述べましたが，実施時の途中中断も同様です。そのほか時間切迫や過緊張下，多重課題など，プレッシャーで注意力が分散する状況でも患者間違いがおこりやすいです。

呼名応答のみに依存した患者確認の危うさ

注射や検査で患者の名前を呼んだ際に，違う患者が聞き間違えて返答することは，外来などではよくあることです。患者の応答のみを信じたために患者間違いをおこした事例が多数あがっています。

呼名に患者が間違って応答するのは，高齢や難聴の患者とは限りません。一般の成人患者でもおこっています。外来の喧騒の中では呼び出しが聞き取りにくいことも１つの要因ですが，呼び出しを待ちわびる患者の心理も，聞き取りの間違いを誘発する要因になっています。

また，「市川（イチカワ）」と「石川（イシカワ）」のように音調の似た苗字や，「秦陽一（ハタヨウイチ）」と「羽田洋一（ハタヨウイチ）」のように，音読すれば同じ氏名もあります。したがって，患者の呼名応答のみで患者確認をしたと安心しないで，再度，患者自身から名乗ってもらうことは必須です。

さらに，同姓同名の患者との間違いを防ぐために年齢にも注意しましょう。外来患者に対し院内で撮影した顔写真と照合する病院もあるそうです。

小児病棟で児がベッド交換して患者間違い

小児病棟で仲のよい患児どうしがベッドを交換していたため，患者間違いをおこしかけた事例がありました。比較的元気な小児では，こうした予期せぬ行動をすることも認識しておかなければなりません。また，母親が患児の兄弟を連れてきてベッドに寝かせていて，危うく間違いかけた事例もありました。小児の患者確認は，リストバンドなどを用いて成人以上に慎重に行わなければなりません。認知症の患者が多い病棟でも，認知症の患者がベッドを間違える可能性もありますので，注意しましょう。

ワンショット静注時は投与速度にも注意

ワンショット静注が可能な注射薬でも，投与速度が速ければ重大な副作用を引きおこすものがあります。また，直接静脈に刺入して行うワンショット静注に比べて，輸液ラインの三方活栓から行う側管注は，同じワンショット静注でも危険への意識が希薄になりがちです。ここではワンショット静注時の危険について学びます。

Q&A

解答は 223 ページ

Q ワンショット静注に関する以下の説明のうち，正しいものに○をつけなさい。

① ワンショット静注は，薬物の血中濃度をすみやかに上げて急速に薬効をもたらすが，排泄による血中濃度の下降も急速で副作用は少ないため，投与速度には注意しなくてもよい。

② ワンショット静注は，薬物の血中濃度をすみやかに上げて急速に薬効をもたらすが，同時に重大な副作用をもたらす可能性があるため，投与速度には注意しなければならない。

③ ワンショット静注は点滴で投与するよりも薬液が濃いため，注入局所の静脈炎をおこすことがある。

Comment

注射薬の投与方法による血中濃度

静注は，迅速かつ確実に薬効を得る投与方法です。特にワンショット静注では，薬物の血中濃度の上昇は急峻で，また急速に下降します。これは鋭い薬効をもたらす反面，副作用も出現しやすくなります。一方，点滴静注では，注入開始後からなだらかに上昇し，ある時間を過ぎると一定の濃度(定常状態)に達して持続します。

筋注は，筋肉内の豊富な毛細血管から吸収されるので，薬効の発現は静注に次いで速く，血中濃度は1～2時間でピークに達します。水に溶けないために静注できない薬物でも懸濁液，乳濁液にすることで筋注を可能にした注射薬があります。こうした懸濁液や乳濁液の薬物では吸収が遅いため，作用の発現が遅れる反面，持続時間が長くなるという特性をもっています。

皮下注射は，作用の発現は筋注よりも遅れますが，ほぼ均等な速度で吸収され，薬効は比較的長時間持続します。注射部位をマッサージすることで，薬物の吸収を促進することができます。

急速静注による副作用

ワンショット静注による血中濃度の上昇が，循環や呼吸，中枢神経などに重大な影響をもたらし，生命にかかわる重大な副作用を引きおこすことがあります。循環動態への影響としてはショック，頻脈・徐脈，不整脈，最悪の場合は心停止がおこることがあります。呼吸への影響としては呼吸抑制・停止で，特に鎮静作用のある薬剤は注意が必要です。中枢神経に及ぼす影響としてはけいれん，意識障害などです。また，アレルギー素因を有する患者では，万が一アナフィラキシーショックがおこったとき，急速静注であればそれだけ影響は重大で，救命処置が間に合わないこともあります。

その他の副作用としては，濃い薬液が注入された末梢静脈への直接的な刺激で，血管痛や静脈炎もおこりやすくなることがあげられます。

準備時に静注可能な薬剤かをラベルで確認

ワンショット静注は，看護師が行う医療行為のなかで最もリスクの高い行為です。たとえ医師の指示であっても，看護師自身もアンプルやバイアルに貼られているラベルに投与方法として「静注」の記載があることを，シリンジに薬液を吸う前に確認しましょう。このとき，「点滴静注」の記載を「点滴」と「静注」に分けて，両者の投与方法が可能と誤解しないでください。「点滴静注」のみの投与方法の薬剤を間違ってワンショット静注して重大事故になった事例があります。

ワンショット静注時の投与速度にも注意

ワンショット静注時の投与速度に注意すべき薬剤があります。そうした注意情報は，添付文書(➡ 注射 SECTION 5)の【7. 用法・用量に関する注意】あるいは【14. 適用上の注意】の欄に記載されています。おもな病棟保管薬のうち，ワンショット静注可能な薬剤について，投与速度に関する添付文書の記載を表にまとめました。記載のない薬剤もありますが，具体的に「○分」と記載している薬剤，「ゆっくりと」「緩徐に」といったあいまいな表現の薬剤があります。「ゆっくり」「緩徐に」という表現は，3〜5 分かけるのが一般的です。

なお近年，製薬企業の医療安全の取り組みの一環として，注射薬のラベル表示の改善が進んでいます。静注可能な注射薬においても，「緩徐に静注」などと静注時の投与速度について注意を促す記載がなされることも多くなっています(図)。

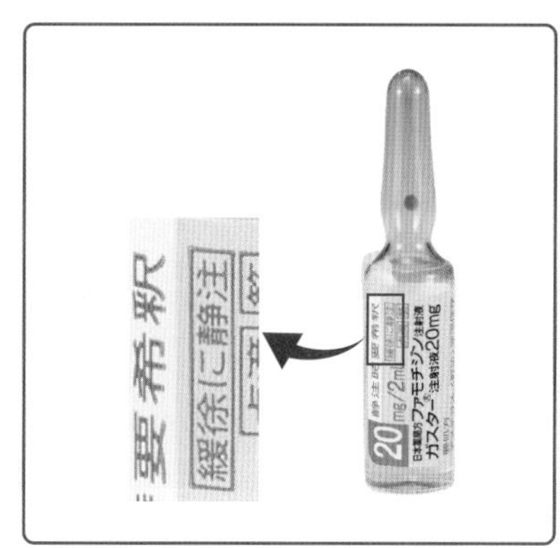

図　投与速度の注意記載があるラベル

いつもより速めにワンショット静注

喘息発作のため夜間救急外来を受診した患者に対し，医師から「ネオフィリン 7 mL＋20%ブドウ糖液 20 mL 静注」と指示があった。呼吸困難が強いため，いつもより速めに，30 秒くらいでワンショット静注をした。すると，患者は静注を終えた直後に動悸を訴え，嘔吐した。

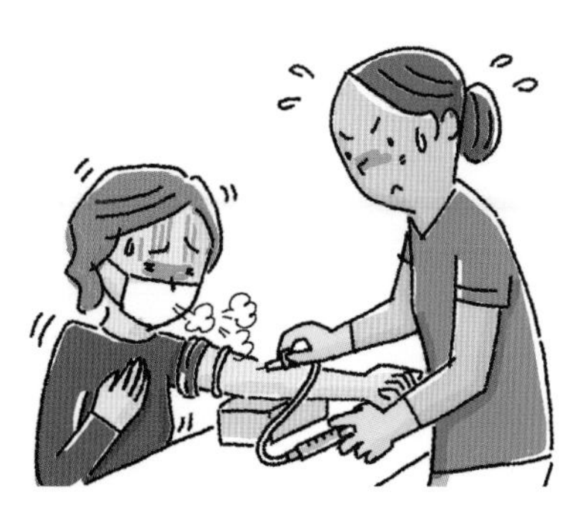

表　おもな病棟保管薬におけるワンショット静注時の投与速度に関する注意記載

1)記載なし	
アドナ(止血薬)，タチオン，グルタチオン(肝疾患治療薬)，パントール，パンテノール(ビタミン製剤)，プリンペラン(塩酸メトクロプラミド)(消化機能調整薬，制吐薬)，メチコバール，メコバラミン(ビタミン B_{12} 製剤)	
2)抽象的な記載(緩徐に，できるだけゆっくりなど)	
メイロン，重ソー(代謝性アシドーシス治療薬)	できるだけ太い静脈でゆっくり静注
強力ネオミノファーゲンシー(抗アレルギー薬)	患者状態を観察しながらできるだけ緩徐に静注
ビソルボン，ブロムヘキシン塩酸塩(去痰薬)	なるべくゆっくり静注
ブスコパン(抗コリン薬，鎮痙薬)	患者状態を観察しながら緩徐に静注
ガスター，ファモチジン(胃酸分泌抑制薬：H_2 受容体拮抗薬)	生理食塩水，ブドウ糖液 20 mL に希釈して緩徐に静注
タガメット，シメチジン(胃酸分泌抑制：H_2 受容体拮抗薬)	できるだけ緩徐に静注(急速静注により，不整脈，血圧低下をおこす報告あり。5 分かけて静注後の血圧低下は，2 分かけて投与した後と比較して小さい)
トランサミン，トラネキサム酸(止血薬：抗プラスミン)	緩徐に静注(急速な投与で悪心，胸部不快感，心悸亢進，血圧低下など)
ニコリン，シチコリン(脳循環代謝改善薬)	できるだけゆっくりと静注
3)具体的な時間の記載	
アタラックス-P(抗不安薬)	25 mg/分未満でできるだけ遅く(静脈炎，一過性溶血のおそれ)
セルシン，ホリゾン，ジアゼパム(抗不安薬)	なるべく太い静脈を選んで 2 分間以上かけて静注(急速静注で血栓性静脈炎のおそれ)
静注用キシロカイン 2%，リドカイン静注用 2%(抗不整脈薬)	1 回 50〜100 mg を 1〜2 分間で緩徐に静注
アミサリン(抗不整脈薬)	50〜100 mg/分の速度で静注
リスモダン P(抗不整脈薬)	1 回 50〜100 mg をブドウ糖液などに溶解し，5 分以上かけて緩徐に静注
ヘルベッサー，ジルチアゼム塩酸塩(抗不整脈薬，降圧薬：カルシウム拮抗薬)	10 mg を 5 mL 以上の生理食塩水などに溶解し，頻脈性不整脈には約 3 分間で，手術時の異常高血圧には約 1 分間で緩徐に静注
ワソラン，ベラパミル塩酸塩(抗不整脈薬：カルシウム拮抗薬)	1 回 5 mg を必要に応じて生理食塩水またはブドウ糖液で希釈し，5 分以上かけて徐々に静注
ソル・コーテフ(副腎皮質ホルモン製剤)	血管痛や静脈炎があらわれることがあるので，注射速度はできるだけ遅く(500 mg を超えるときには，少なくとも 10 分間以上かけて投与することが望ましい)
ソル・メドロール(副腎皮質ホルモン製剤)	高用量の急速静注(500 mg を超える用量を 10 分未満)で，心停止，循環性虚脱，不整脈等の報告あり。高用量を使用する場合は緩徐に
ネオフィリン，アミノフィリン(気管支拡張薬)	生理食塩水・ブドウ糖液で希釈して 5〜10 分かけて緩徐に。急速静注するとショック，不整脈などの副作用，過呼吸，熱感があらわれることあり
ビタメジン(ビタミン B_1・B_6・B_{12} 合剤)	糖液，生理食塩水，注射用水 20 mL に溶解し，3 分以上かけて緩徐に静注
フェジン(鉄剤)	2 分以上かけて徐々に静注
ラシックス，フロセミド(利尿薬)	静注は緩徐に，大量静注の場合には，4 mg/分以下に(大量急速静注は難聴があらわれやすい)

(各薬剤の添付文書をもとに作成)

さまざまな投与経路の注射薬，投与経路の間違いを防止

重症患者では，静脈ライン以外にも複数のチューブが挿入され，薬剤の投与経路も複数あります。ここでは，さまざまな投与経路の意味を理解し，投与経路の間違いを防止するために守るべき手順や国際的な取り組みについて学びます。

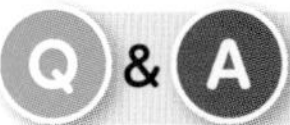

解答は 223 ページ

Q 末梢静脈ライン，中心静脈ライン，硬膜外カテーテル，胃管の 4 つのチューブが留置されている患者がいる。①〜④のなかで正しいものに○，誤っているものに×をつけなさい。

① 高カロリー輸液は，通常は中心静脈から注入するが，中心静脈ラインが閉塞して使えなくなった時は，末梢静脈から注入してもよい。(　　　)

② 胃粘膜保護の内用薬は，胃管か中心静脈ラインから注入する。(　　　)

③ がんの疼痛管理のために局所麻酔薬を注入するのは，硬膜外カテーテルである。(　　　)

④ チューブを介して薬剤を注入するときには，チューブの挿入部から全線をたどって，注入すべきチューブを確認しなければならない。(　　　)

Comment

高カロリー輸液はなぜ中心静脈から注入するのか

高カロリー輸液は，経口摂取や経腸栄養ができない患者に必要エネルギーを供給するものです。限られた水分量で必要エネルギーを確保するためには，輸液のブドウ糖濃度を高くせざるをえません。それにアミノ酸や電解質も加わるので，浸透圧は血液の 4〜7 倍高張になります。

高張の輸液を末梢静脈から投与すると，血管痛や静脈炎を引きおこしますが，中心静脈は血管壁が厚いうえに，豊富な血流によりすぐに希釈されることから，高張の輸液にも耐えられます。一般に末梢静脈が耐えられる輸液の浸透圧は，血液の浸透圧の約 3 倍までです。末梢静脈から注入できる浸透圧が最も高い輸液製剤としては，ブドウ糖濃度が 12.5％のソリタックス®-H や，アミノ酸とビタミン B_1 が加わった電解質輸液剤のビーフリード® などがあります。

高カロリー輸液，隔壁開通を忘れない

高カロリー輸液製剤は，複数種の薬液が隔壁によって区分けされている，「マルチバッグ製剤」の形をとっています。区分けが 2 つのダブルバッグ(①ブドウ糖・電解質液，②アミノ酸液)，3 つのトリプルバッグ(①ブドウ糖・電解質液，②アミノ酸，③総合ビタミン液)，4 つのクアッドバッ

グ(①ブドウ糖・電解質液，②アミノ酸，③総合ビタミン液，④微量元素液)の製剤があります。準備時には忘れずに，バッグを押して隔壁を開通させ，薬液を混和しましょう。

注射薬のさまざまな投与経路

薬剤を投与する際には，薬剤のもつ性質に応じて，必要な部位にできるだけ効果的に薬効が発揮され，かつ，そうでない部位にはできるだけ副作用が少なくてすむようにしたいと考えます。そうした目的をかなえるために，注射薬にもさまざまな投与経路があります。

たとえば，抗がん薬の投与経路には静脈内投与，動脈内投与，局所投与があります。動脈内投与や局所投与は，注入部位においてより高い薬効を期待するものです。静脈内投与よりも少量の薬剤ですみ，全身的な副作用も少なくできるメリットがあります。

動脈内投与は，がんの栄養血管に抗がん薬を直接入し，がん組織に高濃度の薬物を作用させるものです。また，局所投与としては，がん性胸膜炎やがん性腹膜炎の治療のために胸腔や腹腔に直接抗がん薬を注入するといった治療法があります。

抗がん薬の動脈内投与や局所投与は医師が行う医療行為ですが，看護師も各投与経路の意味を理解しておくことは重要です。

そのほかの局所投与としては，がん性疼痛などの厳しい疼痛に対し，脊髄硬膜外腔に留置したカテーテルから，持続注入器を使って局所麻酔薬や麻薬などを注入し，脊髄神経をブロックして鎮痛を図ることも行われています。

投与経路を間違えないために

静脈ラインから注入すべき薬剤を，腹腔や硬膜外腔に留置されたチューブ類に誤って注入しようとした新人看護師の事例が相当数あがっています。誤りの要因として，静脈ラインと同様の三方活栓が接続されていたことによる錯覚のほかに，チューブの固定部位が静脈ラインの近傍にあったり，身体の同側にあったことなどがあがっていました。こうした投与経路の間違いを防ぐためには，チューブどうしが近傍に位置したり，混線することがないように整理する必要があります。患者の左腕の静脈に挿入したチューブ類は左側に，右鎖骨下静脈から挿入した中心静脈ラインは右頭側に，というように，挿入部位に合致したチューブの整理が求められます[18]。

また，薬剤の注入にあたっては，チューブの挿入部から必ず全線をたどって確認しなければなりません。特に患者が側臥位になると，胃管と中心静脈ラインが腋下で混線することもおこります。胃管に注入する内服薬や栄養剤を，静脈ラインやそのほかのラインに誤って注入すれば，きわめて重大な事故になります。

誤接続防止のための国際規格のコネクタ導入へ

医療用チューブの誤接続による重大事故は海外でも発生していたことから，異なる分野間の相互接続を防止するコネクタに係る国際規格の制定が進められてきました。日本でも5つの分野(神経麻酔，呼吸器システム・気体移送，経腸栄養，泌尿器，四肢カフ拡張)での導入が決定され，誤接続防止を目的とした小口径コネクタ製品への切り替えが製品分野別に順次行われています。まず，神経麻酔分野(神経ブロック針，硬膜外針及びカテーテルと接続する製品など)から新規格製品が導入されました[19]。現在，経腸栄養分野でも新規格製品の導入が進んでいます。

正しく使おう三方活栓

三方活栓は，側管からの注入ルートを容易に増やすことができ，またバーの回転のみで注入ルートを変えられる簡便さもあって，臨床現場で汎用されています。しかし，バー操作のミスや忘れもよくおこっています。このセクションでは三方活栓について学びます。

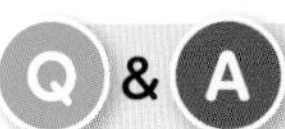

Q&A

解答は 223 ページ

Q1 3 バータイプの三方活栓において，A 液・B 液の両方を同時に患者に点滴したいときのバーの位置はどれか。

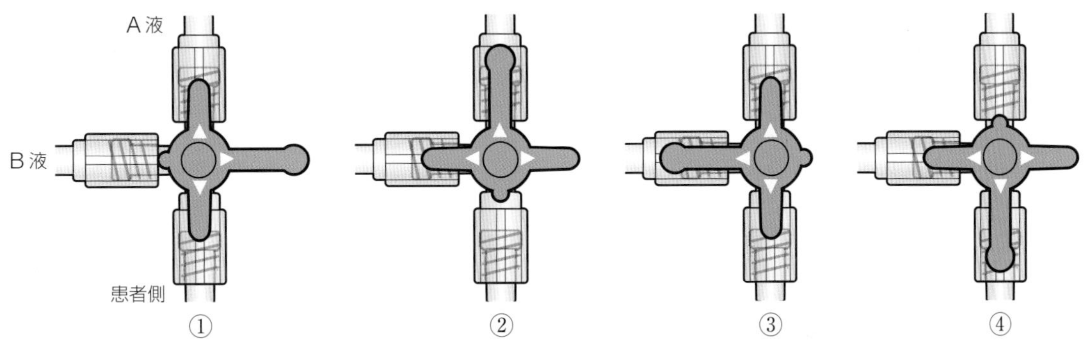

Q2 三方活栓よりも患者側のチューブ内にエアが存在する。三方活栓の側管から注射器でエアを抜くとき，三方活栓のバーの位置で正しいものをすべて選びなさい。

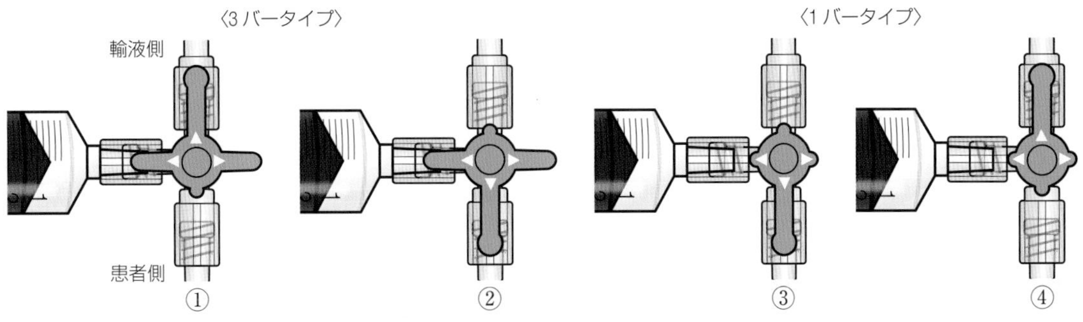

Comment

三方活栓のしくみ

三方活栓を分解すると，3方向に分岐した外筒と円柱体の内筒に分かれます(**図左**)。内筒を4分割すると，その3側面にのみ小さな孔が開いています。

三方活栓のコックには，孔の開いていない1方向にのみバーがついたもの(1バータイプ)と，孔の開いている3方向にバーのついたもの(3バータイプ)の2種類があります(**図右**)。いずれも，バーの回転で孔の開いている側面の向きが変わり，液の流れの向きが変わるしくみになっています。

家庭の水道蛇口がバーの向きで湯・水を選択する形式になっていることもあって，一瞬，バーを向けた方向に液が流れるような錯覚に陥りがちです。流れない1方向にのみバーがついた1バータイプの三方活栓では，慣れない新人看護師がバーの向きの間違いのために，輸液ラインを閉塞させた事例が多数報告されています。

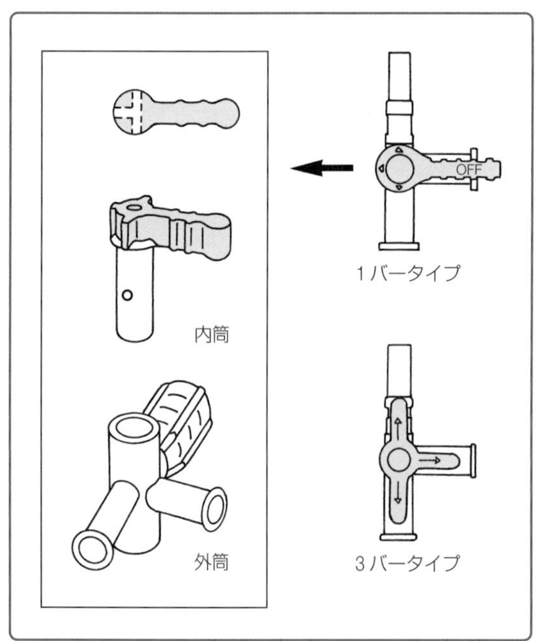

図　三方活栓のしくみ

また，2種類の三方活栓があることから，どちらか一方に慣れていたために，もう一方の三方活栓と混同するケースがあります。バーに書かれている[OFF]は，「この方向には流れない」という意味をあらわしています。液が流れる方向は「⇨」や「▷」で示されています。

三方活栓の種類

3バータイプの三方活栓は，バーが360度回転します。一方，1バータイプの三方活栓では，バーが180度しか回転しないタイプと，360度回転するタイプがあります。

180度しか回転しないタイプでは3方向のうち，1方向にバーが向かざるをえないことから，液の流れは1ルートのみです。つまり，側管から注入する際にはメイン(主管)のルートからの流れは止まっています。一方，360度回転するタイプは，バーを3方以外に向けられるので，液の流れは2ルート確保できます。つまり，メインとサイド(側管)のルートから同時点滴が可能です。

また，三方活栓にはコネクタ部分が差し込み式(ルアーテーパー)のものと，ロック式のものがあります。差し込み式の三方活栓は，ロック式のものよりも外れの危険性が大きいため注意が必要です。注口については，閉鎖式のものと開放式のものがあります。

そのほか，三方活栓が2個，あるいは3個つながったもの(多連式活栓)があります。側管からの注入が多い重症患者の治療で使われています。

三方活栓でのエア抜き，バー操作の間違い

新人看護師による三方活栓関連のヒヤリ・ハット事例のなかで，閉塞の次に多いのが，三方活栓

を使ってエア抜きをする際にバーの向きを間違えたというものです。

エアを患者の血管に入れずに輸液ラインの外に出す方法は，エアの位置が三方活栓より上流(輸液バッグ側)か下流(患者側)かによって異なります。上流にあるケースでは，患者側をOFFにし，側管に注射器をセットし，注射器側に輸液とともに空気を引くかたちになります。一方，下流にあるケースは，輸液バッグ側をOFFにし，側管に注射器をセットし，患者側のライン内の輸液とともに空気を引くかたちになります。こうした一連の操作で，慣れない新人看護師ではバーの方向を間違え，逆にエアを血管に押し込んでしまった事例が多数ありました。

ハイリスク薬液の低流量ラインの側管注の危険

便利な三方活栓からの側管注が，じつは重大な危険性をはらんでいます。それは，カテコールアミンなどの投与速度を厳守すべきハイリスク薬剤を低流量で注入しているラインの側管から，輸液や薬液などを急速に注入したために，ライン内の薬液を血管内に一気に押し込んでしまうことです。

たとえば，1時間に3 mLで注入している薬液ラインの側管から，別の薬液を20 mLワンショット静注したとします。すると，三方活栓よりも下流にあるライン内の薬液量が3 mLだとすれば，1時間で注入する予定の薬液が数十秒で注入されることになります。低流量で注入されているラインは，薬液が高濃度に調整されている可能性があるため，わずか数mLといえども過量投与になり，患者を急変させてしまうかもしれません。

投与経路として安易に三方活栓を選びがちですが，側管から速い投与速度で注入しても影響が生じない薬液のラインかを医師に確認したうえで，三方活栓の使用を考えましょう。

ポンプ使用中の三方活栓開閉忘れに注意

輸液ポンプやシリンジポンプを使用すると，三方活栓の開閉頻度が高くなり，それに伴い開閉ミスも多くなります。たとえば，輸液ポンプ使用中は気泡混入のアラーム対応などでドアを開け，輸液チューブをポンプから外す行為を何度かしなければなりません。ドアを開ける前にポンプ下流の三方活栓の閉鎖を忘れて輸液チューブをポンプから外すと，アンチフリーフロー機能を搭載していない輸液ポンプでは，一気に薬液が注入されること(フリーフロー)になります。また，輸液チューブを再セットし，ドアを閉じたあとの三方活栓の開放を忘れると，薬液が注入されないということになります。前者は，危険な薬液であれば死亡事故に発展する可能性があります。また後者も，重要薬剤の注入が止まり，急変につながる可能性があります(➡ ポンプ SECTION 3, 4)。

注射 SECTION 19

静脈穿刺時の神経損傷と静脈留置針による圧迫創傷に注意

末梢静脈穿刺時の神経損傷や，持続点滴中の静脈留置針の固定による皮膚損傷にも注意が必要です。ここではこれらのトラブル防止のための知識を学びます。

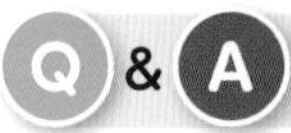

解答は 223 ページ

Q 静脈路を確保する際の注意として正しいものに○，誤っているものに×をつけなさい。

① 静脈穿刺はできるだけ静脈を怒張させ，深く穿刺したほうがよい。(　　)
② 静脈穿刺がうまくいかない場合は，針を抜いてやり直すよりも，そのまま針先を左右上下に動かして血管を探すほうがよい。(　　)
③ 静脈穿刺時には緊張させるので，痛みやしびれの有無は患者に確認しないほうがよい。(　　)
④ 静脈留置針と輸液ラインの接続部が皮膚を圧迫しないよう，皮膚の脆弱な患者にはクッションを用いる。(　　)

Comment

神経損傷をおこしやすい静脈を避ける

静脈穿刺時の神経損傷を避けるには，まず，神経損傷がおこりやすい静脈をできる限り避けることです。肘部近傍では，神経損傷の多くは正中神経や内側前腕皮神経の損傷です。尺側皮静脈の近傍には内側前腕皮神経が，深部には正中神経が走行しており，神経損傷がおこりやすくなっています(図 1)。したがって，尺側皮静脈は避け，肘正中皮静脈や橈側皮静脈を選ぶほうがよいといわれています[20]。さらに肘正中皮静脈でも，橈側皮静脈に近い部位のほうがよい[21]といわれています。

なお，手関節部の橈側皮静脈は太くて直線的であることから，静脈留置針の挿入に積極的に利用されてきましたが，手関節付近では橈骨神経浅枝が橈骨皮静脈と同じ深さで隣接して併走したり，交差して走行しているため，穿刺時の角度や深度が適切でも，橈骨神経浅枝の損傷をきたす可能性があります[20]。

痛み・しびれがあればすぐ抜針

神経損傷がおこりやすい静脈を避けても，皮静脈上や皮静脈近傍を走る細い皮神経に針先があたることは，熟練者でも完全には避けられません。神経にあたっていないかを確認する手段は，穿刺時の患者の電撃痛やしびれの訴えに頼るしかありません。患者はがまんしていることもありますので，念のため穿刺時に「ビリッときたり，しびれたりしませんか」と患者に聞きましょう。「ビリッときた」やしびれの訴えがあれば，すみやかに抜針しましょう。

抜針後も続く痛みを放置しない

穿刺針が皮静脈近傍の皮神経に接触したことに

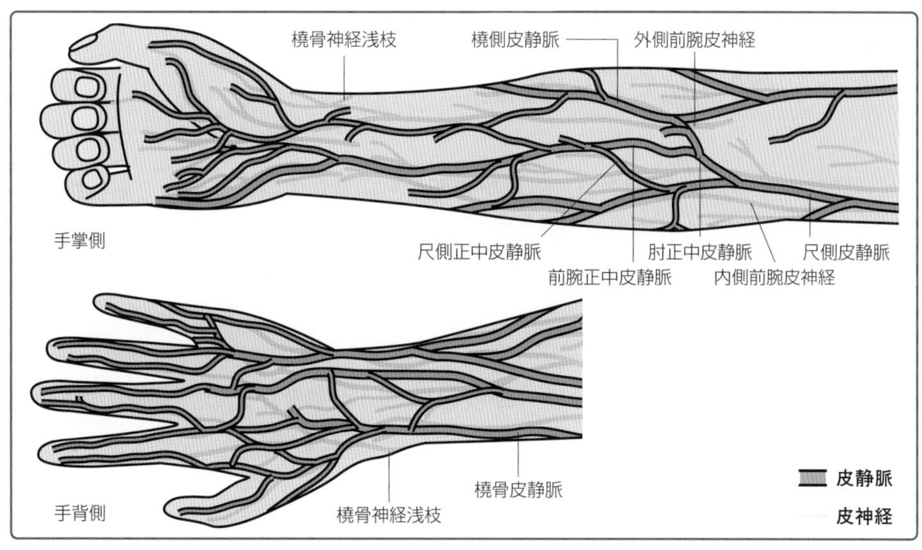

図1　右上肢のおもな皮静脈と皮神経

よる電撃痛やしびれ感は，通常一時的で，抜針後は次第に軽減・消失します。しかし，痛みが継続あるいは増強したり，刺入部以外の前腕部や手にまで広がってきたときは，すみやかに医師に報告し，診察を求めましょう。治療が遅れて，神経障害性疼痛が長く続いたケースがあります。

重大な神経損傷事例から学ぶ

重大な神経損傷で訴訟になった事例を検討した研究[22]によると，電撃痛があったにもかかわらず抜針しなかったこと，一度の穿刺で血管に挿入できなかったときに血管を探すために針先を動かしたことなどが神経損傷を増強させていること，また，手関節や手背部では回復が遅いことなどがわかっています。静脈穿刺の際は，血管をしっかり怒張させ深く穿刺しないこと，けっして無理な刺入をしないこと，痛みやしびれなどの訴えがあるときはすぐに針を抜くこと，そして針を刺し替えるときは同一部位を避けることなどが大切です。難しい場合には，自身でやりとげることにこだわらず，先輩看護師に代わってもらいましょう。

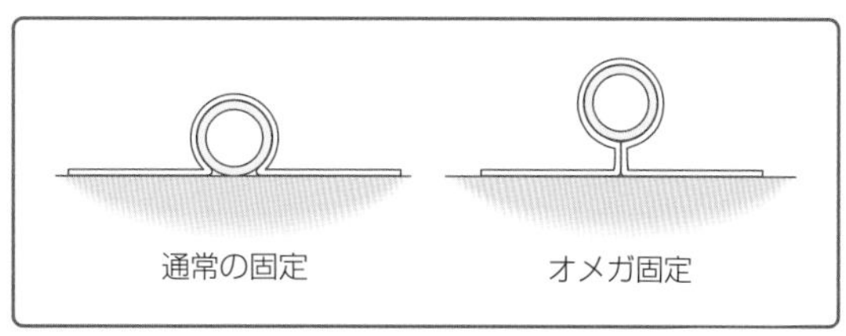

図2　チューブの固定方法

静脈留置針の固定による圧迫に伴う皮膚創傷に注意

持続点滴中の静脈留置針や輸液チューブの固定による圧迫が原因で，水疱や潰瘍などの皮膚創傷をおこすことがあります。「医療関連機器圧迫創傷(Medical Device Related Pressure Ulcer：MDRPU)」[23]の１つです。特に注意すべきは，静脈留置針と輸液チューブの接続部の固定です。固定はオメガ固定(図2)とし，高齢者など脆弱な皮膚の患者にはクッションなどの皮膚保護材を使用します。固定部の定期的なチェックも必要です。

中心静脈ラインの接続部の外れで大出血

深夜に中心静脈ラインの接続部が外れ，外れた箇所から血液が大量に流出した事故がおこっています。ここでは，中心静脈ラインの接続部の外れの危険性について学びます。

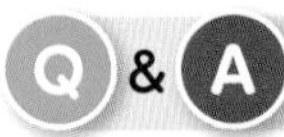

解答は 223 ページ

Q1 中心静脈カテーテルから高カロリー輸液をしている患者がいる。深夜の中心静脈ラインの観察のあり方で適切と思われるものに○をつけなさい。

① 夜間は点滴の滴下がよければ問題はないので，患者の安眠を妨げないように，寝具に隠れている接続部はチェックしなくてもよい。

② 滴下状況はよくても体動の激しい患者だけは，接続部の外れ・ゆるみが生じていないか，寝具に隠れている接続部も定期的にチェックする。

③ 滴下状況はよくても，患者の体動の有無にかかわらず，接続部の外れ・ゆるみが生じていないか，寝具に隠れている接続部も定期的にチェックする。

Q2 鎖骨下から挿入されている中心静脈ラインの接続部が外れていた。①～③で，最も重大な出血につながるものはどれか。その理由も書きなさい。

① 断端が身体上にある

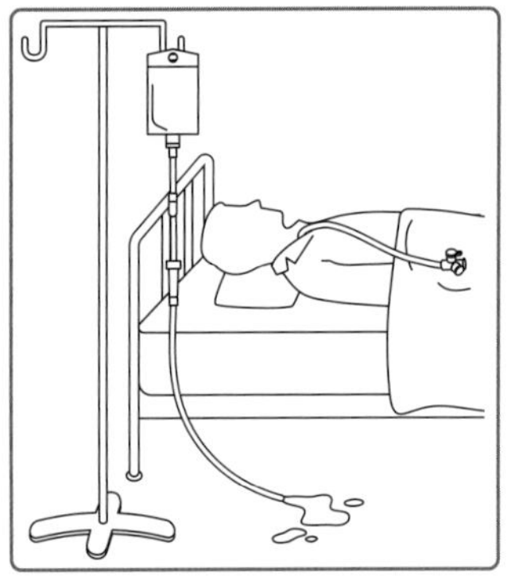

② 断端がベッド上にある

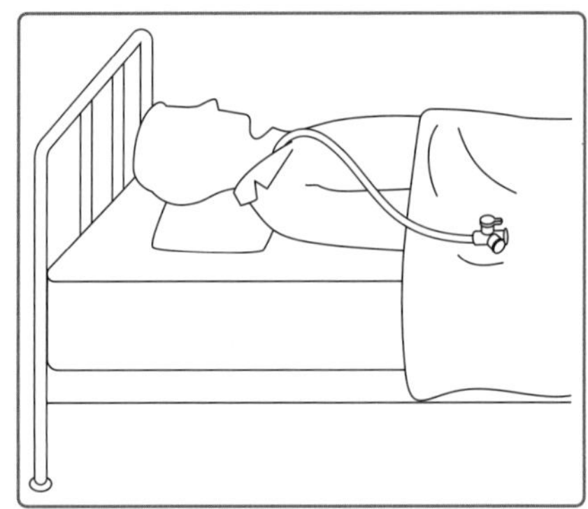

③ 断端が床に垂れ下がっている

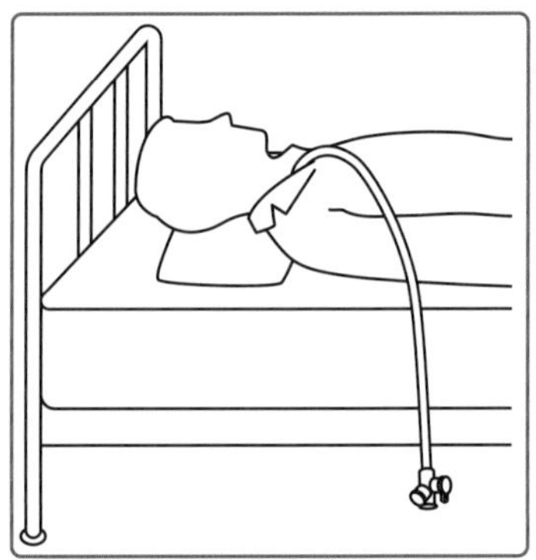

（　　）理由 ＿＿＿＿＿＿＿＿＿＿＿＿＿＿＿＿＿＿＿＿

Comment

深夜の中心静脈ライン，接続部の外れに注意！

末梢静脈からの静脈路確保が困難な高齢患者の増加や，薬剤を24時間持続投与しなければならない患者の増加などから，中心静脈カテーテルを留置している患者が増えています。接続部の外れやゆるみがないか，定期的にチェックすることは，中心静脈ラインでは特に重要です。

夜間になんらかの理由で中心静脈ラインが閉塞して使用できなくなると，再挿入のために患者や当直医に負担をかけることになります。そのため，夜勤の看護師は点滴の滴下状況に最も注意をはらいます。指示どおりの投与速度で良好に滴下できていると，ほっとするものです。しかし，この夜勤看護師の心理が，逆に重大な落とし穴になることがあります。滴下のみに関心をもつと，接続部の外れに対する注意が低下します。接続部が外れている場合には，滴下はむしろきわめて良好です。また，体動が激しい患者には注意を向けますが，逆に体動が乏しい患者では，せっかくの安眠を妨げたくないという配慮もあって，寝具に隠れている接続部のチェックを怠ってしまいやすく，注意が必要です。

接続部の外れの原因は

過去の事例から中心静脈ラインの接続部の外れの要因や発生状況を整理すると，次の5つがありました。

● 接続部の自然なゆるみによる外れ

接続部は差し込み式やロック式で接続されていますが，そこに自然なゆるみが生じて外れるものです。特に差し込み式の三方活栓部の外れが最も多いです。そのほか，留置カテーテルと輸液チューブの接続部，延長チューブとの接続部，輸液バッグへの輸液セットの刺入部など，三方活栓部以外の接続部でも外れがおこっています。

● ラインの内圧亢進による接続部の外れ

輸液ポンプを使用している状況で，三方活栓の開放忘れや輸液ラインの屈曲，患者の敷き込みなどによってラインに閉塞がおこると，閉塞部に向かって内圧が高まります。この内圧の亢進によって接続部の外れがおこりやすくなります。

● 処置後の接続の甘さによる外れ

三方活栓から側管注をした際にゆるみが生じて外れることがあります。また，輸液ラインを交換した際に，三方活栓部がきちんと接続されていなかったためにおこったものもありました。

● 看護師による体動で接続部の外れ

看護師による体位変換，ギャッジアップ，移乗・移動の際に，輸液ラインに不用意な力がかかって接続部が外れたり，ゆるみが生じてのちの外れにつながっています。患者の身体を動かす前とあとに，必ず接続部をチェックしましょう。

● 患者の自力行動により力がかかって外れ

患者が座位や立位になったり，ポータブルトイレへ移乗する際に，輸液ラインに力がかかって接続部が外れています。患者のベッドサイドでの動きの範囲に応じて，ラインにゆとりをもたせるとともに，患者にも自力行動時におこりうるライントラブルを説明し，注意を促しておきましょう。

以上のように，接続部の外れの要因や状況はさまざまです。重要なことは，「つないだものは外れない」のではなく，「つないだからには外れる」という危険認識をもって，外れにつながるゆるみがないか定期的に接続部を確認しましょう。

こうした接続部の外れで最も多い三方活栓部の

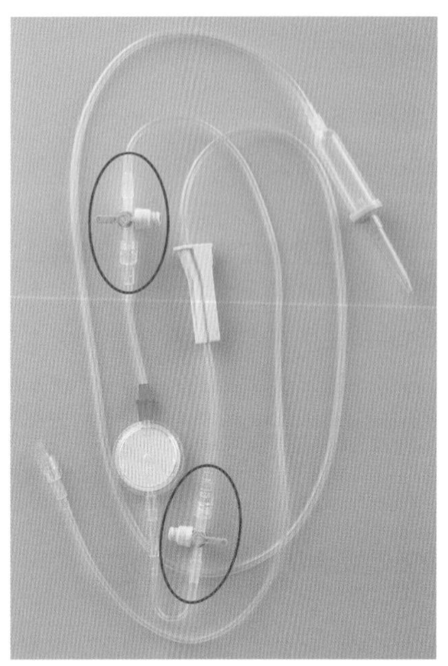

図1　三方活栓を一体化した輸液セット

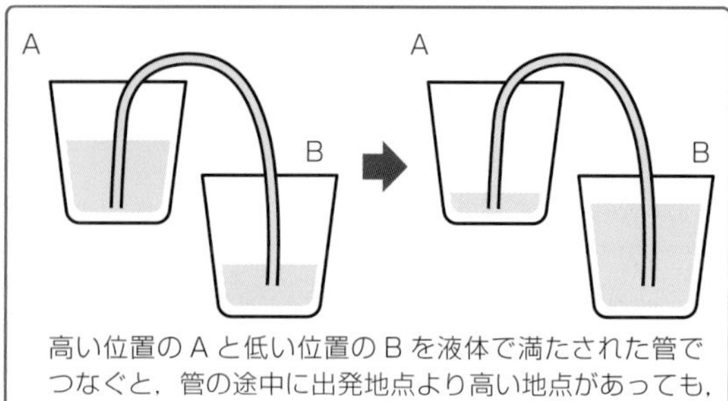

図2　サイフォンの原理

外れに対しては，三方活栓と輸液ラインを一体化して接続部をなくした輸液セットが有用で，現在多くの病院で使用されています(図1)。

中心静脈ライン接続部の外れから大出血！

夜間に中心静脈ラインの三方活栓部が外れて，外れた箇所から血液が大量に流出して出血性ショックで患者が死亡した事故がおこっています。なぜ血液の大量流出がおこったのでしょうか。

全身の静脈血は，最終的に上大静脈と下大静脈という2つの大静脈に集められて右心房に戻ってきます。中心静脈とは，この2つの大静脈が胸腔に入った部分をいいます。当然，血流は豊富です。通常，中心静脈圧は5 cmH_2O 前後ですが，心不全の患者では15 cmH_2O 以上にもなります。この静脈圧に，中心静脈の位置と外れたチューブの断端の位置の落差が加わったものが血液の流出圧となります。これは中学校で習ったサイフォンの原理(図2)と同じです。もし，外れた輸液ラインの断端がベッドの下に垂れ下がれば，短時間に大出血をきたします。睡眠中の患者は気づかないうちに出血性ショックに陥ります。発見が遅れると死亡事故となります。

点滴筒で滴下状態をチェックするのを中心静脈ライン側と反対側のベッドサイドから行っていると，中心静脈ラインの断端がベッドわきに垂れていても気づけません。必ず，中心静脈ライン側のベッドサイドに行って，輸液ライン全線をチェックしましょう。

点滴中の皮下もれによる組織傷害に注意

末梢静脈から点滴やワンショット静注中に，薬液の血管外漏出(皮下もれ)がおこることがあります。もれた薬剤によっては重大な組織傷害がおこることがあります。ここでは，皮下もれによる組織傷害の防止について学びます。

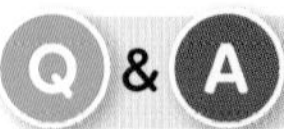

Q&A

解答は 223 ページ

Q1 末梢静脈からの点滴中におこる注射薬の皮下もれによって生じる組織傷害(壊死や炎症)に関して，正しいものに○をつけなさい。

① 皮下もれで組織傷害おこす危険がある注射薬は，添付文書の「適用上の注意」に記載されている。

② 輸液ポンプによる点滴は皮下もれがおこればアラームで教えてくれるので，自然落下の点滴よりも安心できる。

③ 抗がん薬の点滴では，特に皮下もれに注意して刺入部位の観察をしなければならない。

④ カテコールアミン系強心・昇圧薬は，皮下もれによる組織傷害に注意しなければならない。

Q2 以下のうち，末梢静脈からの点滴で皮下もれの発見が遅れやすい患者に○をつけなさい。

① 全身麻酔下で手術中の患者　② 認知症の患者
③ 乳幼児　④ 末梢神経障害をもつ糖尿病患者

Comment

皮下もれで組織傷害を引きおこす薬剤

皮下もれによって組織傷害を引きおこす薬剤としては，抗がん薬(特に起壊死性抗がん薬)，カテコールアミン，強アルカリ性薬剤，タンパク質分解酵素阻害薬などが代表的ですが，ほかにも多数あります(表)。このなかで日常的に使用される薬剤と，勤務している病棟の診療科に関連する薬剤は記憶しておき，末梢静脈から薬液を注入する際には刺入部の観察を怠らないようにしましょう。

皮下もれで組織傷害の危険性がある薬剤は，これまで述べてきたように添付文書の【7. 用法・用量に関する使用上の注意】や，【14. 適用上の注意】に記載されています(➡ 注射 SECTION 5)。そのほか，医薬品の情報を集めた書籍でも同様に記載されています。

そういった情報を見る余裕がないときには，注射薬のアンプルやバイアルのラベルに記載されている投与方法が参考になります。投与方法が静注

表　皮下もれにより組織傷害をおこす注射薬(危険性が高いものも含む)

①**抗がん薬(起壊死性抗がん薬，炎症性抗がん薬)**
②**抗てんかん薬**
・フェニトインナトリウム(アレビアチン)
③**タンパク質分解酵素阻害薬**
・ガベキサートメシル酸塩(エフオーワイなど)
・ナファモスタットメシル酸塩(フサン，ナファモスタットなど)
④**カテコールアミン系強心・昇圧薬**
・ドパミン塩酸塩(イノバンなど)
・ドブタミン塩酸塩(ドブトレックスなど)
・ノルアドレナリン(ノルアドリナリン)
・アドレナリン(ボスミンなど)
⑤**β遮断薬**
・エスモロール塩酸塩(ブレビブロック)
⑥**カルシウム拮抗薬**
・ニカルジピン塩酸塩(ペルジピン)
⑦**抗不整脈薬**
・ニフェカラント塩酸塩(シンビット)
⑧**カルシウム製剤**
・塩化カルシウム水和物
・グルコン酸カルシウム水和物(カルチコール)
⑨**鉄欠乏性貧血治療薬**(フェジン，フェインジェクト，モノヴァー)
⑩**アシドーシス治療薬**
・炭酸水素ナトリウム(メイロンなど)
・合剤(サム)
⑪**抗菌薬**(塩酸バンコマイシン)
⑫**抗ヘルペスウイルス薬**
・アシクロビル(ゾビラックス)
⑬**全身麻酔薬**
・プロポフォール(ディプリバン)
・チアラールナトリウム(イソゾール，チトゾール)
⑭**悪性高熱症・悪性症候群治療薬**(ダントリウム)
⑮**肺動脈性肺高血圧症治療薬**(フローラン)
⑯**下垂体検査薬**(アルギニン)
⑰**末梢静脈用糖・アミノ酸・電解質液**(ツインパル)
⑱**末梢静脈用糖・アミノ酸・電解質・ビタミン液**(パレセーフ，ビーフリード，パレプラス)
⑲**末梢静脈用糖・アミノ酸・脂肪・電解質・ビタミン液**(エネフリード)
⑳**脂肪乳剤**(イントラリポス)
㉑**免疫グロブリン製剤**＊(献血ポリグロビンN，献血ヴェノグロブリンIH，献血グロベニン-I)

＊　乳児で皮膚潰瘍，皮膚壊死の報告あり。
(　)は商品名の例。
(髙久史麿ほか監修：治療薬マニュアル2023．医学書院，2023をもとに作成)

(点滴静注，ワンショット静注)のみの薬剤は，なんらかの刺激性があって皮下注や筋注ができない可能性が考えられ，おおまかですが1つの目安になります。それらの薬剤は皮下もれにも注意しておくとよいでしょう。

薬剤の皮下もれによる組織傷害

抗がん薬の皮下もれは組織傷害レベルによって，起壊死性，炎症性，その他(非炎症性，軽起炎性など)に分けられます。起壊死性抗がん薬は少量の漏出でも皮膚壊死，潰瘍形成がおこります。炎症性抗がん薬は局所炎症をきたしますが，少量の漏出であれば皮膚壊死や潰瘍形成などには至りません。しかし，発見が遅れて大量にもれれば，炎症は強くなり，組織傷害も強くなります。そのほかの抗がん薬は多少もれても強い炎症は生じにくいといわれていますが，油断できません。したがって，個々の抗がん薬の名称を記憶するより，投与方法が点滴や静注のみに限定されている抗がん薬はすべて危険と理解しておけばよいでしょう。

組織傷害の理由として，pHも重要です。注射液のpHが3.5〜9.5の範囲を超えると局所への刺激作用で疼痛をきたすといわれています。血液にはpH緩衝作用があるので，静脈内に投与するのであれば，注射液のpHはほとんど問題にはなりません[24)]が，皮下もれをおこすと組織傷害をきたします。その代表的な薬剤として，抗てんかん薬のアレビアチン®があります。アレビアチン®はpH 12の強アルカリ性薬剤です。

また，皮下の血管を収縮させて虚血による組織傷害をおこすものがあります。血管収縮作用をもつ薬剤で，代表的なものはアドレナリン，ノルアドレナリン，ドパミン塩酸塩などのカテコールアミンです(➡注射 SECTION 13)。そのほか，特異的な組織傷害として，膵炎やDICの患者に使われるガベキサートメシル酸塩やナファモスタットメシル酸塩などのタンパク質分解酵素阻害薬があります。血管内皮の傷害は薬液濃度に依存しますので，高い濃度で注入すると血管内皮細胞を傷害し，注入血管に沿って静脈炎をおこし，もれると壊死をおこすことがあります。したがって，点滴に際しては，なるべく太い静脈(中心静脈からが望ましい)を選ばなければなりません。ガベキサートメシル酸塩は，末梢静脈から注入するときは，薄い濃度(0.2%以下)に調整するよう添付文書に記載されています。

輸液ポンプの使用，痛みを訴えられない・感じにくい患者は要注意

輸液ポンプでの注入は圧力による強制注入であるために，皮下もれがおこれば自然落下の点滴よりもはるかに大量のもれになります。したがって，表にあげた組織傷害性の薬剤に輸液ポンプを使って点滴するときには，中心静脈から注入するほうが無難です。皮下もれがおこってもポンプのアラームは鳴りませんので，末梢静脈から点滴するのであれば，頻回に訪室して刺入部を観察しなければなりません。

また，自ら痛みを訴えられない乳幼児や意識障害，コミュニケーション障害の患者，麻酔中の患者，また，糖尿病などで末梢神経障害のある患者，感覚障害のある患者や疼痛に対する認知が低下している認知症患者においても皮下もれの発見が遅れますので，見えにくい不透明なテープや包帯で刺入部を固定せず，観察が頻回にできるようにしておきましょう。

抗がん薬の皮下もれを防止するために

最も重大な組織傷害をきたす起壊死性の抗がん薬の静注や点滴にあたっては，特に注意が必要です。刺入する静脈はできるだけ前腕の太い静脈を選び，固定しにくく可動性のある関節部や，神経や腱が走行している手背部は避けるべきです。また，採血部位の末梢側よりも中枢側を選びましょう。特に乳がん患者などで腋窩リンパ節を郭清している側の上肢や，放射線治療を受けている側の上肢の静脈は避けたほうがよいといわれています[25)]。

固定は，針先がぐらついて血管壁を傷つけないようにしますが，皮下もれの有無を確認できるように刺入部が見えるようにしておくことも重要です。

漏出のサインとして，注射部位の疼痛，腫脹，発赤などの自・他覚所見が重要ですが，薬液の濃度が薄いとすぐに痛みが出現しないこともありますので，滴下速度が遅くなっていないか，点滴ラインへの血液の逆流があるかを定期的にチェックする必要があります。患者にも皮下もれの危険性と，もれ防止の注意を説明しておきましょう。

点滴終了時には，留置針の抜針時の薬液のもれを防ぐために，生理食塩水で点滴ライン内の抗がん薬を洗い流したのちに抜針し，圧迫止血を十分に行います[25)]。

また，万一もれを発見したらすぐに止めて，抜針せずに注射器でできるだけ薬液を吸い出すとともに，すみやかに医師に報告し，処置の指示を求めましょう。

自然落下の点滴の遅れ，滴下を速める行為にひそむ危険

自然落下の持続点滴では，滴下速度は患者の肢位・体位によって変化し，医師の指示どおりの投与速度を夜間一定に保つのは容易なことではありません。遅れを発見すると，新人看護師は，なんとか遅れを取り戻そうと，滴下を速める行動をとりがちです。ここでは，そういった帳尻合わせの行為の危険を学びます。

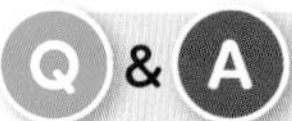

解答は 223 ページ

Q　深夜帯の勤務で，前腕の静脈から持続点滴を行っている患者の滴下が予定よりもかなり遅れているのを発見した。看護師の対応で正しいものに○をつけなさい。

① 決められた時刻に点滴を更新することが最も重要なので，予定どおりに点滴が終了するよう滴下速度を速める。

② 夜間に滴下が遅れるのは仕方ないので，そのまま様子をみる。

③ 点滴が遅れた原因として，肢位・体位の変化や点滴のラインや刺入部の状態をまずチェックし，遅れの原因があればそれを修正する。

④ 体位・肢位の変化による点滴の遅れに対応して滴下を速めようとする場合は，点滴の内容や患者の心・腎機能を考慮して滴下を調整する。調整後には速まりすぎていないかをこまめにチェックする。

Comment

自然落下と輸液ポンプ使用の点滴の使い分け

点滴の滴下速度(投与速度)の設定は，高低差(落差)による自然落下をクレンメで調節するものと，輸液ポンプを使うものがあります。自然落下による滴下速度は，患者の体位・肢位によって変動するため，定速を維持するのは困難です。したがって，混注されている薬剤の用法上，定速で注入しなければならない場合には，流量を制御する輸液ポンプを用います。医師から持続点滴の指示を受ける際に，投与速度の変動がおこりうる自然落下の点滴でよいのか，投与速度を守るために輸液ポンプを使用すべきか否かについて尋ねておきましょう。

体位・肢位によって変わる自然落下の点滴の滴下速度

自然落下では，点滴バッグと留置針の刺入部位との高低差が滴下速度に影響を与えます。点滴バッグの位置が同じであれば，患者が立位のとき

に高低差は最も小さく，座位，臥位の順で高低差は大きくなります。つまり，立位ではクレンメの開き具合が同じでも，滴下が最も遅くなります。また，肢位では，関節の屈曲により静脈還流がわるくなったり，上肢の外旋・内旋により留置針が静脈壁にあたったりすると，滴下速度が遅くなることがあります。したがって，点滴開始時には患者が最も自然な体位・肢位で滴下調整をする必要があります。

自然落下の点滴，夜間の滴下速度の遅れ

覚醒している日中であれば，患者も点滴ラインに気をつかってくれますが，睡眠中までは期待できません。人は睡眠中に数十回の寝返りを打ち，肢位・体位は相当変化することがわかっています。日勤帯で適切に滴下速度を合わせていても，睡眠中の体位・肢位の変化や点滴ラインの屈曲や圧迫などで，滴下の遅れが出やすいものです。つまり，自然落下の持続点滴の滴下速度を夜間一定に維持することは，新人看護師でなくても難しいものです。大切なのは，遅れを想定した観察ができるか，遅れに対処する際に適切な判断ができるかです。

まずは滴下の遅れの原因を確認

点滴の滴下遅れに遭遇した際に，新人看護師は短絡的に「速めて遅れを取り戻そう」と考えがちです。しかし，その前に「なぜ遅れが生じたのか」を考えることが大切です。遅れの原因は，肢位・体位の変化のほかにもあります。たとえば，点滴ラインが屈曲している，あるいは，患者がラインを敷き込んでいるかもしれません。三方活栓のバーが斜めに向いているかもしれません。また，針先が静脈壁に接触しているかもしれません。留置針が抜けかけているかもしれません。点滴ラインの全線をチェックし，遅れになんらかの原因がみつかれば，その原因に対処することが先決です。

滴下速度を上げる前に考えること

持続点滴は「○時に次の点滴へ更新」と，スケジュールが決まっている場合がほとんどです。そこで，滴下が遅れてかなりの残量のある点滴を発見すると，残量を更新予定までの残り時間で投与してしまおうと考えがちです。つまり，一種の帳尻合わせをしたくなるものです。しかし，その前に「速めてもよい点滴なのか」「速めてもよい患者か」を必ず考えてください。

薬剤が混注されていない維持輸液剤のみのケースであっても，高齢患者や心・腎機能が低下している患者への投与速度を速めすぎると，負荷がかかり心不全をおこすかもしれません。また，輸液中のK^+が高速で注入されることの危険(➡ 注射 SECTION 12)があったり，ブドウ糖濃度が高い高カロリー輸液では血糖値の上昇につながりかねません。一方，輸液に薬剤が混注されている場合は，血中濃度の上昇により重大な副作用が生じる危険性があります。

滴下遅れに不適切な対応をしないために

滴下遅れへの対応では，遅れが肢位・体位の変化によると考えられたら，再び肢位・体位が元に戻ったときのことを想定し，あまり調節幅を大きくしないことです。点滴の残量が少なければなおさらです。肢位・体位の戻りで滴下が速まり，気づいたときにはすでに点滴が終了し，中心静脈カテーテルが閉塞していたという事例が非常に多く報告されています。調節後は調節幅と残量を念頭に入れて，適当な時間にタイマーをセットしておき，こまめに滴下の状態をチェックしましょう。

輸液ポンプを正しく取り扱う

輸液ポンプは，今日の急性期の医療現場になくてはならない医療機器です。設定した流量を定常的に維持してくれる便利な機器ですが，操作の間違いや不十分な観察により重大事故がおこることがあります。ここでは輸液ポンプについて学びます。

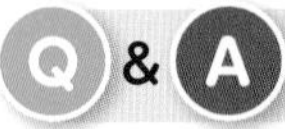

解答は223ページ

Q ● 輸液ポンプ(フィンガー方式・流量制御型)を使用して薬液の点滴を行うにあたり，正しいと思われるものに○をつけなさい。

① 使用する輸液セットはどのメーカーのものでもよい。
② アンチフリーフロー機能つき輸液ポンプには，専用のアンチフリーフロークリップがついた輸液セットを使用しなければならない。
③ プライミングした輸液チューブをポンプにセットしたあと，ポンプのドアが閉まりにくくても問題ない。
④ 流量設定では，桁違い入力や流量と予定量を取り違えての入力をしないように注意する。
⑤ 薬液やポンプを変更するときには，前回の流量をクリアし忘れることがあるため，注意が必要である。
⑥ 開始ボタンを押したあと，念のため点滴筒で滴下していることを目視で確認する。
⑦ 末梢静脈からの点滴中の皮下もれも輸液ポンプのアラームで教えてくれる。

Comment

輸液ポンプの送液のしくみ

汎用されているペリスタルティックフィンガー方式，流量制御型の輸液ポンプは，蠕動運動のように，フィンガーを前後に動かしながら上から下に輸液チューブをしごいて，薬液を押し出すことで送液します(図)。マイクロコンピューターがフィンガーの動きを制御することで設定流量を得られるしくみです。したがって，正しく送液するには，輸液チューブがフィンガー部を含む所定の部位に適切にセットされなければなりません。

輸液ポンプの安全機構

フィンガー部の上下には，チューブ内の気泡を超音波で感知する気泡検出部とチューブ内径の変化から閉塞を感知する閉塞検出部があります。

閉塞検出部は，ポンプより下流のチューブの閉塞を感知するため，フィンガー部の下に1か所ありましたが，近年の機種のなかには，ポンプより上流のチューブ閉塞も感知できるよう，フィンガーの上・下部の2か所に閉塞検出部を設けているポンプもあります。

フィンガー部のさらに下方には，ドアを開くと自動的にチューブをクランプする「チューブクラ

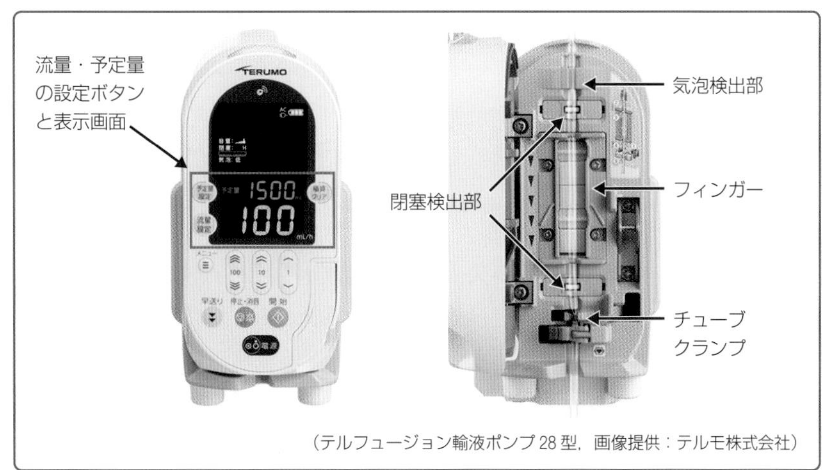

図　輸液ポンプの構造と各部の名称

ンプ機構」があります。輸液ポンプ使用中はクレンメは開放されてチューブは全開状態ですので，不用意にクレンメを閉じずにドアを開けてしまうと，一気に薬液が注入(フリーフロー)される危険性があります。これを防止するしくみが「チューブクランプ機構」です。

しかし，輸液ラインをポンプから外してしまうと，「チューブクランプ機構」では，フリーフローを防ぐことができません。実際，アラーム対応などで，ついクレンメを閉じずに輸液ラインをポンプから外して，フリーフローとなった事故が2000年代まで相次ぎました。こうした事故を受けて，輸液ラインをポンプから外してもフリーフローを防止できるアンチフリーフロー(AFF)機能を備えたポンプが開発されました。AFF機能を有する輸液ポンプでは，AFFのためのしくみ(AFF機構)が「チューブクランプ機構」の下部に設けられています(➡ ポンプ SECTION 3)。

輸液セットはメーカー指定のものを必ず使用

輸液セットは輸液ポンプメーカー指定のものを使用しなければなりません。その理由は，チューブの太さ(内径)とチューブの特性(弾性・剛性)によって，送液量が変わるからです。また，閉塞を検出するセンサーも，閉塞によるチューブ内圧上昇をチューブの内径の変化から感知するしくみになっており，チューブの特性が変われば感度も変わるからです。

なお，アンチフリーフロー機能をもつ輸液ポンプは，専用のアンチフリーフロークリップがついた輸液セットを使用します。

ポンプに輸液チューブを適切にセット

プライミングした輸液チューブをチューブガイド，フィンガー部，気泡・閉塞検出部，チューブクランプ部に，まっすぐ浮き上がらないように装着します。ただ，まっすぐにしようと強く引っ張りすぎるのは厳禁です。使用中のチューブを再セットするときは，連続使用によりチューブの折れやつぶれがないかを確認します。セットするチューブの位置を適宜ずらすことも必要です。

セット後にドアが閉まりにくい場合は，適切なセットになっていない可能性が高いため，無理に閉めずに再確認します。

チューブを上下逆にセットした事例が報告されています。いったんポンプを外していた患者に再セットするときにおこっていました。チューブをポンプの下部から上部に向かって装着するときに，錯覚でまれにこうした間違いがおこる可能性があります。上下逆に装着すると，ポンプにより逆血し，凝血で輸液ラインが閉塞してしまいます。

流量設定を間違えない，忘れない

流量設定での間違いで多いのは，桁間違い入力(例：25 mL → 250 mL など)と，流量と予定量の取り違え入力です。

教訓的な事例として，アラーム対応で，停止・消音スイッチを押してドアを開けて対応したあとに，流量が 15 mL/時から 115 mL/時に変わっていたという事例がありました。アラーム対応中に左手でポンプを支えて操作した際に，無意識に左母指で百の桁のキーに触れたと分析されています[1)]。ポンプを操作したときはベッドサイドを離れる前に，必ず流量を確認しましょう。

流量設定の忘れがおこりやすい状況は，急に薬液やポンプを変更したときです。流量を入力し直すことを忘れ，変更前の薬液やポンプで設定されていた流量のままで送液されたというものです。変更時は電源を切って，前の流量・予定量のデータを消して再設定する習慣をもつことが大切です。

輸液ポンプへの衝撃や薬液付着

輸液ポンプは精密機器ですので，衝撃は禁物です。取り付けている輸液スタンドが転倒したり，患者が輸液スタンドとともにトイレに行き，ポンプを壁やドアにぶつけたりしたときは，外観に問題がなくても，流量精度や警報機能に異常をきたす可能性があるため，メーカーは使用を中止することを求めています。

また，もれた薬液のポンプへの付着も要注意です。点滴更新時などに，抜いたびん針から薬液がもれてポンプ内に付着することがあります。すぐに拭き取らなければ，固着して故障の原因となります。点滴からポンプまでのチューブをたるませておくと，もれた薬液がチューブ途中で落下し，機器に付着するのを防ぐことができます[2)]。

輸液ポンプと自然落下の点滴の並行実施の危険

輸液ポンプの点滴と自然落下の点滴を，どちらかの側管から合流させて実施することがあります。こうした輸液ポンプと自然落下の点滴の並行実施はポンプの機能を損なう危険があります。たとえば，合流部位より下流で閉塞がおこったとき，ポンプの点滴は，合流している自然落下の点滴チューブを逆流してゆくため，閉塞アラームは鳴りません。また，自然落下の点滴が速く終了した場合に，ライン内に生じた気泡を合流部で巻き込むとポンプが正常に送液できなくなります。そのため，ポンプの添付文書には「ポンプと自然落下の点滴を並行して使用しない」と記載されています。

末梢静脈からポンプで点滴中の皮下もれに注意

設定流量で強制的に送液する輸液ポンプは，薬液が皮下にもれたとしても送液を維持しようとします。自然落下の点滴では，皮下にもれると滴下不良となり，やがて滴下は止まります。しかし，輸液ポンプは送液を続け，送液が困難になったところで閉塞アラームが発せられます。つまり，自然落下の点滴よりもはるかに重度のもれに発展します。皮下もれによる痛みを訴えられない乳幼児，麻酔中や意識障害の患者，認知症の患者，痛みを感じにくい末梢神経障害のある糖尿病の患者では発見が遅れやすいため，注意が必要です。また，皮下にもれると組織傷害をおこす薬剤(➡ 注射 SECTION 21 の表)を点滴する際も要注意です。刺入部の定期的な観察を必ず行い，判断力のある患者にはその危険性を説明して，刺入部の痛みなどがあればすぐにコールするよう伝えておきましょう。

シリンジポンプ事故の防止

シリンジポンプは輸液ポンプよりも微量の流量設定が可能で，流量精度も高いことから，より厳密な速度管理が必要な場合に用いられます。そのため，一般病棟よりもICUなどで汎用されています。ここではシリンジポンプの事故防止について学びます。

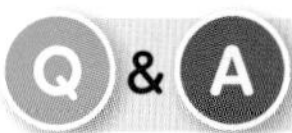

解答は 223 ページ

Q 図のように薬液を満たしたシリンジをシリンジポンプにセットした。問題のある箇所に○をつけ，その理由を述べなさい。

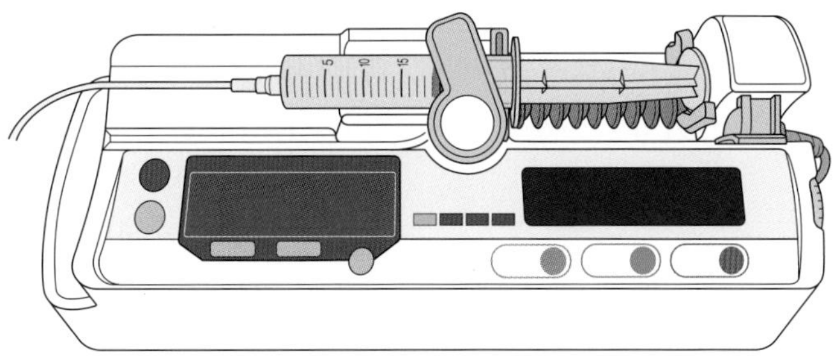

Comment

シリンジポンプの送液のしくみ，輸液ポンプとの違い

シリンジポンプの送液のしくみは輸液ポンプと基本的には同じですが，スライダーがシリンジの押し子を押すことによって，設定された送液量を得るしくみです。

シリンジポンプは輸液ポンプよりも流量誤差が小さく，かつ微量の送液が可能ですので，より厳密な投与量・投与速度の管理が必要な薬剤の投与に用いられます。

シリンジはメーカー指定のもので，薬液量に適した容量のものを選びます。シリンジの包装に記載された容量以上の薬液を満たすと，送液精度の低下や押し子が正しくセットされずに警報が機能しないなどのトラブルの原因になることがあります[3)]。

正しい送液は正しいシリンジの装着から

スライダーがシリンジの押し子を押すことによって送液するしくみですので，スライダーと押し子が密着していることと，シリンジが固定されていることが必要です。したがって，シリンジポンプへのシリンジの装着は，まずシリンジのフランジ(つば)をスリットに入れて固定し，押し子をスライダーのフックで保持し，シリンジの筒をクランプして固定します。

正しく装着されていないときは，液晶表示部に表示が出てアラームが鳴ります。シリンジが正しく装着されないと，送液が開始されません。

押し子外れは落差による急速流入を誘発

シリンジポンプが患者よりも高い位置に設置されている状態で，もし押し子がフックから外れると，高低差(落差)によって薬液が自然流出して血管内に急速流入します。患者の移送でシリンジポンプを移送用スタンドに移し替えるときや，移送中になんらかの外力で押し子が外れることもあります。押し子外れアラームがついていますが，機器の不具合でアラームが鳴らないこともありえます。アラームに頼らず，いつも自らの目で，押し子が確実にフックで保持されているかを確認する習慣をつけましょう。

薬液が残るシリンジを外すときが要注意

偶発的な押し子外れによらず，落差による急速流入がおこりうる状況があります。急な薬液の変更指示などで，薬液が残っているシリンジを外すときに三方活栓やクレンメを開いたまま行うなどです。シリンジを外す際は，必ず輸液ラインを閉じてから外さなければなりません。緊急の指示であわてて行うときは，特に注意を要します。

シリンジポンプはできるだけ患者との高低差を小さく設置

シリンジポンプと患者の位置の高低差が大きければ大きいほど，押し子外れによる薬液の血管内への注入は急速です。微量の注入速度の設定が可能なシリンジポンプでは，輸液ポンプの点滴よりも濃く調整された薬液がセットされていますので，急速注入の結果は重大です。なんらかの機器の不具合や機器への衝撃などで押し子が外れたときのことも想定して，被害を最小限に食い止めるために，シリンジポンプは**患者との高低差ができるだけ小さくなるよう**設置します。

流量設定の間違いに注意

流量設定での間違いで多いのは，小数点以下がある流量の間違いです。たとえば，2.5 mL/時を25 mL/時と間違える，などです。メーカーも小数点以下の数値の色とサイズを変えるなどの工夫をしていますが，入力後の確認では，特に小数点に注目して確認してください。

また，機種によっては，通常の流量(○ mL/時)での入力のほかに，「体重 1 kg，1 分または 1 時間あたりの投与量(μg/kg/分または mg/kg/時)」「体重(kg)」「シリンジ内の薬剤量(mg)」「シリンジ内の溶液量(mL)」の 4 項目を入力する形式を選べるものがあります。これらの項目を入力することで，機器が自動的に流量を算出して送液します。この入力において，投与量の単位の選択間違いや，シリンジの薬剤量や溶液量を間違ったために，流量間違いとなった事例が報告されています[4)]。

そのほか，輸液ポンプと同様に，シリンジの薬液変更やシリンジポンプの変更に伴い，流量の設定をし直すことを忘れた事例も多く報告されています。

シリンジポンプの警報に関する注意

シリンジポンプには気泡混入を知らせるアラームはありません。開始時やシリンジ更新時にシリンジやルート内に気泡がないか目視で確認し，あればエア抜きが必要です。また，ルート内に閉塞がおきていても，設定流量が低いと閉塞発生から検出までの時間が長くなり，閉塞アラームの発報が遅れることがあります。閉塞アラームに頼ることなく，送液状態に注意しておく必要があります。

急速・過量注入の輸液ポンプ事故 ——フリーフローに注意

輸液ポンプでは，急速・過量注入となる操作間違いが最も危険です。その最悪な事態が，フリーフローとよばれる一気注入です。アンチフリーフロー機能のついた輸液ポンプの普及でフリーフローの事故が減っていることで，経験の浅い看護師にはフリーフローの怖さを知らない人も多くなっています。ここではフリーフローの危険性を取り上げます。

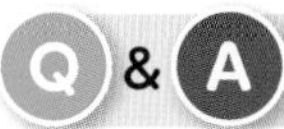

解答は 223 ページ

Q ● ショック状態の患者に輸液ポンプを用いて，流量 15 mL/時でドパミン塩酸塩(カテコールアミン系強心・昇圧薬)が投与されている。気泡混入のアラームが鳴ったため，気泡を除去するために，輸液ラインをポンプから外そうとしている。以下の 2 つのイラストで適切な手順はどちらか。

① クレンメを閉じずにドアを開けてラインを外す

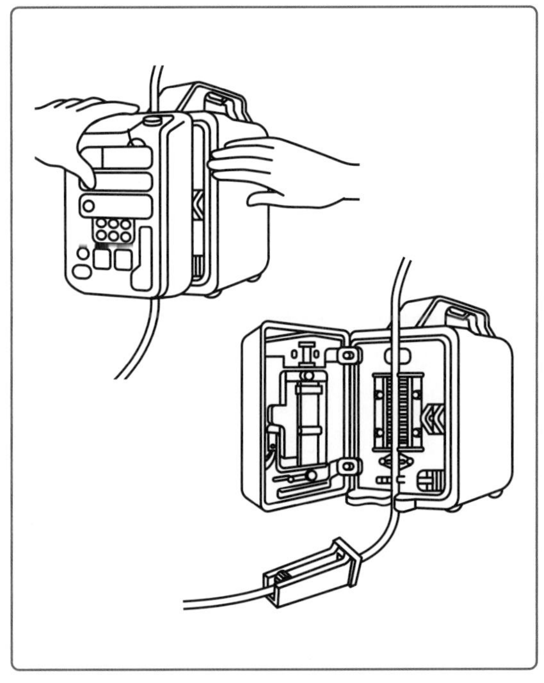

② クレンメを閉じてからドアを開けてラインを外す

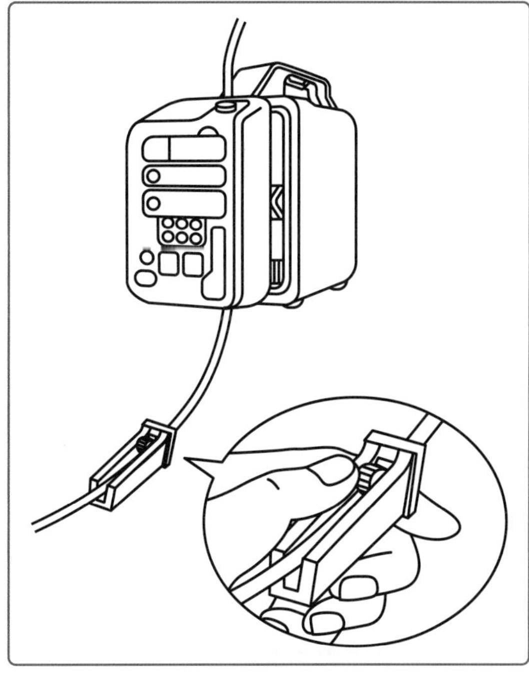

Comment

ハイリスク薬のフリーフローは最も重大な輸液ポンプ事故

輸液ポンプの操作間違いによるハイリスク薬の急速・過量注入は，生命にかかわる重大事故になります。急速・過量注入の最悪のケースが**フリーフロー**です。フリーフローは，クレンメを全開して点滴を落とす，あの一気注入のことをいいます。

たとえば，カテコールアミン系の強心・昇圧薬は，輸液に混注して「○μg/kg/分」というように，厳密な投与量・投与速度管理が求められる薬剤です。輸液ポンプやシリンジポンプを使って，低流量で注入されることが多いです。低流量ということは，成人であれば，薬液の濃度が濃く調整されていることを意味します。もしフリーフローで急速・過量投与されたら，その影響は重大です。致死的な不整脈，血圧上昇が誘発され，最悪の場合は心停止に至ります。こうしたフリーフローによる重大事故が2000年代まで多発しました。

フリーフローはなぜ，どのような状況でおこるのか

輸液ポンプ装着中の輸液チューブは全開放状態です。なんらかの理由で，ポンプのドアを開けて，チューブをポンプから外すときは，輸液ポンプのドアを開ける前に必ずクレンメ（あるいは三方活栓）を閉じなければなりません。ポンプのドアを開けるだけなら，すでに備わっていたチューブクランプ機構でフリーフローを防げましたが，チューブをポンプから外すと，もはやチューブをクランプするものはなにもないので，フリーフローとなってしまいます。

「ポンプのドアを開けてチューブをポンプから外す前には必ずクレンメを閉じる」という所定の手順を忘れてしまう状況とは，「早くしなければ」とあわてていたり，緊張していたり，ほかのことに注意を奪われているときなどです。

具体的な場面としては，気泡混入のアラーム対応のときや，ポンプを交換するときです。たとえば，重症の救急患者が紹介元の病院や外来の輸液ポンプをつけて病棟に運び込まれた際に，病棟のポンプに装着し直そうしたときなどです。そのほか，患者の病衣の着替えなどで，「ちょっとじゃまになるから」と，輸液チューブをポンプから外そうとしたときやMRI検査で輸液ポンプを外すときにもフリーフローがおこっていました。

アンチフリーフロー装置のメカニズム

フリーフロー事故の多発を受けて，輸液ポンプのメーカーは，フリーフローを防止するアンチフリーフロー（AFF）機構を開発しました。例として，テルモ社のシステムで見てみます。

AFF機構には，AFF機能をもつ輸液ポンプと，アンチフリーフロークリップ（AFFクリップ）がついた輸液セットが必要です。AFFクリップの正しい位置にチューブがあること（**図左**）を確認したうえで，クリップをポンプのAFF機構部に挿入し，チューブをセットします。

ドアを開くと自動的に，このクリップで輸液チューブが圧閉されるしくみになっており，ポンプからチューブを外してもこの状態が維持されます（**図右**）。これにより，クレンメを閉じずにチューブをポンプから外してもフリーフローを防ぐことが可能になりました（AFF機能を有する機種と輸液セットは各社から販売されています。各社で違いはありますが，考え方は同じです）。

ただし，AFFクリップの使用方法で注意すべきことがあります。「AFFクリップを閉じたままずらすと，クリップがチューブを噛み込んで，AFF機構が正常に機能しなくなる」と，添付文書[5]で注意喚起しています。

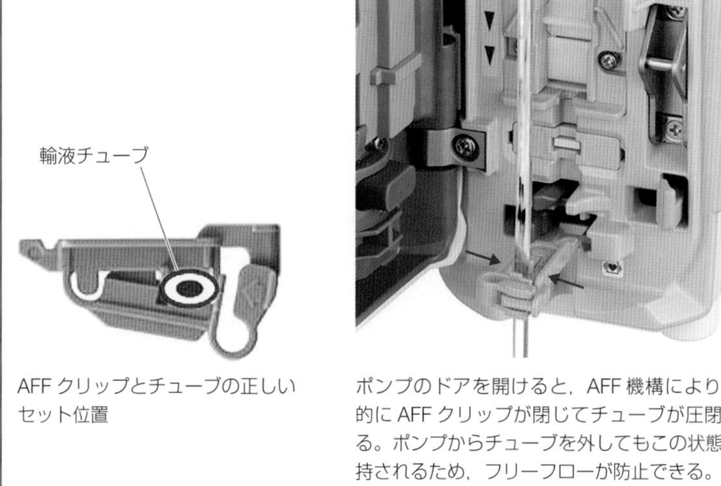

AFF クリップとチューブの正しいセット位置

ポンプのドアを開けると，AFF 機構により自動的に AFF クリップが閉じてチューブが圧閉される。ポンプからチューブを外してもこの状態が維持されるため，フリーフローが防止できる。

（画像提供：テルモ株式会社）

図　AFF クリップと AFF 機構

AFF 機能に依存せず，基本の手順を定着させる

AFF 機能をもつ輸液ポンプの普及は，フリーフロー事故防止に大きく貢献しています。一方，AFF 機能に依存しすぎると，「ポンプのドアを開ける前にはクレンメを閉じる」という基本の手順がおろそかになる危険性があります。すべての医療機関の輸液ポンプがアンチフリーフロー機能のついた輸液ポンプに変更されているわけではありません。AFF 機能のあるポンプとないポンプを併用している病院も少なからずあります。

また AFF 機能は，あくまでも**クレンメの閉じ忘れによるフリーフローを防ぐ補助具**です。事例のように，器具にはなんらかの理由で不具合がおこるかもしれません。したがって，どのような機種であっても，ドアを開くその前にクレンメや三方活栓を閉じるという行動を，条件反射的にとれるように新人のころから訓練しておかなければなりません。

フリーフローに至る手順忘れが注意力の低下や注意が分散する状況で発生しやすいことを考えると，ポンプのドアを開けるときに，当事者がクレンメや三方活栓を閉じ忘れないように，ポンプのドアのレバーのところに，「**ドア開の前に，三活・クレンメ閉**」と書いておくのもよいでしょう。

三方活栓開放忘れで閉塞アラーム！いきなり開放は厳禁

ポンプ使用中はポンプ下流の三方活栓またはクレンメの開閉が頻繁に行われ，三方活栓の閉じ忘れ，開き忘れも多くなります。閉塞アラームで開き忘れに気づいたとき，いきなり開放すると，危険な急速注入がおこることがあります。ここでは三方活栓の開き忘れに気づいたときの対応を取り上げます。

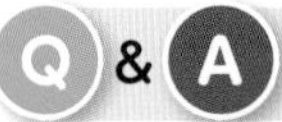

解答は 223 ページ

Q 輸液ポンプを使ってカテコールアミンを中心静脈から持続点滴している。いま閉塞アラームが鳴っている。三方活栓の開き忘れに気づいた。下記のどちらの対応が正しいか。

① 輸液ラインが閉塞したら困るので，すぐに三方活栓を開放する。

② 三方活栓は閉じたままで，ドアを開けて輸液ラインをポンプから外し，ラインの内圧を点滴筒のほうに逃がす。ラインを再セットし，ポンプのドアを閉じたあとに三方活栓を開放する。

Comment

ポンプ使用で増える三方活栓の開閉忘れ

輸液ポンプやシリンジポンプを使用すると，機器の取り扱い上，三方活栓またはクレンメの開閉の機会が多くなります。たとえば，輸液ポンプ使用中にしばしば気泡混入のアラームが鳴ります。そのたびにドアを開け，ラインをポンプから外し，気泡を点滴筒のほうに飛ばして，そのあと再装着するという行為をしなければなりません。ラインをポンプから外す前には，ポンプ下流の三方活栓を閉じ，再セット後には三方活栓を開放します。シリンジポンプでも，シリンジ交換時に三方活栓の開閉が行われます。

そうしたなかで，三方活栓の開閉忘れもおこりやすくなります。特にアラーム対応での三方活栓の開閉は，アラームによる心理的プレッシャーからあわてて行いやすく，ドアを開く前の閉じ忘れや，ドアを閉じたあとに開放忘れがおこりやすいのです。前者は，アンチフリーフロー機能をもたない輸液ポンプでは，フリーフローがおこります(➡ ポンプ SECTION 3)。後者がこのセクションでのテーマです。

三方活栓の開放忘れによる閉塞アラームへの注意

三方活栓の開放を忘れると，やがて閉塞アラームが鳴ります。このときの対応手順を間違えると，一時的に急速注入となる危険性があります。

輸液ラインが閉塞すると，閉塞部位に向かって薬液を押し込もうとするポンプの力で，ポンプと閉塞部位間のライン内圧が高くなっています。この状態のままでいきなり閉塞を解除すると，亢進したライン内圧により薬液が急速注入されることになります。一時的な，わずかな液量の急速注入でも，カテコールアミンなどの循環動態に強い影響を与える薬剤が濃い濃度で流れていたラインであれば，重大事態がおこる危険性があります。

三方活栓の開放忘れによる閉塞アラームへの対応として，すぐに三方活栓を開放してはいけません。まずドアを開けて，輸液ラインをポンプから外し，高まったラインの内圧を点滴筒のほうに逃したのちに再セットし，ポンプのドアを閉じたあとに三方活栓を開放するという手順を踏まなければなりません。

微量注入ラインの閉塞ではすぐに閉塞アラームが鳴るとは限らない

輸液ラインのどこかに閉塞があると，ラインの内圧の上昇(閉塞圧)を感知して，閉塞警報が出されるしくみになっています。しかし，流量が微量であれば，設定した閉塞圧に至るにはある程度の時間を要します。したがって，すぐに閉塞アラームが鳴るとは限りません。アラームに依存せずに，適切に送液されているかを定期的にチェックする必要があります。

閉塞によるライン内圧の亢進は接続部の外れの危険

閉塞によりポンプと閉塞部位の間のライン内圧が亢進すると，その間の接続部(三方活栓部や延長チューブとの接続部など)にゆるみや外れがおこりやすくなります。閉塞アラームが鳴ったときには，閉塞を解除したあと，ポンプから閉塞箇所までの接続部にゆるみが生じていないかもチェックしなければなりません。

特に，中心静脈ラインの接続部の外れは大出血につながる可能性がある(➡ 注射 SECTION 20)ので，できるだけ三方活栓と一体型の輸液ラインを使用しましょう。

ポンプ SECTION 5

複数のポンプ使用時の取り違えに注意

1 人の患者に複数の輸液ポンプやシリンジポンプが使用されている状況は，ポンプを取り違えて操作したり，点滴をつなぐラインを取り違えたために，重大な事故がおこる危険性が高い状況です。ここでは複数のポンプとラインが存在することの危険性を取り上げます。

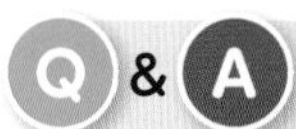

解答は 224 ページ

Q ダブルルーメンの中心静脈カテーテル(1 つのカテーテルに 2 つの内腔があることで 2 つの投与経路を確保する)に，輸液ポンプを装着した輸液単独ラインとカテコールアミン(強心・昇圧薬)のラインが接続されている。
生理食塩水 20 mL で希釈した利尿薬を側管からワンショット静注したい。どちらのラインの三方活栓から注入すればよいか。

① 輸液単独ライン　② カテコールアミンの低流量ライン　③ どちらでもよい

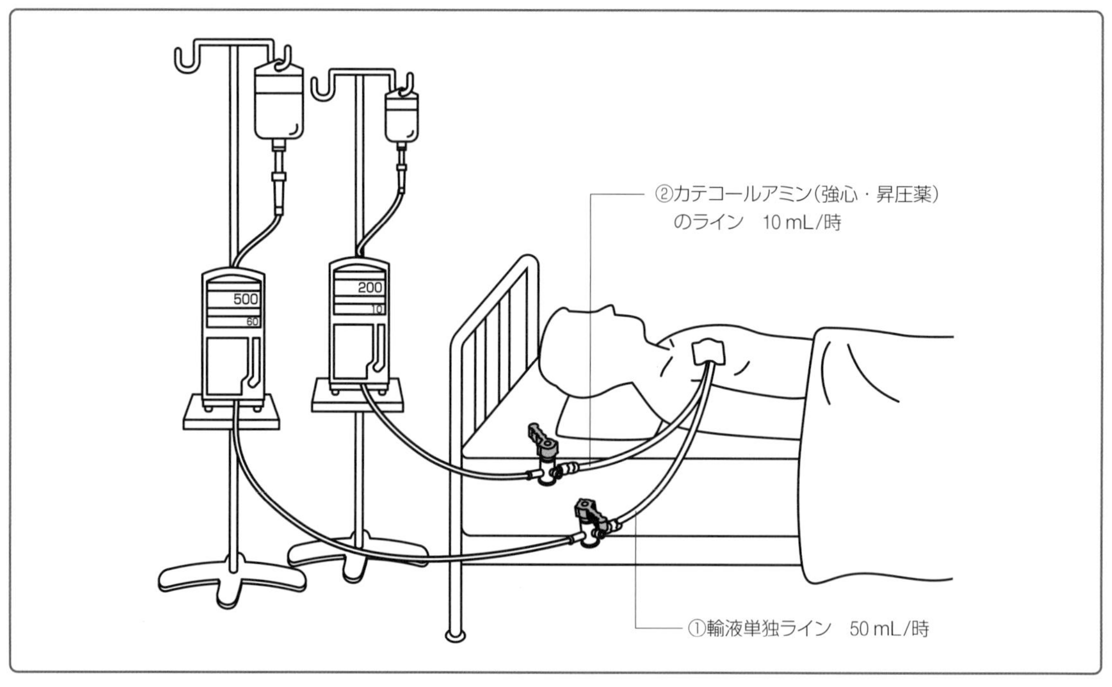

Comment

複数ポンプ使用中のポンプ操作やラインの取り違えに注意

1人の患者に複数の輸液ポンプやシリンジポンプを使って点滴や薬液を注入しているときには，ポンプやラインを取り違えて操作する危険性があります。特に，複数の点滴やシリンジの薬液が同時に終了し，新しい点滴やシリンジに更新しなければならないときや，どちらかの薬剤の流量変更指示が出たときなどには注意が必要です。

また，気泡混入などのアラームへの対応でラインを輸液ポンプから外すときに，クレンメや三方活栓を閉じるべきラインを間違えてポンプからラインを外して，AFF機能のない輸液ポンプでフリーフローをおこしたり，早送りすべきポンプを取り違えて低流量で注入する薬液を早送りしてしまうなどです。いずれも危険な薬剤が急速に投与されることになります。

それぞれのポンプ，ラインおよび点滴バック，シリンジには注入薬剤と流量を表示し，ラインの交差などで取り違えや設定ミスが生じないようにしておかなければなりません。特に1台の点滴スタンドに2つの輸液ポンプを装着し，2つの点滴バッグをつり下げた状況は，点滴台を移動させたり，向きを変えると，点滴ラインが交差して取り違えを誘発しやすいため，注意が必要です。

低流量の薬液ラインからの側管注は薬液の急速注入の危険

複数のポンプとラインのなかには，カテコールアミンなどの循環作動薬がわずかな流量で投与されているものがあります。ほかの薬剤をワンショットで側管から注入しなければならないときや，ラインが閉塞しかけてあわてて生理食塩水でフラッシュするときに，このようなハイリスク薬剤の低流量注入ラインの途中から側管注すると，その部位より下流のライン内の薬液を，急速に血管内に押し入れてしまいます。ライン内の薬液量がわずか数mLであっても，数十分以上の投与量に匹敵することがあり，危険な不整脈や血圧変動を誘発しかねません。

こうした不用意な側管注を行わないために，低流量で注入する薬液ラインには三方活栓を接続しないようにしましょう。ICUや循環器科では，トリプルルーメンやクアッドルーメンの中心静脈カテーテルを使用してこういった危険を回避しているケースもありますが，一般病棟の多くの病棟では，通常の中心静脈カテーテルを使っています。もし，側管注をする必要性が生じたときのために，安全上どのラインから注入したらよいかを前もって医師と相談しておきましょう。

与薬 SECTION 1

内服薬処方箋を正しく読み取る

内服薬を患者に正しく与薬するためには，まず処方箋から患者名，薬名，分量，用法，投与日数を正しく読み取らなければなりません。ここでは内服薬処方箋の正しい読み取り方を学びます。

Q & A

解答は 224 ページ

Q1 処方箋 A から読み取れる情報を書きなさい。

① 朝食後服用する薬と量

____

② 昼食後服用する薬と量

____

③ 夕食後服用する薬と量

____

処方箋 A

ID：245389　オーダー日時　2023.7.3
田中和夫　72 歳　医師名　川田和子
診療科：循環器科　病棟：3 病棟
1) レニベース錠 10mg　1 回 1 錠
　1 日 1 回　朝食後　7 日分
2) アーチスト錠 10mg　1 回 1 錠
　1 日 2 回　朝・夕食後　7 日分
3) アルダクトン A 錠 25mg　1 回 1 錠
　ラシックス錠　20mg　1 回 1 錠
　1 日 1 回　朝食後　7 日分

Q2 ①〜④は処方箋 B から読み取った情報である。正しいものは○，誤っているものは×を回答欄に書き，誤っている箇所は訂正しなさい。

① メバロチンは 1 日 1 回，朝食後に 1 錠服用する。

(　　)____________________

② アカルボースは 1 日 3 回，毎食前に 1 錠服用する。

(　　)____________________

③ ボナロンは週 1 回，起床時に 1 錠服用する。

(　　)____________________

④ コデインリン酸塩は咳嗽時に 1 回 2 g，1 日 3 回まで服用できる。

(　　)____________________

処方箋 B

ID：05389　オーダー日時　2023.7.3
山下一子　65 歳　医師名　古田二郎
診療科：内科　病棟：西 3 病棟
1) メバロチン錠 10mg　1 回 1 錠(1 日 1 錠)
　1 日 1 回　夕食後　14 日分
2) アカルボース錠 50mg　1 回 1 錠(1 日 3 錠)
　1 日 3 回　毎食直前　14 日分
3) ボナロン錠 35mg　1 回 1 錠
　週 1 回　起床時　2 回分(2 週間分)
4) コデインリン酸塩散 1%　1 回 2g
　咳嗽時　1 日 2 回まで　10 回分

Comment

内服薬処方箋を理解しよう

注射と同様に内服薬の与薬も，医師の指示(処方箋)を正しく読み取ることから始まります。内服薬処方箋の上段には患者名，生年月日(年齢)，病棟や診療科名，主治医名，処方日(発行日)などが書かれています。下段には，以下の処方内容が記載されています。

●薬名

薬名は3つの要素で書かれています。「商品名あるいは一般名」「剤形」「規格」です。先発品は製薬企業がつけた商品名が，後発品は一般名に続けて「製造販売業者の略」がつけられています。同じ薬名の内服薬でも，錠剤・カプセル・散剤・細粒・ドライシロップ・液剤など，さまざまな剤形が販売されています。また，1つの剤形でも複数の規格があるものもあるので，それらを区別するために3要素で記載するのが正式です。

処方せんBの「コデインリン酸塩散1%」のように，薬名に○%とついたものがあります。これは倍散といって，薬物をそのまま(原末)で使用すると非常に少ない量となることから，正確に計量するためにデンプンなど薬理作用をもたない物質を加えて量を増やしたものです。1%という数字は原末の割合です。たとえば，コデインリン酸塩1%　2gの原末の量は，2000 mg×0.01＝20 mgです。つまり，100倍に増やした散剤(100倍散)であることを意味しています。

●分量

内服薬の分量は，わが国では長い間，1日の投与量で記載されていました。一方，注射薬の指示せんでは通常1回量で記載されています。そのため，内服薬の1日量を1回量と間違って多量に投与する事例が多発していました。そうした背景から，2010年厚生労働省の「内服薬処方せんの記載方法の在り方に関する検討会」が，記載ミスや情報伝達エラーを防止するための「内服薬処方せんの標準的記載法」(➡ One Point)を報告し，分量は1回量で記載するように求めました。以降，本報告にしたがって，1回量での記載が増えましたが，1日量の記載や，1日量と1回量を併記する医療機関や調剤薬局もあります。頓服薬はもともと，1回量で記載されています。

一方，外用薬においては，坐薬のように1回分や1日量が特定できる場合は同様の記載をしますが，そうでない場合は，たとえば軟膏などでは「○○軟膏　5g　1本」というように投与総量が記載されます。

●用法

内服薬を1日何回，いつ服用するのか(服用時点：朝・昼・夕・眠前，食後・食前・食直前・食間，起床時や就寝時など)を記載しています。以前は，1日3回食後に服用する薬が多かったですが，近年は服薬の利便性やアドヒアランス(服薬遵守)を上げるために，長時間作用が持続する薬剤を1日1〜2回与薬するケースが増えています。こうした長時間作用型の薬を間違って3回服用させた事例や食前薬を食後薬と間違った事例が多く報告されています。薬剤の特性から食後以外に服用するほうがよい薬もあります。すぐに「3回，食後」と思い込まないようにしましょう。

そのほか，毎日服用するのではなく，休薬期間を設けて，隔日(1日おき)や週1〜2日のみ服用する薬もあります。そうした薬を間違って毎日服薬させると重大な事態になることがあります。

一方，頓用薬では「頭痛時」「嘔気時」「発熱時」などと記載します。

●投与日数

投与日数が4日，7日，14日，30日，90日などと記載されています。臨時薬と定期薬では投与日数が違います。入院患者への定期薬の処方ではだいたい7日か14日ですが，外来患者への処方では，薬の内容や発売からの年数などで投与日数の上限が異なります。また，頓用薬では「○回分」という記載です。日数の記載ができない軟膏などではこの記載はありません。

あいまいな手書き処方箋への対応

手書き処方せんでは，前項で述べた内服薬処方箋の4項目があいまいになりがちです。注射と同様，わからないことはわからないと認識し，医師に尋ねることが大切です。ただし，注射は臨時・緊急の指示を受けて，看護師がその場で注射を準備しなければならない状況が多いものの，内服薬ではそのような状況はほとんどありません。通常，薬剤師の調剤を経て，患者単位の薬袋やケースに入れられて病棟に払い出されます。もし，処方箋にあいまいな記載があれば，薬剤師が医師に疑義照会をすることになっているので，薬剤師が書いた薬袋の用法・用量の記載から判断してよいでしょう。

「×」の記号の意味に注意！

手書き内服処方箋では，厚生労働省による「内服薬処方せんの標準的記載法」以前の習慣で1日量で記載する医師も少なくありません。そうした手書き内服薬処方箋で特に注意を要する点は，「×」(かける)の記号です。たとえば，「ABC錠　3錠　3×　食後」という記載があったとします。この「3×　」は「分3」(3回に分ける)という意味です。1日3錠を3回に分けるわけですから，1錠ずつ1日3回食後服用という意味になります。

一方，注射では，「DEF注　1アンプル　×3　8時，16時，24時」などと手書きします。この「　×3」の意味は，1日3回という意味です。数字が「×」の前か，後かによって意味が違います。「△錠　3×　」を，△錠を1日3回と間違った事例が新人看護師で多く報告されています。

One Point

注：厚生労働省の検討会が示した「内服薬処方せんの標準的記載法」

1)「薬名」は，薬価基準に記載の製剤名を記載。
2)「分量」は，1回量を記載。
3)散剤及び液剤の「分量」は，製剤量(原薬量ではなく，製剤としての重量)を記載。
4)「用法・用量」の服用回数とタイミングは，情報伝達エラーを惹起する可能性のある表現方法を排除し，日本語で明確に記載。(「×3」，「3×」等の紛らわしい表現を排除し，「1日3回朝昼夕食後」のように記載)
5)「用法・用量」の服用日数は，実際の投与日数を記載。

(https://www.mhlw.go.jp/shingi/2010/01/s0129-4.html)

名称・外形が類似した内服薬や外用薬に注意

注射では名称や外形が類似した薬剤の間違いがありましたが，内服薬や外用薬でも同様の間違いがおこっています。ここでは似た名称の内服薬や，外形が似ている外用薬の間違いの防止について学びます。

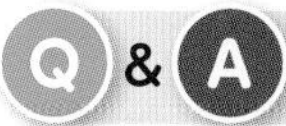

解答は 224 ページ

Q1 ①～④は類似名称の内服薬の組み合わせである。右の枠内の a～h からそれぞれの薬効を選びなさい。

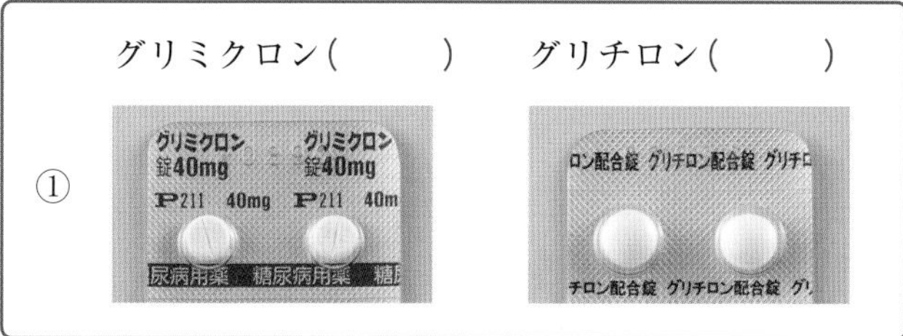

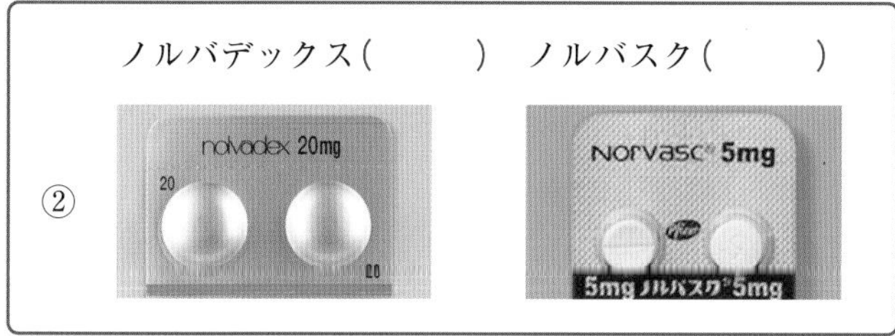

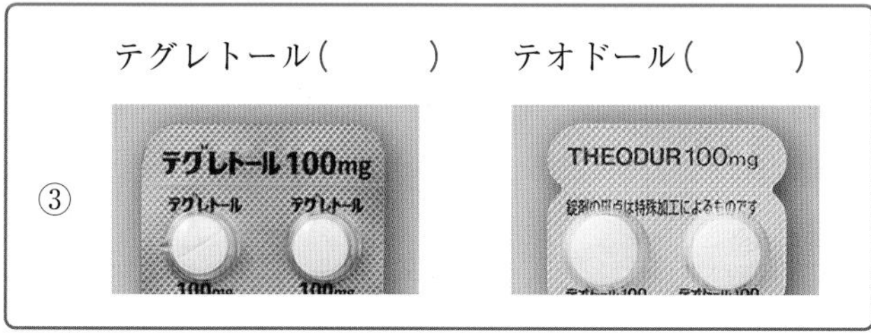

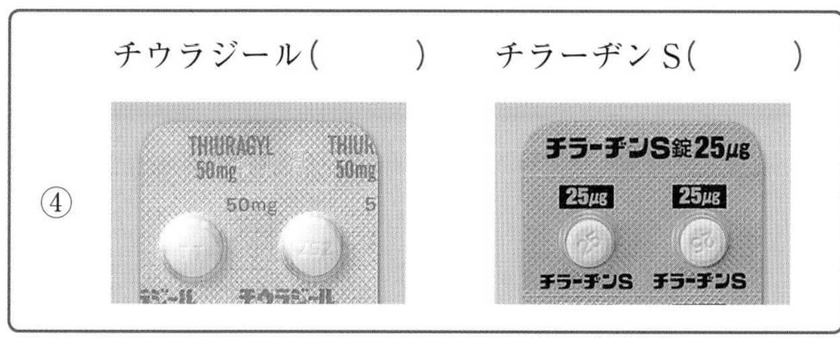

a. 乳がん治療薬
b. 甲状腺機能低下症治療薬
c. 血糖降下薬
d. 気管支拡張薬
e. 降圧薬
f. 抗てんかん薬
g. 甲状腺機能亢進症治療薬
h. 肝疾患治療薬

Q2 ● 坐薬・貼付薬・滴下薬について正しいものに○，誤りには×をつけなさい。

① 坐薬は鎮痛・解熱薬か，痔の薬である。(　　)
② 坐薬は経口薬よりも効果の発現がおだやかで，副作用も少ない。(　　)
③ 貼付薬は筋肉や関節の炎症を抑え，痛みを緩和する湿布薬のことである。(　　)
④ 滴下薬は耳・眼・鼻疾患で局所に用いるものばかりではなく，内服薬もある。(　　)

Comment

似た名称の内服薬，似た包装の内服薬の間違いに注意

看護師が似た名称の内服薬を取り違えたというミスは，注射薬に比べるとそれほど多くはありません。その理由は前セクションでも述べたように，種類も数も多い病棟保管薬から，看護師自らが取り出して使う機会が多い注射に比べて，内服薬はたとえ臨時薬でも，薬剤師によって調剤されたものを与薬するからです。したがって，内服薬の取り違えは，看護師の与薬時よりも医師の処方や薬剤師の調剤の段階でおこる可能性が高くなります。

ところで，**Q1** には一瞬同じ名称と錯覚しそうな内服薬を4組あげています。これらのうち，①〜③は片方が血糖降下薬や抗がん薬，抗てんかん薬で，誤使用により重大な影響をもたらすハイリスク薬にあげられている薬剤です。もう一方の薬をこれらと間違えば結果は重大です。特にノルバデックス®とノルバスク®は，内服薬処方のオーダリング画面で「ノルバ」と3文字を入力すると，両者が並んで表示されることが多く，選択間違いがおこりやすい薬です。④のチウラジール®は甲状腺機能亢進症に投与される抗甲状腺ホルモン薬で，チラーヂン®Sは甲状腺機能低下症に投与される甲状腺ホルモン薬です。両者の薬理作用は真逆ですので，間違いは重大です。看護師は与薬業務のエンドポイントに位置するため，間違いを防ぐ最後の砦です。間違いやすく，かつ間違えれば重大な結果となりうる内服薬があることを知っておきましょう。

一方，似た色のPTPシート(➡ 与薬 SECTION 6)の内服薬での危険な間違いもおこっています。たとえば，赤のPTPシートのワーファリン®1 mg(抗凝固薬)とラシックス®40 mg(利尿薬)の間違いなどです(図1)。

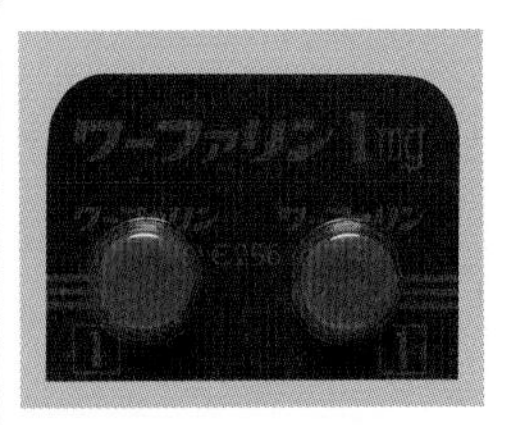

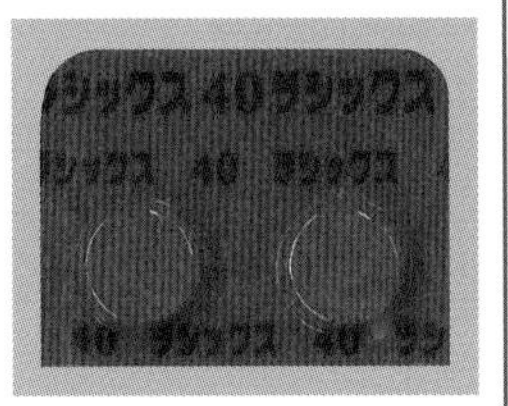

図1　赤いPTPシートの例

同名で語尾にアルファベットがついた内服薬に注意

看護師から報告があった類似名称の内服薬の間違いとして，同名で語尾に「L」「LA」「R」「SR」「CR」などのアルファベットがついた内服薬，たとえば，「ペルジピン」と「ペルジピンLA」，「リスモダン」と「リスモダンR」，「ボルタレン」と「ボルタレンSR」などでの間違いがあります。「L」や「LA」はlong acting，つまり薬効が長時間持続するという意味です。また，「R」はretard(遅効性)，「SR」はsustained release(持続放出)，「CR」はcontrolled release(制御された放出)という意味です。いずれも薬効が長時間持続するように，胃や小腸の中で錠剤やカプセルから，薬剤の

有効成分が徐々に放出されて(溶け出て)吸収されるように工夫された薬剤で，徐放性製剤と呼ばれています。

高齢患者などには，薬効がゆっくりあらわれて，おだやかに持続するほうが副作用を防止するうえで有利です。また，1日の服用回数が少ないほうが，服薬忘れも防ぎやすいことから，すでに発売されている短時間作用型の薬剤に加えて，長時間持続型の徐放性製剤が新たに開発されてきました。もし，このような1日1回あるいは2回しか服用しない長時間作用型の薬を，短時間作用型の薬と間違って3回服用させると，副作用があらわれるおそれがあります。

間違えやすい状況としては，1人の患者で短時間作用型の薬から長時間作用型に切り替わるときや，病棟内にそれぞれのタイプの薬剤を服用している患者が入院しているときなどです。語尾までしっかり薬名を確認しましょう。

粉砕投与をしてはいけない徐放性製剤

徐放性製剤の降圧薬を粉砕して経管栄養チューブから投与したために，薬効成分が急速に吸収され，急激に血圧が下がった事例が報告されています。徐放性製剤は徐々に有効成分が放出されるように設計された製剤ですので，粉砕して投与すると薬効が急速に出現する危険性があります。

似た外形の外用薬の間違い

眼・気道・直腸などの粘膜や皮膚に直接薬剤を適用することを外用といい，貼付薬，軟膏，吸入薬，坐薬，滴下薬(点眼・点鼻・点耳薬など)があります。病棟にはさまざまな外用薬が冷蔵庫に保管されています。それらのなかには，剤形や容器の形状が似ていても薬効がまったく異なるものがあります。こうした外用薬の間違いにも注意を要します。

外用薬のなかでは，坐薬(坐剤)の種類や量の間違いが比較的よくおこっています。坐薬にはさまざまな薬効のものがあります(**表**)。緩下剤(新レシカルボン® 坐剤など)や発熱・疼痛時の抗炎症薬(ボルタレン® サポなど)が汎用されていますが，これらの取り違いがおこっています。

坐薬は肝臓での代謝を経ずに，直腸下部の粘膜から吸収され，すみやかに薬効成分が体循環に入るため，薬物の血中濃度もすみやかに上昇します。そのため，発熱時に抗炎症薬の坐薬を投与する際には注意が必要であり，特に高齢者では過度な体温低下や血圧低下がおこるおそれがあります。

坐薬以外では，外観が似た褐色びんのビソルボン吸入液とベネトリン吸入液の間違いもおこっています(**図2**)。

表　さまざまな薬効の坐薬(坐剤)の例

消炎・鎮痛薬(非ステロイド性抗炎症薬)	ボルタレンサポ，インテバン坐剤，ケトプロフェン坐剤など
非麻薬性鎮痛薬	レペタン坐剤
小児用解熱薬	アンヒバ坐剤，アルピニー坐剤など
催眠・鎮静薬，抗けいれん薬	エスクレ坐剤，ダイアップ坐剤，ブロマゼパム坐剤，ルピアール坐剤，ワコビタール坐剤
胃腸機能調整薬	ナウゼリン坐剤
潰瘍性大腸炎治療薬	サラゾピリン坐剤，ペンタサ坐剤
緩下剤	テレミンソフト坐薬，新レシカルボン坐剤など
副腎皮質ホルモン製剤	リンデロン坐剤
抗菌薬	エポセリン坐剤
痔疾患治療薬	プロクトセディル坐薬，ボラザG坐剤，ヘルミチンS坐剤
麻薬(モルヒネ塩酸塩)	アンペック坐剤

(高久史麿ほか監修：治療薬マニュアル2023．医学書院，2023をもとに作成)

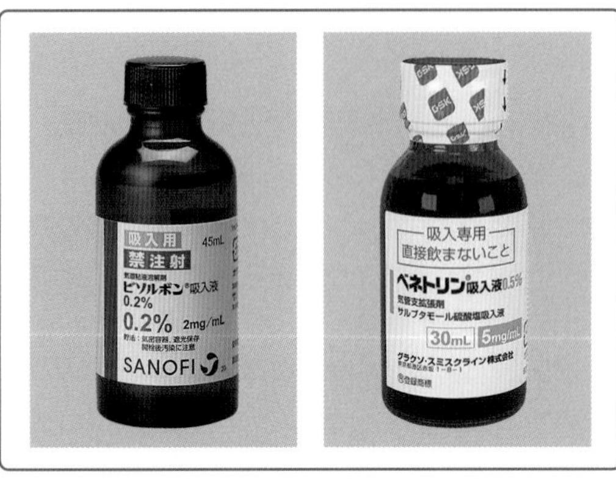

図 2　褐色びんの吸入液

貼付薬は消炎・鎮痛の湿布とは限らない

皮膚は本来，外界からの異物の侵入や水分の蒸発を防ぐバリアであり，薬物が吸収されにくい部位です。しかし，薬物の吸収を促進する工夫により，局所的な薬効だけではなく，全身性の薬効を期待した貼付薬が多数あります。狭心症治療薬（フランドル® テープ，ニトロダーム®TTS® など），気管支拡張薬（気管支喘息治療薬）（ホクナリン® テープ，ツロブテロールテープなど），局所麻酔薬（ペンレス® テープなど），麻薬性鎮痛薬（デュロテップ®MT パッチ，ワンデュロ® パッチなど）などです（図 3）。局所の消炎・鎮痛に用いる貼付薬と間違えないようにしましょう。

点眼・点鼻・点耳以外の滴下薬

滴下薬は点眼・点鼻・点耳薬と思いがちですが，必ずしもそうではありません。たとえば，緩下剤のラキソベロン® は内服の液剤で，適量の水に指示された滴数を混ぜて服用するものです（図 4）。この薬を点眼薬と間違った事例がありました。そのため現在は，間違い防止のために「目に入れないこと」という注意が書かれています。

高齢患者では白内障などで点眼薬が処方されることがあります。薬剤の形状で思い込まずに，注射と同様，貼られているラベルを必ず確認しましょう。

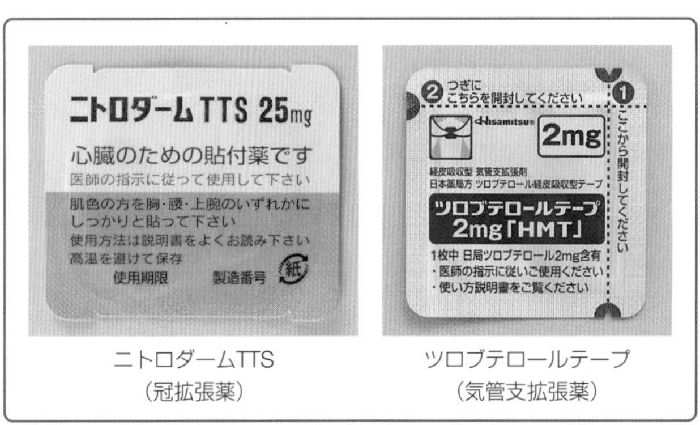

ニトロダームTTS（冠拡張薬）　ツロブテロールテープ（気管支拡張薬）

図 3　消炎・鎮痛薬以外の貼付薬

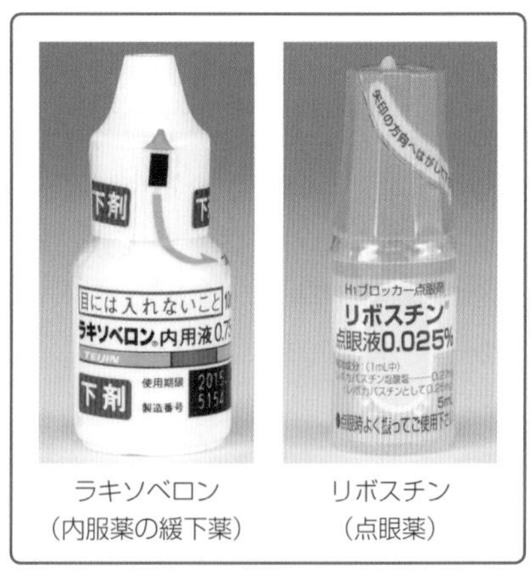

ラキソベロン（内服薬の緩下薬）　リボスチン（点眼薬）

図 4　滴下式の点眼薬と緩下剤

喘息患者への解熱鎮痛薬・抗炎症薬に注意

夜間や休日に患者が突然発熱し，当直医からの指示で解熱鎮痛薬や抗炎症薬を与薬することがあります。しかし，一部の気管支喘息患者では，これらの薬が発作を誘発する危険性があります。ここでは，解熱鎮痛薬や抗炎症薬を頓用で投与する際に注意すべき，アスピリン喘息を取り上げます。

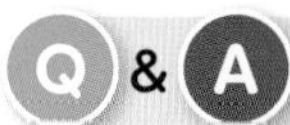

解答は 224 ページ

Q 気管支喘息の成人患者が夜間に発熱し，当直医から解熱鎮痛薬や抗炎症薬を与薬するよう指示を受けた。以下のなかから正しいものを選びなさい。

① ピリン系の解熱鎮痛薬でなければ，喘息患者に与薬しても問題ない。

② 過去に抗炎症薬や解熱鎮痛薬で発作がおこしたことがないと確認できれば，与薬しても問題はない。

③ 過去に抗炎症薬や解熱鎮痛薬で発作がおこしたことがないと確認できても，発作がおこる可能性があるので慎重に与薬し，与薬後も注意をしておく。

Comment

発熱・疼痛時の頓用薬

入院中の成人患者の発熱・疼痛時の頓用薬としては，アセトアミノフェン(カロナール® など)や抗炎症薬(ボルタレン®，ロキソニン® など)が汎用されています。

ボルタレン®，ロキソニン® などは，ステロイドホルモン以外の抗炎症作用をもつ薬剤を総称した非ステロイド性抗炎症薬(NSAIDs)に分類される薬剤です。NSAIDs は，シクロオキシゲナーゼ(COX)という酵素のはたらきを阻害し，炎症反応に重要な役割を果たすプロスタグランジンの合成を抑制して抗炎症作用，解熱鎮痛作用をもたらします。

一方，アセトアミノフェン(カロナール® など)は，非ピリン系解熱鎮痛薬に分類される薬剤で，中枢にはたらきかけて解熱鎮痛作用をもたらすと考えられています。NSAIDs に比べて副作用も少なく，安全性が高い解熱鎮痛薬として，高齢者や小児にもしばしば使用されています。

気管支喘息患者への抗炎症薬，解熱鎮痛薬の投与は要注意

喘息の患者のなかには，抗炎症薬や解熱鎮痛薬や喘息発作が誘発される患者がいます。抗炎症薬の代表薬剤であるアスピリンの名をとって，アスピリン喘息と名づけられています。成人発症の喘息患者の 5～20%[1] に存在し，副鼻腔炎や鼻茸をもった患者に多いといわれています。

抗炎症薬には，強い抗炎症作用・解熱鎮痛作用をもつ「酸性」のもの，選択的に COX-2 を阻害す

るため胃障害が少ない「中性」のもの，比較的マイルドな作用の「塩基性」のものがあります。抗炎症薬のほとんどが酸性抗炎症薬です。中性抗炎症薬にはセレコキシブ(セレコックス®)があり，塩基性抗炎症薬にはチアラミド塩酸塩(ソランタール®)があります。

抗炎症薬やアセトアミノフェンの添付文書には，アスピリン喘息には禁忌と記載されていますが，特に酸性抗炎症薬は注意が必要です。酸性抗炎症薬で誘発された喘息発作は重症なものが多く，時に致死的な発作になることもあります。発作の発現の速さは，坐薬のほうが内服薬よりも速いです。また，抗炎症薬の入った貼付薬(湿布薬)でもおこることがあります。喘息患者への解熱鎮痛薬，抗炎症薬の投与にあたっては，過去に発作が誘発されたことがなかったかを必ず確かめておく必要があります。ただし，これまでそのような既往がなかったからといって安心できるものではなく，投与後にも発作の徴候がないかと注意をしておかなければなりません。

抗炎症薬でなぜ喘息発作がおこるのか

抗炎症薬が喘息発作を誘発する機序については，抗炎症薬がCOXを阻害して，気管支平滑筋拡張作用のあるプロスタグランジンの合成を抑制し，一方，リポキシゲナーゼの代謝経路の活性化により，気道収縮性のあるロイコトリエンの合成を促進させるためと考えられています。しかし，なぜ一部の喘息患者にのみ発作が誘発されるのかは不明です。

アスピリン喘息の患者では，喘息発作時に静脈内投与する副腎皮質ホルモン製剤(ステロイド薬)にも注意を要します。ソル・コーテフ®，ヒドロコルチゾンコハク酸エステルナトリウム，水溶性プレドニン®，ソル・メドロール®といったコハク酸エステル型のステロイド薬では，むしろ発作が増悪する可能性があり，リンデロン®，デカドロン®などのリン酸エステル型のステロイド薬が使われます。

内科・呼吸器科以外に入院中の喘息患者に注意

呼吸器科など気管支喘息の専門科の病棟では，アスピリン喘息の危険性を認識していて，抗炎症薬の投与には慎重です。しかし，それ以外の診療科では知られていないことも多いです。アスピリン喘息という名称を誤解して，アスピリンのみが禁忌，あるいはピリン禁忌と誤解している人もいます。酸性の抗炎症薬を使用することが多い整形外科，外科，口腔外科・歯科病棟にはじめて入院した喘息患者には特に注意し，問診を忘れないようにしましょう。

当直医から発熱・疼痛への頓用指示を求めるときの注意

主治医以外の医師や当直医などに，患者の急な発熱や疼痛のために頓用の指示を求めるときには，アスピリン喘息に限らず，患者の解熱鎮痛薬や抗炎症薬の禁忌に関する情報を医師に必ず提供しましょう。そのためには，日ごろから患者にとって禁忌の薬剤などの情報に関心をもっておくことが大切です。

経口血糖降下薬の与薬間違いに注意

経口血糖降下薬(以下，血糖降下薬)は，看護師が与薬をするうえで注意を要する代表的な薬です。特にインスリン分泌促進作用のある血糖降下薬は低血糖をおこすリスクが高く，用法・用量の間違いや患者間違いにより重大な低血糖をまねきかねません。ここでは血糖降下薬の与薬と，与薬後の観察における注意を取り上げます。

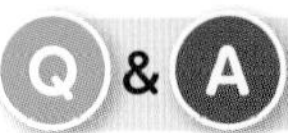

解答は 224 ページ

Q 血糖降下薬の与薬の説明で正しいものに○，誤りに×をつけなさい。

① 血糖降下薬を与薬する際には，当日絶食検査の予定がないかを確認しなければならない。(　　)
② 血糖降下薬はインスリンと異なり，患者の食事摂取量や体調に関係なく与薬してよい。(　　)
③ 血糖降下薬は重要な薬なので，服用し忘れた患者には気づいた時に服用してもらう。(　　)
④ 食前服用の血糖降下薬は，すべて食前 30 分前に服用してもらえばよい。(　　)
⑤ 血糖降下薬を与薬する際は，患者確認を特にしっかりしなければならない。(　　)
⑥ 低血糖症状は，冷汗，ふるえ，動悸で必ず始まる。(　　)
⑦ 低血糖時には，意識のある患者なら砂糖・あめを食べさせればよい。(　　)
⑧ 糖の補給により低血糖症状がいったん改善すれば，安心してよい。(　　)

Comment

さまざまな作用機序の血糖降下薬

糖尿病は，インスリン作用不足からくる慢性の高血糖を主徴とする代謝疾患で，慢性的な高血糖は細小血管症に加えて，大血管症などの合併症をおこします。2 型糖尿病は，運動不足・過食などの生活習慣と加齢などの環境要因と遺伝的要因からくるインスリン抵抗性の増大とインスリン分泌能低下が原因です。こうした 2 型糖尿病の患者で，食事療法や運動療法で血糖のコントロールが困難な患者のうち，インスリン適用ではない患者に，経口血糖降下薬が投与されます。

血糖降下薬を作用機序から分類すると，①インスリン抵抗性を改善する**ビグアナイド薬**と**チアゾリジン薬**，②血糖値非依存的に(血糖値とかかわりなく)インスリン分泌を促進する**スルホニルウレア(SU)薬**と**速効型インスリン分泌促進薬(グリニド薬)**，③血糖値依存的に(血糖値の上昇に応じて)インスリン分泌を促進する **DPP-4 阻害薬**，④腸管でのグルコースの吸収を遅らせる**α-グルコシダーゼ阻害薬**，腎臓でのグルコースの排泄を増加させる **SGLT2 阻害薬**です。さらに，最近，⑤インスリン抵抗性とインスリン分泌能の両者の改善を促す新機序の血糖降下薬，**グリミン薬**が承認されました(**表 1**)。こうしたさまざまな作用機序の薬剤から，患者の病態に合った薬剤が選択されます。

表 1　経口血糖降下薬

①インスリン抵抗性改善	
ビグアナイド薬	【作用機序】肝臓からの糖放出を抑制するほか，消化管からの糖吸収を抑制し，末梢組織の糖摂取能を亢進する。
	【一般名(先発薬剤の商品名)】 ブホルミン塩酸塩(ジベトス)／メトホルミン塩酸塩(グリコラン，メトグルコ)
	【看護師の与薬・観察上の注意】 ・乳酸アシドーシスに注意(胃腸症状，筋肉痛，過呼吸などに注意) **・ヨード造影剤と併用すると乳酸アシドーシスをおこすことがある。造影剤を使用する検査では投与を一時中止**(検査後 48 時間は再開禁止)
チアゾリジン薬	【作用機序】インスリン受容体のインスリン結合部以降に作用してインスリン抵抗性を軽減し，肝臓での糖産生を抑制，末梢組織の糖利用を高める。
	【一般名(先発薬剤の商品名)】 ピオグリタゾン塩酸塩(アクトス)
	【看護師の与薬・観察上の注意】 ・心不全の増悪あるいは発症(浮腫，急激な体重増加，心不全症状・徴候)に注意 (心不全および既往のある患者には投与禁忌となっている)
②血糖非依存性インスリン分泌促進	
スルホニルウレア(SU)薬	【作用機序】膵 β 細胞のインスリン分泌を促進させ血糖降下作用を発揮する(インスリン分泌能が残っている 2 型糖尿病に使用)。
	【一般名(先発薬剤の商品名)】 (第一世代)アセトヘキサミド(ジメリン)／グリクロピラミド(デアメリン S) (第二世代)グリベンクラミド(オイグルコン)／グリクラジド(グリミクロン HA，グリミクロン) (第三世代)グリメピリド(アマリール)
	【看護師の与薬・観察上の注意】 **・低血糖に注意** ・低血糖は遷延して，重篤化しやすいので，特に高齢者，肝・腎機能障害者では注意
速効型インスリン分泌促進薬(グリニド薬)	【作用機序】食直前の服用で，膵臓 β 細胞からのインスリン分泌を促進して，食後の血糖を改善する。SU 薬と比較し，吸収・消失ともに速いため服用後短時間で効果があらわれる。
	【一般名(先発薬剤の商品名)】 ナテグリニド(スターシス，ファスティック)／ミチグリニドカルシウム水和物(グルファスト)／レパグリニド(シュアポスト)
	【看護師の与薬・観察上の注意】 ・1 日 3 回，**必ず食直前(食前 10 分以内，グルファストは 5 分以内)に服用**(食前 30 分以上前の服用では食事開始前に低血糖をおこすおそれあり) **・低血糖に注意**
③血糖依存性インスリン分泌促進	
DPP-4 阻害薬	【作用機序】血糖の上昇に応じてインスリン分泌を促す消化管ホルモンの分解酵素である DPP-4 の作用を抑制し，インスリン分泌を促す消化管ホルモンの作用を持続させて血糖を下げる。
	【一般名(先発薬剤の商品名)】 シタグリプチンリン酸塩水和物(グラクティブ，ジャヌビア)／ビルダグリプチン(エクア)／アログリプチン安息香酸塩(ネシーナ)／リナグリプチン(トラゼンタ)／テネリグリプチン臭化水素酸塩水和物(テネリア)／アナグリプチン(スイニー)／サキサグリプチン水和物(オングリザ)／★トレラグリプチンコハク酸塩(ザファテック)／★オマリグリプチン(マリゼブ)
	【与薬・与薬後の観察上の注意】 ・単独では低血糖はおこしにくいが，SU 薬との併用には注意 ・**★のトレラグリプチンコハク酸塩(ザファテック)とオマリグリプチン(マリゼブ)は週 1 回同一曜日に服用**

<table>
<tr><th colspan="2">④糖吸収抑制・糖排泄促進</th></tr>
<tr><td rowspan="3">α-グルコシダーゼ阻害薬</td><td>【作用機序】小腸粘膜に存在する二糖類分解酵素(α-グルコシダーゼ)の活性を阻害して糖質の消化・吸収を遅らせ，食後の血糖上昇をゆるやかにする。</td></tr>
<tr><td>【一般名(先発薬剤の商品名)】
アカルボース／ボグリボース(ベイスン)／ミグリトール(セイブル)</td></tr>
<tr><td>【与薬・与薬後の観察上の注意】
・1日3回，必ず食直前(食事5～10分前)に服用
・単独では低血糖をおこすことはないが，インスリン製剤，SU薬との併用時には注意
・低血糖時には砂糖(ショ糖)ではなくブドウ糖の摂取</td></tr>
<tr><td rowspan="3">SGLT2 阻害薬</td><td>【作用機序】腎臓の近位尿細管にあるSGLT2を選択的に阻害することによって，糸球体で濾過された糖の再吸収を抑制し，尿中に余分な糖を排泄することで血糖を低下させる。</td></tr>
<tr><td>【一般名(先発薬剤の商品名)】
イプラグリフロジン　L-プロリン(スーグラ)／トホグリフロジン水和物(デベルザ)／ダパグリフロジンプロピレングリコール水和物(フォシーガ)／ルセオグリフロジン水和物(ルセフィ)／カナグリフロジン水和物(カナグル)／エンパグリフロジン(ジャディアンス)</td></tr>
<tr><td>【与薬・与薬後の観察上の注意】
・単独で低血糖はおこしにくいが，インスリン製剤，SU薬または速効型インスリン分泌促進薬との併用で低血糖リスク増大
・尿糖の増加で尿路感染症のリスク増加，浸透圧利尿による脱水に注意</td></tr>
<tr><th colspan="2">⑤インスリン抵抗性とインスリン分泌能の両方改善(2021年に承認された新機序の血糖降下薬)</th></tr>
<tr><td rowspan="3">グリミン薬</td><td>【作用機序】グルコース濃度依存的インスリン分泌促進作用及びインスリン抵抗性改善作用により，血糖降下作用を発揮する。</td></tr>
<tr><td>【一般名(先発薬剤の商品名)】
イメグリミン塩酸塩(ツイミーグ)</td></tr>
<tr><td>【与薬・与薬後の観察上の注意】
・特にインスリン製剤，SU薬または速効型インスリン分泌促進薬との併用で低血糖リスク増大</td></tr>
<tr><th colspan="2">⑥配合剤</th></tr>
<tr><td colspan="2">【一般名(先発薬剤の商品名)】
ピオグリタゾン塩酸塩・メトホルミン塩酸塩(メタクト配合錠)／ビルダグリプチン・メトホルミン塩酸塩(エクメット配合錠)／ピオグリタゾン塩酸塩・グリメピリド(ソニアス配合錠)／ミチグリニドカルシウム水和物・ボグリボース(グルベス配合錠)／アログリプチン安息香酸塩・ピオグリタゾン塩酸塩(リオベル配合錠)／アログリプチン安息香酸塩・メトホルミン塩酸塩(イニシンク配合錠)／アナグリプチン・メトホルミン塩酸塩(メトアナ配合錠)／テネリグリプチン臭化水素酸塩水和物・カナグリフロジン水和物(カナリア配合錠)／シタグリプチンリン酸塩水和物・イプラグリフロジン　L-プロリン(スージャヌ配合錠)／エンパグリフロジン・リナグリプチン(トラディアンス配合錠)</td></tr>
<tr><td colspan="2">【与薬・与薬後の観察上の注意】
・配合する血糖降下薬の注意点と同じ
・メトホルミン含有配合剤はヨード造影剤と併用すると乳酸アシドーシスをおこすことがある。造影剤を使用する検査では投与を一時中止</td></tr>
</table>

看護師の血糖降下薬与薬での注意

これらの血糖降下薬の与薬と与薬後の観察において，看護師が知っておくべき注意点を表に記しています。与薬でも与薬後の観察でも，最も注意すべき血糖降下薬はインスリン分泌促進作用のあるSU薬とグリニド薬です。これら2群の血糖降下薬は，最も低血糖の危険性が高い薬剤ですので，与薬間違いをおかさないのはいうまでもなく，食事摂取量が減っていないかにも注意して与薬しなければなりません。

与薬時刻に関して注意を要するのは，グリニド薬やα-グルコシダーゼ阻害薬です。これらの薬は食直前(5〜10分前)に服用しなければなりません。特にグリニド薬は，食前30分の服用では食事開始前に低血糖をおこすおそれがあります。

また，投与日や投与間隔で注意すべきものとして，DPP-4阻害薬のうちのザファテック® とマリゼブ® があります。これらは週1回，同一曜日に服用するものです。勤務した医療機関に採用されていなくても，患者が持参薬として持ち込むこともあります。看護師管理で与薬する際に，間違って毎日与薬しないように注意しなければなりません。

血糖降下薬の患者間違いに特に注意

特にインスリン分泌を促進する血糖降下薬では，用法・用量の間違いも危険ですが，もっと危険なのは患者間違いです。たとえば，糖尿病ではない同姓の患者に，間違ってこの血糖降下薬を与薬してしまうなどです。もし，間違った患者に腎機能・肝機能障害があれば最悪です。血糖降下薬の代謝・排泄が遅れ，低血糖状態が長引きます。医師や看護師は，血糖降下薬が間違って投与されているなどとは想定していないので，意識障害が低血糖であることに気づくのが遅れる可能性があります。最悪の場合，死亡事故に至ります。

新人もできるだけ早く，就職した病院に採用されているインスリン分泌を促進する血糖降下薬の薬剤名を記憶し，与薬に際しては危険薬であることを意識し，確実な患者確認をし，さらに与薬後は低血糖症状にも注意をはらって観察しましょう。

与薬後の観察で低血糖症状に注意

健常人では，血糖値(血中グルコース濃度)は空腹時でもおおむね70 mg/dL以下に下がることはありません。グルコースは細胞，特に脳の細胞にとって不可欠なエネルギー源なので，生命維持のために血糖値を一定に保とうとする機構がはたらき，低血糖にならないようになっているのです。

しかし，薬物療法，特にインスリンやインスリン分泌促進作用を有する血糖降下薬の投与を受けている患者では，薬物が生体における血糖の恒常性維持のメカニズムを超えた血糖降下作用をもたらすため，低血糖がおこりえます。同じ量の薬物を服用していても，食事摂取時刻が遅れたり，体調により食事量が少なかったり，運動をしすぎたり，あるいは知らずに併用した薬剤(抗炎症薬など)との相互作用で血糖降下作用が強まったりすれば，予期しない低血糖がおこることがあります。また，もし間違って血糖降下薬を多く服用すれば，当然低血糖がおこる危険性が高まります。また，より厳密な血糖コントロールをしようとすればするほど，低血糖の危険にもさらされやすくなります。したがって，薬物療法を受けている糖尿病の患者では，つねに低血糖に注意して観察しなければなりません。

低血糖症状とは

一般に，血糖値が55〜60 mg/dLよりも低下すると，生体の防衛反応として交感神経系が優位になります。冷汗・動悸・ふるえという低血糖の典型的な症状は，この交感神経の興奮によってもたらされたものです。ここですみやかに糖が補給されると回復しますが，そのまま放置すると血糖値はさらに下がり，中枢神経症状としての意識障害，けいれんがおこってきます。

低血糖症状の出現には個人差がありますが，血糖値との目安はおおよそ**表2**になります。ただし，低血糖ではなくても高血糖からの血糖降下により，低血糖様症状があらわれることもあります。

典型的な症状があらわれない低血糖にも注意

糖尿病性神経障害のある患者は自律神経の障害のために，冷汗・動悸・ふるえなどの交感神経症状があらわれず，突然昏睡やけいれんなどの中枢神経症状があらわれることもあります。交感神経β遮断薬を服用している患者でも同様です。また，高齢者でも低血糖の典型的な症状があらわれないことがあります。そればかりか，認知症症状と間違われるような認知・行動の異常としてあらわれることがあります。

低血糖はいったん回復しても要観察

高齢者では腎機能や肝機能の低下により，血糖降下薬の代謝・排泄も遅れます。糖の補給で低血糖がいったん回復したかのように見えても，再発したり遷延したりする可能性があります。特に，長時間持続型のスルホニルウレア薬（オイグルコン® など）を服用している患者では，回復したあともしばらくは注意して観察する必要があります。

表2　低血糖症状と血糖値の目安

血糖値	低血糖症状
70～65 mg	異常な空腹感，あくびなど（気づかないこともあり）
60～55 mg	動悸，冷汗，ふるえ，頻脈など（交感神経症状）
50 mg～	眠気，集中力低下，頭痛，脱力，ものが見えにくい，言葉が出にくい，不安，抑うつ，過敏など（中枢神経初期症状）
30 mg～	意識低下，異常行動，麻痺，けいれん，昏睡（中枢神経症状の進行，大脳機能の低下）

（文献2），3）をもとに作成）

砂糖ですぐに改善しない低血糖もある

低血糖症状に対し，意識のある患者ならば砂糖（スクロース）を10～15 g程度摂取させることで5～10分後には血糖は上昇していきます。しかし，アカルボース，ベイスン®，セイブル® など，α-グルコシダーゼ阻害薬が併用されている患者の場合は，砂糖ではなくブドウ糖（グルコース）を補給しなければなりません。砂糖は二糖類ですので，これらの薬剤の作用で分解が抑えられてグルコースの吸収が遅れるため，血糖値はすぐには上がらないからです。これらの薬剤単独の服用では低血糖をおこすことはありませんが，インスリン分泌作用のある血糖降下薬やインスリンと併用している患者で注意が必要です。意識の低下した患者や経口摂取で改善しない低血糖に対しては，ブドウ糖の静注と点滴を行います。

与薬　SECTION 5

内服与薬エラーがおこりやすい薬剤や状況

服薬の自己管理が難しい高齢患者の増加により，多種類の定期処方薬に臨時処方薬が加わる内服与薬業務は想像以上に複雑です。ここでは，内服薬の与薬エラーがおこりやすい薬剤や状況について学びます。

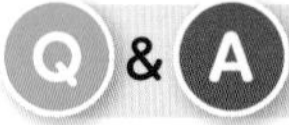

解答は 224 ページ

Q ● 内服与薬について正しいものに○をつけなさい。

① 薬剤が処方された背景の病態や理由を理解しておくことは，与薬エラー防止に役立つ。
② 用法・用量が複雑な薬剤や投与日が限定されている薬剤は間違いがおこりやすいので，特に注意しなければならない。
③ 患者の持参薬には看護師になじみのない薬剤も多いため，間違いがおこりやすいので注意しなければならない。
④ 術前に中止していた抗血栓薬の再開日には特に注意し，与薬忘れがおこらないよう注意しなければならない。

Comment

就寝時の催眠薬の重複投与に注意

就寝前に与薬する催眠薬は，2名の看護師による重複与薬がおこることがあります。患者は，誰が自身の担当看護師かわかりませんので，出会った看護師に催眠薬を求めることがあります。少ない職員で業務量をこなさなければならない準夜帯は，他チームの患者であっても，善意で担当看護師の代わりに与薬することがあります。その際，担当看護師に与薬済みであることを伝えていなかったなどから，担当の看護師が消灯前に配薬し，患者はすでに服用した薬剤とは知らずに服用し，結果的に重複投与となった事例が複数みられました。これが深夜のトイレ行動での転倒につながったという事例もありました。催眠薬は，消灯前の業務が集中する時間帯の与薬で，患者からの要求で与薬することもあるということが，重複投与の要因にもなっています。

なじみのない持参薬に注意

高齢患者は複数の基礎疾患をもつため，入院前に通院していた他病院で処方された薬を持参することがよくあります。高齢者の持参薬は当該病棟の処方薬とともに病棟で管理されることが多いですが，当該病棟の処方薬に比べてなじみが乏しいことや処方の理由への理解が不十分であることに加えて，処方切れの日が当該病棟の定期薬と異なることなどから，与薬間違いや忘れがおこりやすいです。

そのほか，持参薬のなかに術前に中止すべき薬があったことに気づかなかったり，持参薬を当該病院の処方に切り替える際に医師が規格を間違えたり，同種同効薬が当該病棟でも重複して処方されるなどもおこっています。持参薬の薬効，ハイリスク薬か否か，用法・用量の注意の有無を薬剤師から教えてもらっておくことは，間違いの防止に役立ちます。

投与量の増減や投与日・期間の限定がある薬剤に注意

病態の変化や検査結果により短期間に投与量の増減がある薬剤で，増減前後の薬剤が重複投与されたり，がん化学療法などの特別な治療と連動して投与日・投与期間が限定される臨時薬で，与薬忘れや間違いがおこっています。処方の背景にある患者の病態の変化や治療内容を理解していないことが間違いや忘れの間接的な要因になっています。注射薬に比べて内服薬は，処方の背景に関心が薄くなりがちです。新たに開始された薬剤や増減がある薬剤の理由を知ることは，与薬エラー防止に役立ちます。

観血的医療行為の前の抗血栓薬の休薬と行為後の再開

手術や侵襲的な検査など出血を伴う医療行為(観血的医療行為)の実施の前に一定期間休薬が求められる薬があります。代表的な薬剤は，抗血栓薬(抗凝固薬や抗血小板薬)，女性ホルモン薬(避妊薬・月経困難症治療薬)，経口血糖降下薬のビグアナイド薬などです。抗血栓薬は出血を増大するリスク，女性ホルモン薬は血液の凝固機能を高めて，血栓・塞栓を生じさせるリスク，ビグアナイド薬は造影剤の使用で乳酸アシドーシスをおこすリスクがあるからです。

こうした観血的医療行為の前に休薬する必要性がある薬剤は，添付文書や学会のガイドラインなどを参考にして，多くの病院で休薬すべき薬剤としてリスト化され，休薬期間の目安が決められています。

しかし，抗血栓薬を急に中止すると，一過性に血栓形成が高まり，血栓・塞栓症を誘発する危険性も指摘されています。手術自体が血栓を形成しやすくするため，何日前から休薬し，術後何日後から再開するかは，患者の背景や手術内容により血栓リスクと出血リスク双方から総合的に判断して決定されます。したがって，観血的医療行為をめぐる抗血栓薬の休薬と再開の忘れは，患者を出血リスクと血栓・塞栓のリスクにさらすことになります。

休薬すべき抗血栓薬を休薬し忘れた事例では，直前に気づいて手術が中止・延期になったり，気づかず実施して術後に出血した事例などがあります。薬剤としては，抗凝固薬のワーファリン®，プラザキサ®，イグザレルト®，リクシアナ®，エリキュース®や抗血小板薬のパナルジン®，プラビックス®，プレタール®などが多く報告されています。一方，術後に抗血栓薬の再開を忘れたために脳梗塞を発症した事例[4]も報告されています。そのなかには，医師の再開指示と看護師の指示受けのあり方に要因があった事例などもありました。

まれな，イレギュラーな用法・用量の薬剤に注意

内服薬は，1日3回1〜2錠食後，あるいは1日2回1錠朝夕食後，あるいは1日1回1錠朝食後に毎日服用という用法・用量で服用する薬が多いです。こうした頻度の多い用法・用量から外れる薬剤が処方の一部に混じっていると，用法・用量の間違いがおこりやすくなります。たとえば，食直前(5〜10分前くらい)に服用しなければならない薬剤です。血糖降下薬のうち，速効型インスリン分泌促進薬とα-グルコシダーゼ阻害薬がそうです。特に速効型インスリン分泌促進薬は，食前30分前の服用では食事開始前に低血糖をおこすおそれがあります(➡ 与薬 SECTION 4)。食前に服用する薬はときどきありますが，食直前服用の薬はまれです。なぜ食直前なのかを理解していな

ければ，見落としてしまいます。

また，投与日や投与間隔に制約が設けられている薬剤も同様です。代表的な薬剤として，抗リウマチ薬のメトトレキサート(リウマトレックス®など)があります(図1)。メトトレキサートの用法は特殊です。1日目に1回，もしくは12時間ごとに2回に分けて服用して残り6日間休薬する，もしくは1日目から2日目にかけて12時間ごとに3回に分けて服用し，残り5日間を休薬するもので，これを1週間ごとに繰り返します。もし間違って連日投与すると，骨髄抑制などの重大な副作用をまねきます[5,6]。リウマチ専門医以外の医師による処方ミスに加えて薬剤師の処方監査の不適切が原因の事例のほか，看護師の与薬ミスによる事例もおこっています。特に抗リウマチ薬になじみのない病棟に入院した患者が持参薬として持ち込むときなどに注意が必要です。

そのほかに骨粗鬆症治療薬のビスホスホネート製剤は，毎日1回服用する規格，週1回服用する規格，4週間に1回服用する規格，1か月に1回服用する規格の薬剤があります(図2)。たとえば，商品名でいうと，フォサマック®，ボナロン®などのアレンドロン酸は，1日1回服用する5 mg錠と週1回服用する35 mg錠があります。アクトネル®，ベネット®などのリセドロン酸は，1日1回服用する2.5 mg錠と1週間に1回服用する17.5 mg錠，1か月に1回服用する75 mg錠などがあります。これらは薬剤の規格によって服用間隔が異なります。ただし，いずれも起床時に服用しなければなりません。

そのほか，血糖降下薬であるDPP-4阻害薬のザファテック®とマリゼブ®も週1回投与の薬剤です(➡ 与薬 SECTION 4)(図3)。こういった薬剤を間違って連日投与すれば，過量投与による重大な副作用につながります。間違いを防ぐために日付が記入できる特別な包装シートで提供されています。毎日服用という固定観念にまどわされず，投与日を確認しましょう。

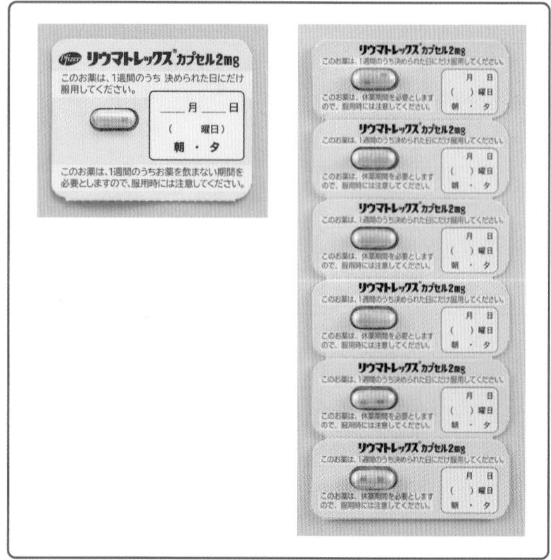

図1　メトトレキサート(抗リウマチ薬)

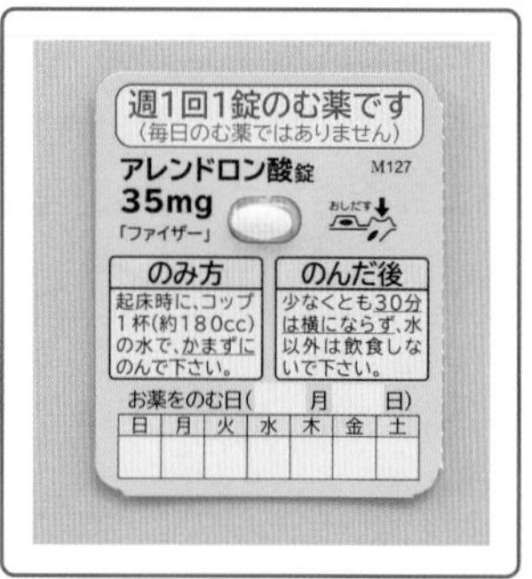

図2　アレンドロン酸
(骨粗鬆症治療薬)

マリゼブ錠 12.5mg
糖尿病用薬
週1回1錠のむ
毎日のむお薬ではありません
月 日
曜日に
1錠のむお薬です

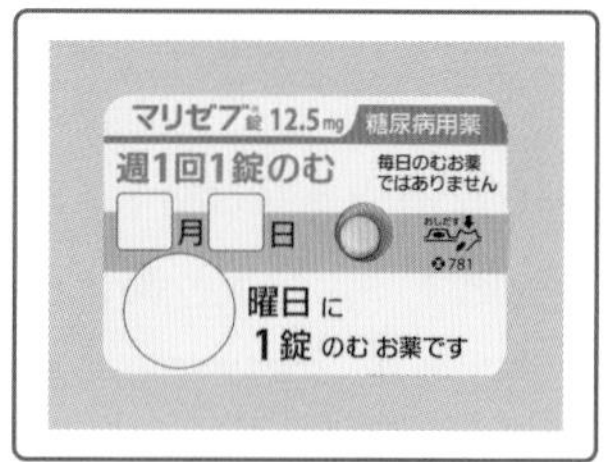

図3　DPP-4阻害薬
(血糖降下薬)

与薬　SECTION 06

高齢患者のPTPシートの誤飲

高齢患者の増加で，入院患者でもPTPシートごと服薬する事故が増えています。PTPシートの誤飲は，食道などの消化管穿孔につながる危険性があるため，ここではその危険と事故の背景について取り上げます。

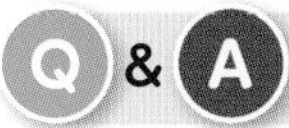

解答は224ページ

Q　高齢患者の服薬を看護師が管理している。最も適切な与薬のかたちはどれか。

① 患者が入院前にPTPシートから薬剤を取り出して服用できていたのであれば，1錠ずつPTPシートを切り離して与薬する。

② 患者にPTPシートの誤飲歴がないことを家族から確認できれば，1錠ずつPTPシートを切り離して与薬する。

③ PTPシートを切り離さず持参し，ベッドサイドでシートから1錠ずつ薬剤を取り出し，患者に与薬する

④ PTPシートを1錠ずつ切り離して持参し，ベッドサイドでシートから薬剤を取り出して患者に与薬する。

Comment

PTPシートとは

PTP(プレススルーパッケージ：press through package)とは，凸型に形成した樹脂(ポリ塩化ビニルやポリプロピレンなど)のシートに錠剤やカプセルを入れ，アルミ箔で蓋をして加熱圧着した包装をいいます。薬剤の品質を維持するための防湿性に優れているため，現在の錠剤・カプセルの約9割がPTPシートで提供されています[7)]。

PTPシートの普及と高齢化の進行により，PTPシートごと錠剤やカプセルを服用してしまう事故が多数報告されるようになりました。そこで，業界団体は1996年に，PTPシートを手で1錠分ずつ切り離せないよう，それまでの縦横のミシン線から縦か横の一方向のみのミシン線に変更するなどの対策をとりました。しかし，その後もPTPシートの誤飲事故はあとを絶たちません。

PTPシートの誤飲

PTPシートを誤飲すると，多くは下咽頭か食道粘膜に引っ掛かります。成人の下咽頭・食道異物の原因のなかで，PTPシートは魚骨の次いで多く[8)]，PTPシートの鋭利な角で食道穿孔をおこした事例のほか，少数ながら十二指腸，小腸，S状結腸の穿孔事例も報告されています。

PTPシートは単純X線撮影では描出できないことも多く，診断にはCTが用いられます。一般にPTPのシート部分はCTで高信号を示しますが，CTでもまったく映らないものもあり，診断の遅れで，消化管穿孔など重大な事態に至る可能性があります[9]。

PTPシートの誤飲の要因

医療機能評価機構はこれまでに2回，PTPシートの誤飲に関する医療安全情報[10,11]を発出し，PTPシートを1錠ずつに切り離さないよう注意を喚起しています。PTP誤飲71事例の分析[12]によると，そのうちの2/3が看護師管理下で服薬していた患者に看護師がPTPシートを1錠ごとに切り離したかたちで提供したなかでおこっていました。

看護師がPTPシートを1錠ごとに切り離して患者に提供した背景には，PTPシート誤飲の危険性を看護師がまったく認識していなかったことや，PTPシートで渡しても患者が薬剤を取り出して服用できると判断していたことなどがありました。一方，いつもは，1回分のシートで渡して，患者がシートから取り出して服用するのを確認していたが，患者が不在だったり，患者があとで服用すると言ったために，そのまま置いてきたところ，誤飲してしまった，などの事例がありました。そのほか，看護師管理下にある患者の与薬ルールが統一されていなかったことも背景要因としてあげられていました。たとえば，看護師が1回分を切り取って渡したあと，患者がPTPシートから薬剤を取り出すのを見守る看護師と見守らない看護師がいたり，患者の薬剤ケースにPTPシートから薬剤を取り出して入れる看護師とシートのまま入れる看護師がいるなど，与薬の仕方がまちまちでした。

そのほか，患者の服薬能力の評価で，配薬のみすればPTPシートから取り出し服薬できる患者と，配薬から服薬まで支援を要する患者とに分けていたところ，前者と評価していた患者がPTPシートごと誤飲してしまった事例があり，評価のあり方にも課題がありました。

誤飲の認識や症状の訴えがない場合も

事例の約7割は患者自らがPTPシートを誤飲したことを医師や看護師に伝えていましたが，一方で，誤飲の認識はなく，咽頭違和感などが出現し検査で誤飲が判明した事例が2割，誤飲の認識も症状の訴えもなく，意図せず行った別の検査で偶然に発見された事例が1割ありました。誤飲の認識も症状の訴えもなかった1割の患者は，発見の遅れから重大な事態につながる危険があることを意味しています。

服薬を自己管理している患者も安心できない

入院前の自宅ではPTPシートから自ら薬を取り出し，服薬できていた患者でも，入院後にPTPシートの誤飲がおこっていました。高齢者は，入院による環境の変化と侵襲的検査や治療により，心身両面でストレスが重なると認知機能が変動します。入院時の服薬能力の評価どおりにはいきません。入院時にPTPシートの切り離しによる誤飲事故の危険性を説明していても，覚えていないことも多いでしょう。患者の状況に応じて，適宜服薬を看護師管理下に変更することが必要です。

最悪の医療事故，血液型不適合輸血

血液型不適合輸血はきわめて重篤な医療事故に至る危険性があります。注射業務と同様，輸血業務にも看護師が大きくかかわるため，輸血事故をおこさないために，ここでは血液型不適合輸血について学びます。

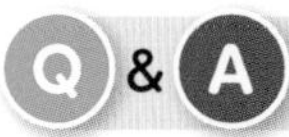

解答は 224 ページ

Q1 血液型がO型・A型・B型・AB型の人それぞれについて，赤血球表面にもっている抗原と血漿中にもっている抗体に(＋)を，もっていない抗原・抗体に(－)を，右表に書き入れなさい。

患者の血液型	赤血球表面の抗原		血漿中の抗体	
	A 抗原	B 抗原	抗 A 抗体	抗 B 抗体
O 型				
A 型				
B 型				
AB 型				

Q2 右表には患者の ABO 血液型と赤血球製剤の組み合わせが示されている。輸血すれば重大事故になりうるものに×を書き入れなさい。

患者の血液型	輸血する赤血球製剤の血液型			
	O 型	A 型	B 型	AB 型
O 型				
A 型				
B 型				
AB 型				

Comment

血液型とは

血液型は赤血球の表面にある抗原によって決まります。赤血球表面には数百種類の抗原が存在しています。そのなかでも，臨床的に最も重要なのはABO式とRh式の2つの血液型です。

ABO血液型は，1900年にオーストリアのランドシュタイナーが，ヒトの血清(血漿からフィブリノゲンを除いたもの)に他人の赤血球を混合すると凝集する場合としない場合があることを発見し，血液に型があることを発表したのがはじまりです。

一方，Rh血液型は，1940年にランドシュタイナーと弟子のウィナーがヒトの赤血球にアカゲザル(Rhesus)と共通の血液型抗原があることを発見し，D抗原による血液型を，アカゲザルの頭文字をとってRhと命名しました。D抗原陽性はRh(+)，D抗原陰性はRh(−)とあらわされ，日本人ではRh(−)は0.5%と少数です。

血液中の抗原と抗体

A型の人の赤血球にはA抗原があり，血漿中には抗B抗体があります。B型の人の赤血球にはB抗原があり，血漿中には抗A抗体があります。O型の人の赤血球にはA，Bどちらの抗原もありませんが，血漿中には抗A，抗B両抗体があります。一方，AB型の人の赤血球には両抗原がありますが，血漿中にはどちらの抗体もありません。それはなぜでしょうか。

その理由は，自らがもっている抗原に対しては抗体をつくらないというしくみ(免疫寛容)があるからです。AあるいはB抗原様物質は自然界に広く存在しているため，人はそれらにつねに感作されて，抗A抗体，抗B抗体をつくろうとします。しかし，免疫寛容によって，A抗原をもっているA型の人は抗A抗体をつくらず抗B抗体のみを，同様にB型の人は抗A抗体のみを，O型の人は両抗体をつくり，そしてAB型の人はいずれの抗体もつくらない[1)]というわけです。

血液型判定の方法

抗A抗体・抗B抗体を用いて，その人の赤血球のA・B抗原を調べる検査をオモテ検査といい，既知のA型赤血球・B型赤血球を用いて，その人の血漿中の抗A抗体・抗B抗体を調べる検査をウラ検査といいます。

赤血球膜上で抗原抗体反応がおこると，肉眼的に観察できる凝集塊が形成されます。ABO型の判定では，必ずオモテ検査とウラ検査の双方を行い，両者が一致したときに血液型を判定します。一方，Rh式血液型は抗D抗体を用いて判定します。

血液型不適合輸血とは

ABO血液型不適合には，メジャーミスマッチとマイナーミスマッチがあります。輸血した赤血球が患者の血漿中の抗体で破壊されるときに，最も重篤な溶血がおこります。この不適合が**メジャーミスマッチ**です。

たとえば，O型の患者にA型・B型・AB型の血液を輸血すると，患者の血漿中の抗A抗体・抗B抗体で輸血した血液の赤血球はただちに破壊されて溶血し，ショックや播種性血管内凝固症候群(DIC)，急性腎不全などを合併し，最悪の場合には死亡してしまいます。患者自身の赤血球が破壊されて溶血をおこすものをメジャーミスマッチと誤解している人がいますが，そうではありません。

一方，O型の血液をA型・B型・AB型の患者に輸血すると，輸血した血液中の抗A抗体と抗B抗体が患者の赤血球を破壊しますが，輸血された血液中の抗体は患者の血液によって希釈され，よほど大量に輸血しない限り重篤な溶血反応はおこりません。この不適合が**マイナーミスマッチ**です。

Rh血液型不適合は，ABO式血液型不適合に比べると症状は軽く，輸血後1〜数時間後に出現するといわれています。これは，ABO式血液型不適合は血管内溶血が主体であるのに対し，Rh式血液型不適合は脾臓などで溶血する血管外溶血が主体だからです。

なぜ交差適合試験を行うか

交差適合試験(クロスマッチングテスト)は，患者と輸血する血液製剤のABO血液型が合致し，不規則抗体による不適合がないことを確認する検査で，ABO不適合輸血を防止するうえで重要な砦といえます。

輸血する血液の血球と患者の血漿との適合検査を**主試験**とよびます。主試験で陽性はメジャーミスマッチを意味しているので，その血液はけっして輸血に用いてはなりません。主試験はきわめて大事な試験です。一方，輸血する血液の血漿と患者の血球との適合検査を**副試験**とよびます。

血液型が変わることはあるのか

血液型は通常，一生変わることはありません。しかし，他人の造血幹細胞を移植された患者では血液型が変わることがあります。造血幹細胞移植とは，自らの骨髄で正常な造血ができない白血病や再生不良性貧血の患者などに，赤血球・白血球・血小板の3種類の血球のもとになっている細胞(造血幹細胞)を移植し，造血能の再構築をはかるものです。

造血幹細胞移植には，①骨髄移植，②臍帯血幹細胞移植，③末梢血幹細胞移植の3つの方法があります。他者の造血幹細胞を移植する場合は，HLA抗原(ヒト白血球抗原)が一致すれば，ABO式の血液型は一致しなくても移植は可能です。したがって，血液型の異なるドナーから移植された場合には，患者がドナーの血液型に変わることがあります。

採血ミスによる血液型不適合輸血

血液型判定用の採血とクロスマッチ用の採血を同時に行う状況での採血ミスは，重大な輸血事故につながる危険性があります。ここでは採血行為にひそむ血液型不適合輸血の危険を学びます。

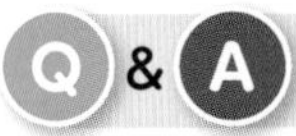

解答は 225 ページ

Q 患者の血液型間違いにつながると思われるものに○をつけなさい。

① 血液型判定用の採血管のラベルの患者名を間違えた。
② 血液型判定用の採血の際に，間違って隣のベッドの患者から採血した。
③ 2 名の救急患者に血液型判定用の採血を行う際に患者を取り違えた。
④ 前回入院の際に判定した血液型を，今回入院のカルテに書き写すときに間違えた。
⑤ 患者の血液型判定用の採血管が，他患者の複数本の採血管とともに試験管立てに置かれていた。順次採血する際に間違って他患者からその採血管で採血した。
⑥ 緊急の血液型採血で，採血後に採血管のラベルに患者名を手書きで書いたが，その際，つい同室の他患者名を書いた。

Comment

採血ミスが血液型不適合輸血につながる

注射や輸血など，患者の血管内に何かを入れる行為に比べると，採血行為の危険性は低いと考えがちです。しかし，もし，血液型判定用の採血の際に患者を間違ったらどうでしょうか。たまたま同じ血液型の患者であれば幸運ですが，そうでなければ異なる血液型が報告されて，異なる血液型の血液製剤が取り寄せられてしまいます。血液型採血と同時にクロスマッチ用の採血を行っていれば，血液型不適合輸血の重要な砦である交差適合試験もくぐり抜け，最悪の輸血事故がおこるかもしれません。採血行為，特に血液型判定用とクロスマッチ用の採血は非常に危険な採血であることを認識してください。

入院時に行う血液型判定用の採血を，一般検査用の採血と同時に行う病院は多いです。もし，採血間違いがあっても，生化学検査などは入院中にさらに複数回実施されるので，検査データの違いから採血間違いを発見する機会があります。しかし血液型は，かつてはほとんどの病院で 1 回きりの検査だったので，間違った血液型がそのまま患者の血液型として記録される危険性がありました。そこで，2005 年に厚生労働省から出された「輸血療法の実施に関する指針」(改定版)では，血液型の判定は，異なる時期に 2 回，そのつど採血して，同一の判定結果が得られたときに確定すべきと盛り込まれました。しかし，重篤な救急患者などで 1 回の採血で血液型を判定せざるをえないときもあり，いずれにしても血液型判定用の採血には注意が必要です。

採血ミスによる血液型の間違いはどのようなときにおこるか

採血ミスでの血液型の間違いは，2つのパターンでおこります。1つは採血すべき患者を間違えたもの。もう1つは，患者名の異なる採血管に採血したものです。過去の事例をもとに，それぞれの間違いの要因を整理しました。

●採血患者間違い

注射での患者間違いの発生状況や要因と，基本的に同じです(➡ 注射 SECTION 15)。同姓や似た苗字の患者，カタカナで書くと似た氏名の患者，隣のベッドの患者などとの間違いが多いようです。また，複数名の患者を順次採血をするときなどに患者を混同した事例もありました。

●患者名の異なるスピッツに採血

これは2つのグループに分かれます。ラベルの患者名が間違っていたというものと，間違って他患者名の採血管に採血したものです。

前者は，特に手書きによる患者名の書き間違いや，似た氏名のラベルを間違って貼ったものです。特に緊急の採血では，採血後に患者名のラベルを貼ることがありますが，これは患者名の貼り間違いにつながりやすいため，必ず採血前に患者名のラベルを貼ることを心がけましょう。

一方後者は，朝の採血などで複数人分の採血管を持ち歩きながら順次採血するときに，ほかの患者の採血管の中に血液型判定用の採血管が混じってしまったというものです。試験管立てなどに，複数名の採血管を並べて採血するのは危険です。必ず紙コップなどに1患者単位で採血管を分けておきましょう。

危険な採血と意識することが重要

こうした採血でのミスを防ぐには，採血者が，血液型判定用やクロスマッチ用の採血が輸血事故につながる危険な採血であると意識することが重要です。“危険”を意識すれば，人は注意します。危険性を意識させる手段として，血液型判定やクロスマッチ用採血管に，なんらかの「危険マーク」をつけておくのもよいでしょう。

また，**血液型判定用とクロスマッチ用の同時採血は原則として行わない**ことも重要です。もし，救急や緊急事態で同時に採血せざるをえないならば，患者と採血管の患者名が合っていることをダブルチェックしましょう。もちろん，意識のある患者には血液型を必ず確認します。

採血ミス以外でも血液型間違いがおこる

採血ミス以外の原因で生じる血液型の間違いは，検査室での間違いと病棟での間違いに分けられます。

●検査室での間違い

血液型判定を間違えるといった検査技術上の間違いのほかに，検査前に患者の血液検体を取り違えたための間違いや，検査後に判定結果を伝票に記載したり，電子カルテに入力する際に間違えて，結果的に血液型の間違いになった事例があります。

●病棟での間違い

紙カルテを使用する病院で，血液型検査結果を同姓の他患者のカルテに間違って貼ってしまったために，血液型の間違いがおこった事例があります。血液型の検査結果をカルテに貼るときには，患者IDも確認して貼りましょう。そのほか，前入院のカルテから血液型検査結果を転記する際に間違った事例もあります。そのほか，病歴室に電話で血液型を問い合わせた際の伝達ミスもありました。

血液製剤の取り違えによる血液型不適合輸血

血液型不適合輸血の原因で最も多いのは血液製剤の取り違えです。ここでは，輸血部で血液製剤をもらい受けてから輸血を実施（血液製剤を接続）するまで，血液製剤の取り違えがどのような状況で発生するのかを学びます。

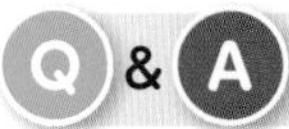

解答は 225 ページ

Q ● 血液型不適合輸血の原因となる血液製剤の取り違えがおこりやすい状況に○をつけなさい。

①2名の患者の輸血が5分後に予定されているので，2名分の血液製剤を冷蔵庫から出して，急いで輸血準備を行っている。

②2名の患者用の血液製剤を輸血部からもらい受け，1つのトレイに入れて冷蔵庫に保管している。

③2名の患者用の血液製剤を1患者分ずつ別のトレイに入れて冷蔵庫に保管し，1患者分ずつ輸血準備をしている。

Comment

さまざまな原因でおこる血液製剤の取り違え

血液製剤取り違えの要因は，輸血部など血液製剤を管轄する部署→各部署（病棟，手術部など）への血液製剤の払い出し→部署内に保管→輸血準備→輸血実施，のそれぞれのプロセスにおいて存在します。

● 各部署への払い出し時の取り違え

同時手術中のほかの患者の伝票で血液製剤をもらい受けたために間違った事例がありました。この場合は，伝票と照合しても間違いを発見できません。また，受領した血液製剤に患者名を記載するときに，ほかの患者名を書いたことが血液製剤の取り違えにつながった事例もありました。

● 各部署内での保管に関する取り違え

同時手術中の他患者の血液製剤と混同した事例，2名分の血液製剤に伝票が取り違えて置かれていた事例など，複数名分の血液製剤の冷蔵庫での保管のあり方が影響していました。

● 輸血準備での取り違え

複数名分の凍結血漿を融解して患者ごとに1本のバッグにまとめる際に，ほかの患者用の血漿が混ざったという事例がありました。

● 輸血実施（血液を輸血ラインに接続）時の取り違え

ほかのスタッフから口頭で手渡された血液製剤を信じて確認しなかったという業務連携のわるさによる事例がありました。また，“あわてて”血液製剤をつなぐときに取り違えた事例が複数ありました。あわてて血液製剤をつなぐ状況とは緊急時や更新時です。特に，1本目の血液製剤が予想以上に早く終わって，2本目に更新するときには注意が必要です。あわてて持参し，接続しようとします。このとき，確認を怠る危険性があります。

一方，同時に複数患者用の血小板を持ち歩きながら更新していて，取り違えた事例もありました。「わずか2名分だから」などと安易に考えないことです。

以上の事例をみれば，各部署への血液製剤の払い出しから輸血実施までのそれぞれのプロセスで，血液製剤の確認が必要であることはいうまでもありません。

同時の保管・運搬・準備・実施は取り違えの危険状態

血液製剤の取り違えは，取り違えるほかの患者用の血液製剤が存在していなければおこりえません。つまり，複数患者用の血液製剤が**同時保管・運搬**，**同時準備**されている状況，さらに複数患者の輸血が**同時進行**している状況こそが，取り違えがおこる危険状態だと感じる感性をもたなければなりません。そこになんらかの注意力を低下させたり，注意力を分散させる要因が加わったりするときが特に危険です。その1つが"あわてて"血液製剤を取り扱うときです。血液製剤の保管・運搬・準備・実施は，1患者単位で区切りをつけることが重要です。

緊張感が薄れる血液製剤の更新時に注意

血液製剤の更新時にも特に注意が必要です。1本目の血液製剤をつなぐときは慎重にダブルチェックを行いますが，2本目，3本目とつなぐなかで初回の緊張感が薄れていき，つい，おざなりの確認で血液製剤を更新してしまうことがあります。2本目でも3本目でも，不適合輸血がおこる危険性は同じです。どのような状況でも所定の手順を踏んで血液製剤の確認をしなければなりません。

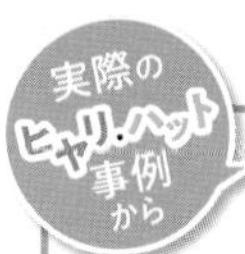

複数患者用の血液製剤の同時冷蔵庫保管

当日3名の患者が輸血予定で，前日から病棟の冷蔵庫に赤血球製剤が3名分5単位保管されていた。赤血球製剤を取り出す際に，つい別の患者用のものと間違えてしまった。

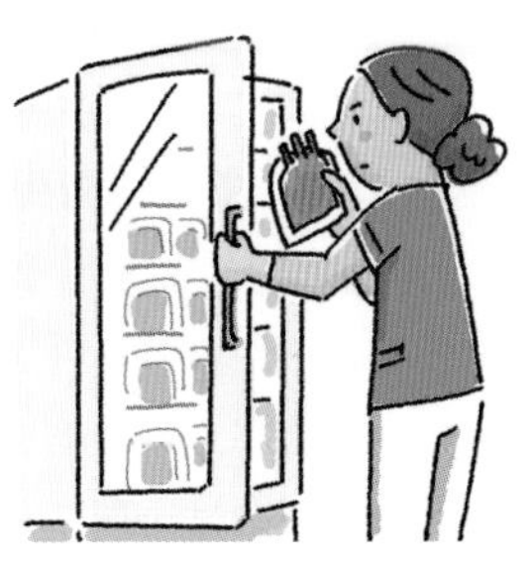

患者間違いによる血液型不適合輸血

血液製剤は正しく準備されても，輸血する患者を間違えれば不適合輸血になります。輸血の患者間違いも点滴の患者間違いと基本的に同じ要因でおこりますが，点滴の患者間違いとは比べものにならない重大な結果になりえます。ここでは，血液型不適合輸血につながる患者間違いの防止について取り上げます。

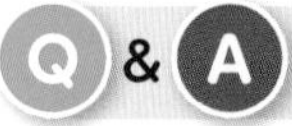

解答は 225 ページ

Q 輸血の患者間違いを防止するために，正しいものに○をつけなさい。

① ナースステーションで，血液製剤の患者名と医師の輸血指示の患者名が合っていることをダブルチェックする。

② 患者のベッドサイドで，血液製剤の患者名と患者のリストバンドの患者名が合っていることをダブルチェックする。

③ 患者のベッドサイドで，血液製剤の患者名と血液型，患者のリストバンドの患者名と血液型が合っていることをダブルチェックする。

Comment

輸血の患者間違いはなぜおこるのか

輸血実施時の患者間違いも，注射実施時の患者間違いと基本的に同じ条件で発生します(➡ 注射 SECTION 15)。患者間違いの最も多い要因は，患者が似ている，なんらかの共通性をもっていることです。同姓，似た苗字，似た病態の患者などが該当します。次に多いのは，同時刻に輸血予定の患者が複数名いたためにおこった患者間違いです。

そのほか，輸血予定の患者がベッド移動したことを知らなかったために間違いかけた事例や，患者の苗字だけを口頭で告げた不確かな業務連携で間違ったケースがありました。さらに，患者に血液製剤を持って行く途中にほかの患者に呼ばれ，ついその患者のラインに血液製剤を接続したという，いわゆる途中中断が間違いの要因となったものもありました。また，めずらしいケースではありますが，複数の静脈ライン類が留置されている2名の患者の間に複数の点滴台があり，血液製剤をかける点滴台を間違え，結果的に患者間違いになったケースもありました。

実施時以外の要因で生じる患者間違い

患者間違いのほとんどは，血液製剤を静脈ラインにつなぐ時点でおこっていますが，医師の指示に起因した患者間違いもあります。それは，電子カルテの他患者画面から間違って輸血指示をしたことなどにより，輸血伝票の患者名が間違っていたというものです。主治医が立ち会っていなければ，この間違いは発見できないかもしれません。

血液を静脈ラインにつなぐ直前がクリティカルポイント

注射も輸血も，患者の血管内に注入する行為はすべて同じことがいえますが，血液製剤を静脈ラインに接続しようとする，その直前がまさにクリティカルポイントです。大出血などの緊急事態でどんなにあわてていても，ベッドサイドで患者を前にして，血液製剤をつなぐその直前に患者のリストバンドと血液製剤の患者名と血液型を照合し，合っていることをダブルチェックしましょう。メジャーミスマッチがおこりうる赤血球製剤では特に慎重さが必要です。患者間違いによる輸血事故の多くが，ナースステーションで血液製剤と輸血伝票の患者名とを照合しただけで実施したものです。ナースステーションでは患者確認をしたことにはなりません。

また，いったんベッドサイドで照合したあとになんらかの理由で輸血が待機となり，冷蔵庫に保管する状況があるかもしれません。すでに患者名と血液型のダブルチェックがすんでいると考えがちですが，再度，血液製剤の接続直前にベッドサイドで患者のリストバンドと血液製剤の患者名と血液型を照合しなければなりません。

輸血認証システムの使用下でも間違いが

輸血事故を防止するために，バーコードによる照合などの輸血認証システムの導入が進んでいます。しかし，認証システムを使用したにもかかわらず，間違った患者に輸血された事例がおこっています。たとえば，認証システムでエラーと出たにもかかわらず，「機器の故障」と安易な解釈をして，間違った患者に輸血を実施した事例がありました。また，ナースステーションなど，患者と離れた場所で認証システムを用いて輸血伝票と血液製剤と照合し，そのあと間違って他患者に血液製剤を持参して接続した事例[2)]がありました。

業務途中の中断による注意力の途絶

赤血球製剤を輸血予定の患者に持っていく途中に，ほかの患者に呼ばれて対応した。対応したあと，ついその患者の輸液ラインに赤血球製剤をつなごうとした。

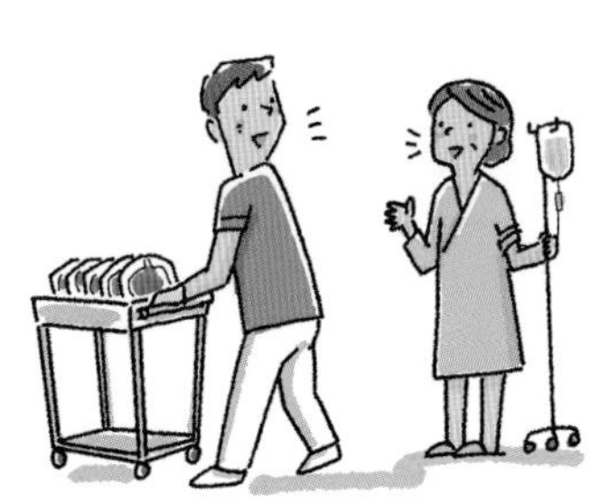

不適合輸血の早期発見のための観察と対応

万一，間違った血液型の輸血が開始されたならば，いかに早く気づいて輸血をストップするかが被害拡大防止のカギになります。したがって，看護師にまかされる輸血開始後の観察は非常に重要です。ここでは，血液型不適合輸血の早期発見のための観察と対応について学びます。

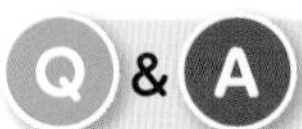

解答は 225 ページ

Q ● ABO 血液型不適合輸血の早期発見のために，最も適切と思われるものに○をつけなさい。

① 不適合輸血では初期から血圧や脈拍などのバイタルサインに変化が出るので，開始直後は心電図モニタを装着してナースステーションで観察する。

② 蕁麻疹は不適合輸血の初期症状なので，かゆくなったら呼ぶよう患者に伝えておく。

③ 気分不良などの少しの不調はがまんして続行してもらうほうがよいが，バイタルサインに異常があれば医師を呼ぶ。

④ 不適合輸血の初期症状は，注入血管に沿った痛みやしびれのほかに頭痛，腰痛などの非特異的な症状がおこることもあるため，少しでも不調はないかを患者に尋ねながら，少なくとも５分はベッドサイドで注意深く観察する。

Comment

血液型不適合の早期発見，初期観察は特に重要！

万一，赤血球製剤の血液型不適合輸血が行われたとき，いかに早く気づき，輸血を中止して処置に移れるかが生死の分かれ目です。輸血開始後10〜15分間は1 mL/分程度(成人の場合)[3]の速度で緩徐に注入しながら，観察を怠らないようにします。そのためには，不適合輸血による生体反応のメカニズムを理解して，早期発見のための知識を身につけましょう。

血液型不適合輸血の初期症状

血液型不適合輸血が行われると，赤血球膜上の抗原抗体複合体が補体をつぎつぎと活性化し，赤血球を破壊して溶血がおこります。この過程で，さまざまな生物学的活性を持った中間体が放出されます。そのなかにはアナフィラトキシンとよばれる強い炎症とアナフィラキシー様症状を引きおこす物質があります。また，これらの物質には強い血管収縮作用もあります。

不適合輸血というと，初期から血圧降下やショック状態になると考えがちですが，必ずしもそうではありません。いくつかの文献[4,5]では，むしろ，初期には血圧が上昇すると述べられています。輸血開始直後から，注入血管に沿った熱感と痛み，胸痛，背部痛，腰痛，顔面紅潮，胸部圧迫感，悪寒・発熱，血圧上昇・低下，赤色尿(溶血によるヘモグロビン尿)がないかどうかを注意深く観察してください。自覚症状を訴えることができない全身麻酔下の患者や意識障害の患者では，不適合輸血の発見が遅れがちです。その際には**赤色尿**が重要なサインになるので，バイタルサインのみならず，尿の色調の変化にも注意しましょう。特に**開始後5分**は重要ですので，ベッドサイドで観察しなければなりません(念のため15分間は注意を怠らないようにします)。この輸血開始初期の注意深い観察は，血液を更新するたびに行う必要があります。

上記のような訴えがあれば輸血をただちに中止し，医師に報告するとともに，血液が適切か否かを確認しなければなりません。さらに不適合輸血を続けると，アナフィラキシー様反応が出現しショックになり，腎不全，DICを合併し，きわめて重篤な病態に進展します。

輸血にはそのほかの副作用も

輸血による副作用は，溶血性副作用と非溶血性副作用に分かれます。前者で最も重篤なものがABO血液型不適合による溶血です。そのほかにも，自己抗体による溶血がおこることもあります。

輸血による副作用で圧倒的に多いのは，後者の非溶血性副作用です。症状としては，発熱と蕁麻疹が高い割合を占めていますが，アナフィラキシー様の重篤な症状があらわれることもあります。過去の輸血などによって産生された白血球や血小板，血漿成分に対する抗体などが原因といわれています。症状の出現は，輸血中から輸血後2時間くらいですが，開始直後に出現するケースもあり，不適合輸血の症状と判別がつきにくいこともあります。いずれにしてもすみやかに医師に報告しましょう。

血液製剤によって異なる保存方法と有効期限

血液製剤の保存の誤りや，有効期限を知らなかったために期限切れで廃棄せざるをえなくなった事例が報告されています。ここでは，血液製剤を無駄にしないために，保存方法と有効期限について学びましょう。

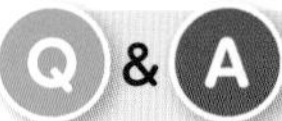

解答は 225 ページ

Q1 ● 各血液製剤の保存温度を選びなさい。

① 赤血球液　(ア．2～6℃　イ．20～24℃　ウ．－20℃以下)で保存
② 新鮮凍結血漿　(ア．2～6℃　イ．20～24℃　ウ．－20℃以下)で保存
③ 濃厚血小板　(ア．2～6℃　イ．20～24℃　ウ．－20℃以下)で保存

Q2 ● 各血液製剤の有効期限を選びなさい。

① 赤血球液　採血後(ア．4日　イ．28日　ウ．60日)
② 濃厚血小板　採血後(ア．24時間　イ．4日　ウ．7日)
③ 洗浄赤血球液　製造後(ア．48時間　イ．4日　ウ．21日)
④ 新鮮凍結血漿　採血後(ア．1か月　イ．6か月　ウ．1年)

Comment

血液製剤の保存温度と有効期限

血液製剤には，全血製剤のほかに，赤血球，血小板，新鮮凍結血漿(FFP)などの分画血液製剤があります。大量緊急輸血を除き，患者が必要としている血液成分のみを輸血する成分輸血が主流となっています。ここでは汎用される血液製剤を取り上げます(図)。

● 赤血球製剤

貧血の患者へのヘモグロビンの補給に用いられます。赤血球製剤には「赤血球液」「洗浄赤血球液」「解凍赤血球液」などがありますが，最も汎用されているのは「赤血球液」です。1バッグが血液200 mLに由来する赤血球液(約140 mL)と，400 mLに由来する赤血球液(約280 mL)があります。赤血球液の有効期限は，採血後28日間(2023年3月より，21日から28日に変更[6])とほかの血液製剤よりも長くなっています。しかし，洗浄赤血球液は製造後48時間，解凍赤血球液は製造後4日間です。保存温度は2～6℃です。冷やしすぎると溶血するおそれがあります。

● 血小板製剤

血小板減少や血小板機能異常に基づく出血の治療などに用いられます。血小板製剤は，約20 mLを1単位として，1・2・5・10・15・20単位の規格があります。「濃厚血小板」は20～24℃で，水

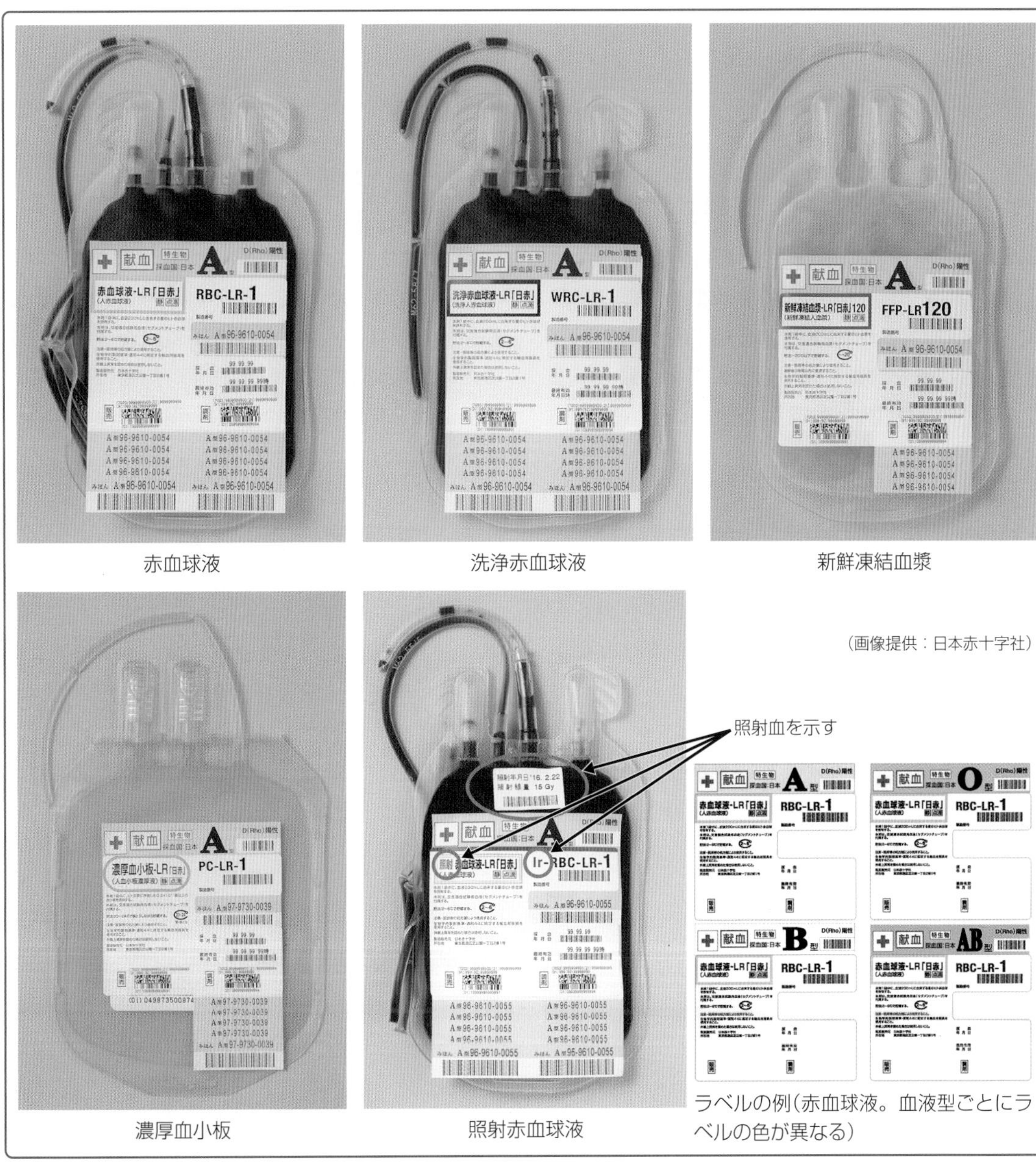

図　おもな血液製剤

平振盪で保存します。その有効期限は採血後 4 日間です。

● 血漿製剤

「新鮮凍結血漿」は，凝固因子補充のために用いられます。栄養補給や単なる血漿タンパク質・アルブミン量の維持を目的に使用するものではありません。有効期限は採血後 1 年間です。保存温度は－20℃以下です。－20℃以下にするのは，凝固因子の第Ⅴ因子，第Ⅷ因子などの活性を保つためです。使用時は，ビニール袋に入れたまま，30～37℃の温湯で融解します(高温で融解すると凝固因子の活性が低下します)。融解時には輸血用器具との接続部が汚染しないように注意します。融解後ただちに使用しますが，すぐに使うことができない場合は冷蔵庫（2～6℃）で保存し，24時間以内に輸血します[7]。

以上のように，赤血球，血小板，血漿それぞれに至適保存温度があり，有効期限が異なります。したがって，血液製剤の管理は専門部署で行い，病棟への払い出しはできるだけ輸血の直前にするほうがよいでしょう。病棟に受領したあとの保存温度にも注意し，複数種の血液製剤を輸血する患者では，有効期限を考慮して行うことも重要です。

血液製剤に放射線照射する目的は

輸血後の移植片対宿主病（GVHD）の予防のために，GVHDの原因である輸血する血液中のリンパ球を放射線で不活化します。自己血と凍結血漿以外のすべての血液製剤に行います。

しかしながら，全血や赤血球製剤の照射血はカリウム値が時間とともに上昇しますので，血清カリウム値に注意をはらうべき患者（腎機能障害者，新生児や未熟児，急速大量輸血者など）には，照射後すみやかに輸血しなければなりません。

赤血球製剤の加温は血液専用加温器で

2～6℃で保存されていた赤血球製剤を急速大量輸血する際には，体温低下や不整脈などを防止するために加温（37℃以下）します。加温には血液専用加温器を使用します。高温の湯の中に血液バッグを入れたりして加温してはいけません。

血液製剤接続時の注意

血液製剤を輸血セットに接続する際，点滴台に掛けたまま行い，バッグを突き破って使用できなくなった事例が，新人看護師で多くあがっています。特に血液製剤2本目以降の更新時におこっています。血液製剤はオーバーテーブルの上に置いて接続しましょう。

血液製剤の更新時，点滴台にかけたまま接続してバッグを突き破る

血液製剤の更新のため，輸血ルートと血液バッグを接続し直すとき，点滴台に血液バッグを掛けたまま接続したため，びん針がバッグを突き破り，血液がこぼれ出して床が血だらけになった。更新時は平らなところにおいて接続しなければならなかった。

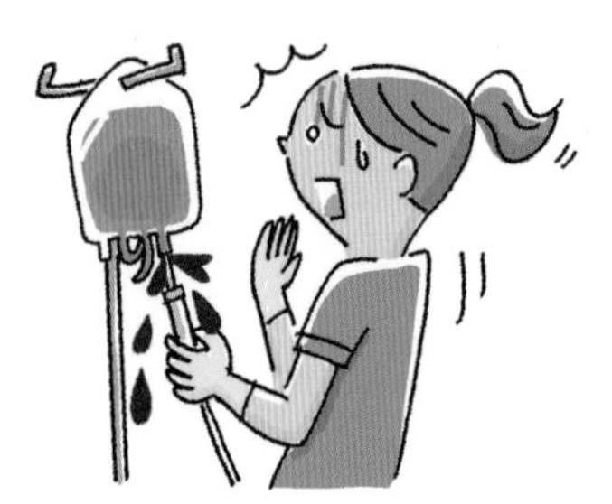

経鼻胃管の挿入と留置における事故防止

胃管が気管内に誤挿入されたことを知らずに栄養剤を注入した事例や，栄養剤の注入中に胃管の抜けや嘔吐で誤嚥しかけた事例が報告されています。ここでは，経管栄養の誤注入と誤嚥防止について学びます。

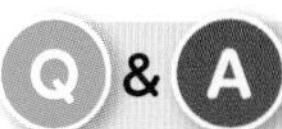

解答は 225 ページ

Q1 経腸栄養のために経鼻胃管を留置するにあたって，正しいものに○をつけなさい。

① 胃管は，鼻腔から 45 cm 以上入っていれば，胃内に留置されていると考えてよい。
② 挿入時に咳が出なければ，胃管が間違って気管内に入っている可能性はない。
③ 胃部に聴診器をあて，空気を 10 mL ほど入れてゴボゴボという音が聞こえたら，胃管が胃内に入っていると確信できる。
④ 胃管を介して，胃液などの胃内容物が吸引できれば，胃管が胃内に留置されていると考えてよいが，吸引されたものが胃内容物であれば，pH は 5.5 以下の酸性である。

Q2 胃管からの栄養剤注入中に誤嚥をおこさないための対応として，正しいものに○をつけなさい。

① 注入中は疲れるので，患者を仰臥位にする。
② 注入中は定期的に吐き気や上腹部の膨隆，咳や喘鳴，肺に副雑音がないかをチェックする。
③ 注入中は嘔吐反射をおこすような口腔内への刺激を避ける。

Comment

胃管挿入の目的

胃管を挿入する主たる目的は，大きく 2 つに分けられます。1 つは意識障害や嚥下障害のために経口摂取ができない患者への栄養補給や薬剤注入です。もう 1 つは手術後などにおける患者の胃内容物の吸引や上部消化管の減圧，大量薬物摂取患の胃洗浄です。

胃管には，単管（レビン型）と二重管（サンプ型）構造の 2 種類があります。栄養補給の目的では単管構造のもので十分ですが，吸引・洗浄目的では単管構造では詰まりやすいため，二重管構造のほうが有効です。

胃管の材質による挿入のしやすさ・しにくさ

胃管の材質としては，シリコーンやポリ塩化ビニルなどがあります。栄養補給の目的ではシリコーン管が使われます。シリコーン管は挿入時や留置中の不快感が少ない反面，コシがないため翻転しやすく，口腔内でとぐろを巻いたり，気管に迷入したり，胃食道接合部で翻転して食道内を逆行してくることがあります。挿入に協力が得られない患者では挿入が困難なケースがあります。挿入困難な場合は氷水で冷やしたり，冷凍庫で凍らせたりしてコシをもたせるなどの工夫もされています。

一方，ポリ塩化ビニルのものはシリコーンのものに比べて硬質です。体温で軟化はしますが，意識のある患者には不快感が強く，管の接触で鼻咽頭の粘膜障害をきたす場合があり，長期間の留置は困難です。意識障害の患者への挿入はシリコーン管よりも容易です。

胃管が確実に胃内に入っていることを確かめるには

胃管は，正しく挿入されていれば口から 45 cm ほどで噴門部に達し，さらに 5〜10 cm 進め 50〜55 cm ほどで胃内に到達するはずです。しかし，途中で翻転していたり，気管に間違って入ることもあります。気管に入ると通常は強い咳が出て気づきますが，**高齢患者**や**全身状態が低下している患者**などでは，咳反射が乏しくわかりにくいこともあり，注意が必要です。咳がないからと安心せず，所定の確認手順を遵守しましょう。

胃管が確実に胃内に入っているのを確かめる最も信頼のおける方法は，胃液などの**胃内容物の吸引**です。胃液は無色ですが，ときに胆汁が混じって黄色をしていることもあります。食事摂取後の時間によって滞留した食物が混じることがあります。胃内容物の pH は 5.5 以下[1]といわれています。胃液自体は pH1〜2 の強酸ですが，摂取食物や投与された胃酸分泌抑制作用の薬剤の影響もあって酸性の度合いが緩和されることがあるからです。したがって，吸引されたものが胃内容物であることを pH 試験紙で確認しましょう。胃内容物が吸引できれば，注入器で 10 mL 程度の空気を注入すると，心窩部でゴボゴボという音(胃泡音)が聴診できるはずです。

胃内容物が吸引できない場合，胃泡音の聴取のみでは安心できません。気管に誤挿入されていた事例でも，胃泡音様の音が聴取できたという報告があるからです。必ず胃内容物の吸引することで確認しましょう[2]。吸引しにくいケースでは，患者を左側臥位にしてみるのが有効です。それでも吸引できないときや，少量しか吸引できないとき，また吸引物の pH が 5.5 以上のときは，医師に報告し，X 線撮影による確認を求めましょう。胃管の胃内留置確認は非常に重要ですので，複数の方法で確認することが望ましいとされています[1]。

胃管は，一度確実に胃内に留置されていても，時間が経つと患者の体動などで何 cm か抜けてくることがあります。その際，安易に押し込んでよしとするのはなく，再度胃内容物が吸引できるかを必ず確認しなければなりません。

胃管の気管内誤挿入，栄養剤注入は重大事故に

胃管が気管内に誤挿入されていることを知らずに栄養剤を注入すると，重大事故となります。誤挿入のリスクが高いのは，咳反射や嚥下反射が低下した患者，意思疎通が困難な患者，身体に変形(気管切開・円背・頸部後屈など)がある患者などです[3]。

胃管の初回挿入や交換の際に，上記の方法でも胃管の胃内留置に確信がもてない場合は，最初に注入するものを栄養剤ではなく水(50〜100 mL)として，頻呼吸・咳嗽の出現，分泌物の増加，呼吸音の変化，Spo_2 の低下などがないかを観察することも重要です。

注入前に毎回，胃管の胃内留置の確認を

胃管が口腔内にとぐろを巻いていることや，食道内にとどまっていることを知らずに注入して誤

嚥させた事例も報告されています。注入の際には毎回，胃管が確実に胃内にあることを，上記手順で必ず確認しましょう。確認の際に吸引された胃内容物で，前回注入された栄養剤が残っているか否かもわかり，注入量を調整するうえで参考になります。

注入中・注入終了後の誤嚥を防ぐために

注入中におこった誤嚥事例を要因別に整理すると，最も多いのは，注入中に胃管が食道内まで引き戻されていたために，栄養物が逆流して誤嚥するケースです。患者自らの体動による抜けや自己引き抜きの場合が多いようです。

また，注入中の嘔吐で誤嚥した事例もありました。嘔吐の原因としては，注入速度が速すぎることや，胃の蠕動がわるく十二指腸への流出が遅いにもかかわらず栄養剤を注入して，胃内に栄養剤が停滞したことなどがあがっていました。注入中に吐き気や胃部の膨満感がないかを尋ね，上腹部の膨隆がないかも観察し，それらがあれば注入速度の調節が必要です。そのほか，注入中の口腔内吸引が刺激となって嘔吐した事例も報告されていました。

注入終了後も，栄養剤がチューブを伝って逆流し，誤嚥することがあります。注入中はもちろん，注入後少なくとも 30～45 分は 30～45 度上体を起こしておく必要があります。注入中ばかりでなく，注入終了後の咳，喘鳴や肺の副雑音の観察も大切です。

チューブ挿入患者に共通する看護上の注意

胃管に限らず種類はなんであれ，チューブを留置していれば，チューブトラブル(抜け，接続部の外れ，閉塞)は避けられません。抜けの原因もさまざまです。固定のゆるみによる自然な抜け，患者自らの体動による抜けのほかに，移乗や体位変換などの看護師による体動での抜けなどです。また，チューブが栄養剤で詰まることもあります。いずれにしても看護師のきめ細かな注意や観察が求められます。

胃管の胃内留置を確認せずに注入し，あやうく誤嚥

胃管から栄養剤を注入するとき，チューブの先端が胃の中に入っているかを確かめずに注入を開始したところ，栄養剤が口からあふれ出した。患者の口を開けて見ると，口の中でチューブがとぐろを巻いていた。もう少しで患者が誤嚥をするところだった。

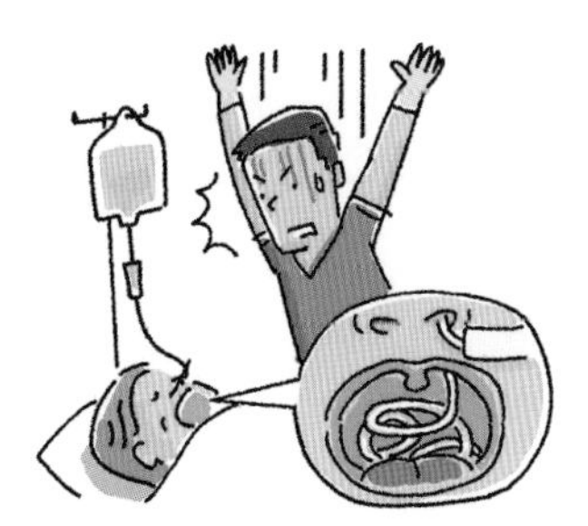

胃瘻カテーテル交換時の腹腔内誤挿入事故防止

経口摂取が困難な患者の栄養状態を維持するために，経鼻胃管の留置よりも患者の苦痛が少ない胃瘻が造設されることが多くなりました。ここでは胃瘻カテーテルの事故について学びます。

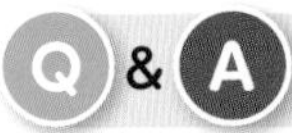

解答は 225 ページ

Q 胃瘻カテーテルに関して，正しいものに○をつけなさい。

① 胃瘻カテーテルの交換は，注入ができないなどの異常がおこったときに行う。
② 胃瘻カテーテル交換時に瘻孔が損傷する危険がある。
③ 胃瘻交換後，最初に行う栄養物の注入中・注入後は，腹痛や気分不良，バイタルサインの変化がないかに注意して観察する。
④ 胃瘻カテーテルは動かないよう，しっかり腹壁に固定しておかなければならない。

Comment

胃瘻とは

経口摂取が困難あるいは不十分な患者にとって，胃瘻を介した経腸栄養は体力維持の重要な手段となっています。胃瘻は，経鼻胃管に比べて患者の苦痛や在宅療養時の介護者の負担も少なく，摂食嚥下のリハビリテーションも並行して行えるというメリットがあります。

胃瘻に取り付けるカテーテルは，胃内のストッパーの形状と体外のカテーテルの長さにより 4 種類(①バンパー・ボタン型，②バンパー・チューブ型，③バルーン・ボタン型，④バルーン・チューブ型)に分けられ，それぞれ長所と短所があります(図 1)。胃瘻造設時に取り付けるカテーテルは抜けにくいバンパー型が多いですが，胃瘻完成後に交換するときは，交換の容易さからバルーン型に変更されることもあります。

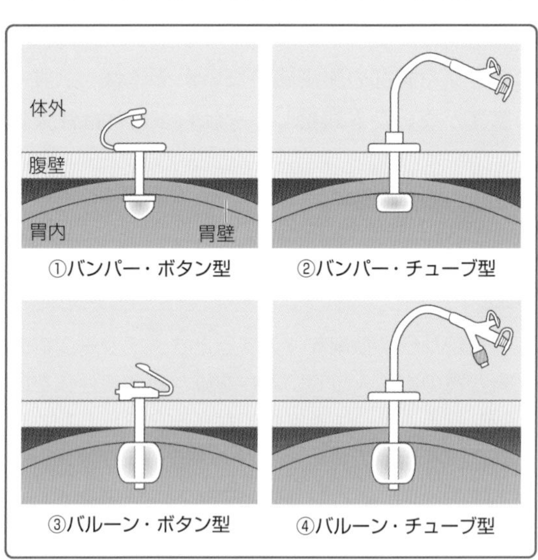

図 1　胃瘻カテーテルの種類

胃瘻カテーテルの交換

胃瘻カテーテルの交換は原則として医師が行います。特にバンパー型は，用手的に腹壁からバンパーを抜くのには技術を要することと，瘻孔損傷のリスクがあるため，在宅や介護施設などでは行わず，熟練した医師により医療機関で行うほうがよいとされています。出血もありうるため，患者の抗血栓薬の内服の有無を事前に把握しておかなければなりません。それに比べて，バルーン型のカテーテルの交換は易しいため在宅でも行われており，訪問看護師に交換がまかされることもあります。定期的な交換はバルーン型が1〜2か月，バンパー型が4〜6か月が目安です。

胃瘻カテーテル交換時の重大事故

胃瘻カテーテルの交換時の事故としては，特にバンパー型の交換時に瘻孔を損傷し，新しいカテーテルを挿入する際に腹腔内に逸脱してしまうことがあります。それに気づかないまま栄養剤を注入し，汎発性腹膜炎をおこした事故が複数件報告されています[4, 5]（図2）。

内視鏡的に造設された胃瘻は，長期間にわたり胃壁と腹壁を密着することにより瘻孔が形成されており，瘻孔自体は薄い膜でできています[6]。古いカテーテルを抜去するときに瘻孔を損傷することがあります。特に瘻孔が完全に形成されていない造設早期や胃壁の強度が弱い低栄養状態の患者は，瘻孔損傷のリスクが高いといわれています[5]。

交換後のカテーテルの胃内留置の確認

カテーテル交換時の瘻孔の損傷は避けられないことも多いといわれています。したがって，交換後にカテーテルが胃内に確実に入っているかを確認することが非常に重要です。確認方法としては，①内視鏡で確認，②X線透視下で確認，③スカイブルー法による確認などの方法があります。**スカイブルー法**は，カテーテル交換前にインジゴカルミン（内視鏡検査などで使用される無害で安全な青色の色素剤）をカテーテルからあらかじめ胃内に注入しておき，交換後に新しいカテーテルからこの着色水を回収することで胃内挿入を確認する方法です。内視鏡やX線装置がない環境でも容易に実施可能で，胃内容物の吸引よりも信頼性の高い方法です。日本医療安全調査機構はこの確認方法を推奨しています[5]。

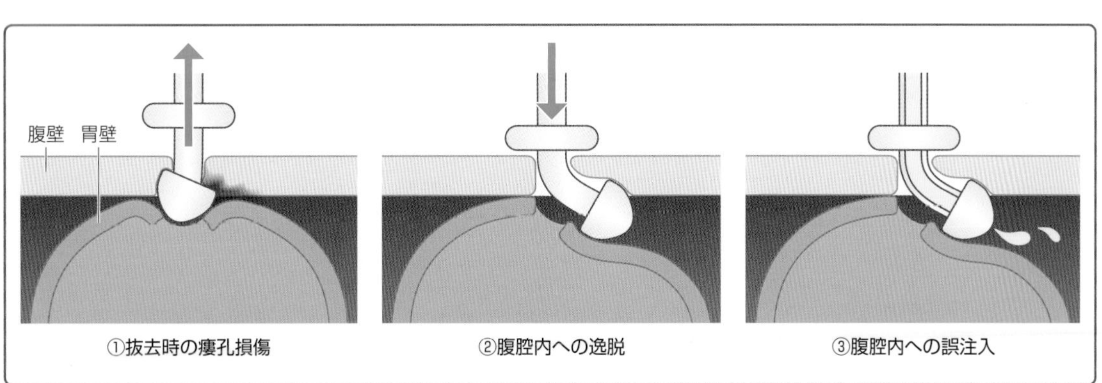

図2　胃瘻カテーテル交換時の事故

交換後最初の栄養剤注入時の観察は重要

交換後最初に栄養剤を注入するときは，腹痛，冷汗，顔色不良，呼吸促迫，バイタルサインの変動がないか，注意して観察します。もしも腹部症状の訴えや異常所見が出現した場合は，栄養剤の投与を中止して，すみやかに医師へ報告します。

バンパー埋没症候群に注意

胃瘻カテーテル留置中のトラブルの１つに**バンパー埋没症候群**があります。バンパー埋没症候群とは，バンパーなどの内部ストッパーが胃粘膜内に食い込んで，最終的には胃粘膜内に埋もれてしまう状態をいいます(図3)。原因は，胃瘻カテーテルの内部ストッパーと外部ストッパーによる瘻孔部の締めつけの持続です。瘻孔の胃粘膜から胃壁に血行障害により壊死がおこり，内部ストッパーが瘻孔内に徐々に埋没していったものです。胃瘻カテーテルの種類としては，内部ストッパーがバンパー型のカテーテルが圧倒的に多いですが，バルーン型でも生じることがあるといわれています[4)]。埋没が進むと，カテーテルの可動性の低下や栄養剤の注入困難，瘻孔からのもれ・逆流などがおこってきます。

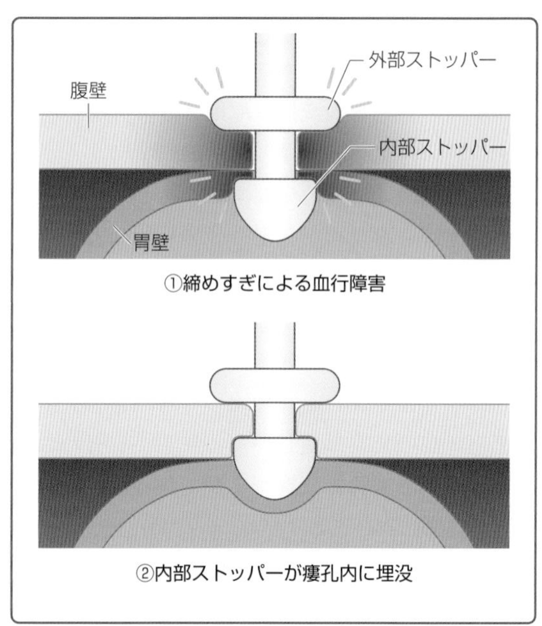

図３　内部ストッパーの埋没

バンパー埋没症候群は，初期であれば内視鏡的に修復が可能ですが，完全に埋没してしまうと外科的摘出が必要となるため，予防と早期発見が重要です。毎日の栄養剤注入時に，カテーテルを回転させたり，上下に動かしたりして，カテーテルを抵抗なく動かすことができるかを確認します。動きがわるくなったり異常を疑った場合は，早急に医師に報告します。

チューブ留置患者への対応の原則

重症患者には，中心静脈カテーテル，ドレーン，気管チューブ(気管切開チューブを含む)，膀胱留置カテーテルなど，さまざまなチューブ(以下，総称して「チューブ」とする)が留置されます。急性期の医療現場では，チューブ管理でのトラブル事例が，注射・内服の事例に次いで多く報告されています。ここでは，チューブ留置患者への看護ケアの原則を学びます。

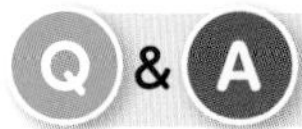

解答は 225 ページ

Q ● チューブ留置患者の観察・管理のために正しいと思われるものに○をつけなさい。

① チューブ留置の目的とチューブ管理上の注意点について，医師と十分にコミュニケーションをとっておかなければならない。

② チューブ留置位置のずれ，チューブの閉塞や抜け・外れがおこらないように定期的な観察を行わなければならない。

③ ドレーンからの排液の性状に異常や変化がみられても，バイタルサインに異常がなければ，医師への報告は急がなくてよい。

④ チューブを扱うときには，接続部や挿入部からの感染を防止するために決められた手順を守らなければならない。

Comment

チューブ留置の必要性とリスクおよび苦痛

チューブの種類がなんであれ，異物であるチューブを体内に留置することは患者にとって不快感や苦痛をもたらします。また，体内と体外を交通させるチューブの存在は，患者をさまざまなリスクにさらします。こうした苦痛やリスクにもかかわらず，あえてチューブを挿入するのは，多くの場合，不要なものを排出するか，必要なものを入れるために必要だからです。

チューブ管理における看護師の役割

留置されたチューブがその目的を果たすためには，次の３つの物理的な条件が確保されなければなりません。

①チューブ先端が体内で適正な位置に保持されていること

②チューブの全線が開通し，閉塞や折れ曲がり，抜けや接続部の外れなどのトラブルがおこらないこと

③チューブを介して，排出物の逆流がおこらないこと

これらの条件が維持されるよう，チューブを物理的に管理することが看護師の大きな役割です。

また，こうした物理的な管理が適切になされたうえで，チューブを介して明らかになった所見（ドレーンならば排出物の性状や量など）を適切に把握し，異常や変化が生じた際には医師にすみやかに報告する役割も看護師にはあります。そうした所見の把握と医師への報告を適切に行うためには，チューブ留置の目的とチューブ管理上の注意点について，日頃から医師と十分にコミュニケーションをとっておかなければなりません。

一方，チューブによって体内と体外を交通させたことによって，感染のリスクが生じます。チューブ挿入部や接続部からの感染がおこらないよう，チューブやボトル・バッグ交換の際には，感染防止のために所定の手順を遵守しなければなりません。看護師には，こうしたチューブ留置の目的が果たされるように，かつリスクに対しても適切な管理をする役割がゆだねられています。

体位変換や移乗時のチューブトラブルに注意！

チューブを留置している患者を看護師が体位変換や移乗・移動させる際に，チューブへの注意を怠って，抜けや接続部の外れにつながった事例が多く報告されています。チューブ挿入部の固定も接続も，けっして強固なものではありません。またチューブは，多少のゆとりをもたせてはいるものの，必ずどこかにつながれているものです。つまり，チューブを留置するということは，必然的に患者の体動に制限を生じさせることを意味します。患者自らの体動であれ，看護師による体動であれ，体動があればチューブの抜けや接続部の外れなどのトラブルがおこりうることを前提にして，ケアや観察を行わなければなりません。体位変換や移乗，移動を介助する際には，チューブに無用な力がかからないか，介助後には力がかかって接続部にゆるみが生じていないかを確認しましょう。

チューブ留置患者の移乗時に鉗子が引っかかって……

手術後にドレーンが留置されている状態の患者のCTを撮影した。撮影後に看護師複数名で患者をストレッチャーへ移乗させた。その際，ドレーンをクランプしていた大きな鉗子がCTのベッドのフレームに引っかかり，ドレーンが引っぱられて抜けてしまった。

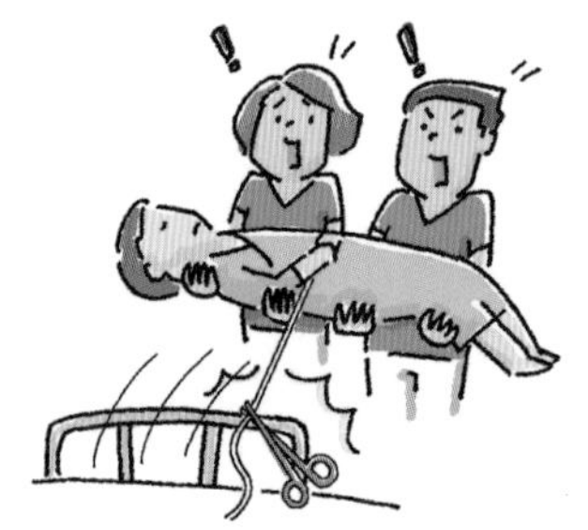

中心静脈カテーテル留置中のトラブル防止

中心静脈カテーテルは，チューブのなかで最もポピュラーなもので，トラブルの発生も当然多くなります。接続部の外れによる大出血は注射セクションで取り上げましたので，ここでは中心静脈ラインの閉塞・切断と，座位で接続部を外した際におこった空気塞栓の発生要因と防止について学びます。

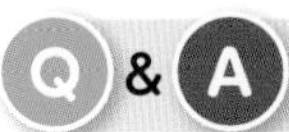

Q&A 解答は 225 ページ

Q 中心静脈ラインの閉塞につながる可能性があるものに○をつけなさい。

① 装着されている輸液ポンプの開始ボタンを押し忘れた。
② 患者が中心静脈ラインを身体の下に敷き込んでいた。
③ 点滴の滴下が遅れていたので滴下を速めたら，いつの間にか輸液が終了していた。
④ 中心静脈ラインに接続していた三方活栓を開き忘れた。

Comment

中心静脈ラインの閉塞の原因

中心静脈ラインの閉塞で最も多いのは，不適切な滴下調節によるものです。遅れた点滴への対応で一時的に滴下を速めたところ，点滴が知らぬ間に終了し，カテーテル内を逆流した血液が凝固してラインを閉塞させてしまったというものです。新人看護師に多かったのは，三方活栓のバーの方向間違いや輸液ポンプの開始ボタンの押し忘れです。いずれも滴下が止まったことで，上記同様にカテーテル内に凝結が生じて閉塞しました。

一方，三方活栓から側管注した薬剤と輸液中の成分との配合変化で生じた析出物による閉塞もありました。ラボナール®(ブドウ糖液で析出)やアレビアチン®(強アルカリのために他剤との配合でpHが低下して析出)などです。配合変化をおこす薬剤を側管から注入するときには，注入前に配合変化をおこさない液でライン内を置き換え，注入後にも同様の液でライン内を洗い流しておかなければなりません。

中心静脈カテーテルの切断や折れ

看護師が中心静脈カテーテルの挿入部の包交の際に，固定していた絆創膏がはがれず，あせってはさみを使ったところ，間違ってカテーテルを切断した事例も複数報告されています。どのようなチューブでも，挿入部や走行部の包交の際に，はさみやかみそりを使うことは危険です。

また，中心静脈ラインの輸液セット交換の際に，ドレーンチューブで行う手順と錯覚し，カテーテルをコッヘルやペアンでクランプしたためにカテーテルが折れた事例もありました。

座位で接続部を外すのは危険

座位のままで中心静脈カテーテルの接続部を外して大気に開放すると，空気が中心静脈内に吸い込まれて，肺空気塞栓などの重大な事態をおこす危険性があります。更衣やヘパリンロック，輸液ラインの取り外しなどの際におこった事例が報告されています[1)]。

人工呼吸器装着患者の気管チューブの抜け，呼吸回路の接続部の外れ

人工呼吸器を装着している患者への看護ケアは特に細心の注意が必要です。気管チューブ・気管切開チューブ近傍のケアや体位変換などが直接的な原因となって，チューブの抜けや接続部の外れにつながる危険性があります。ここではそうしたケアでの注意点を学びます。

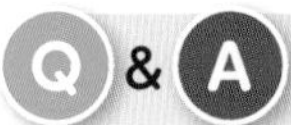

解答は 225 ページ

Q　人工呼吸器を装着した患者の気管チューブを固定している絆創膏をはがして，固定をやり直すことになった。以下の説明のうち，正しいものに○をつけなさい。

① 自発呼吸のない患者の場合は看護師 2 人で行わなければならないが，自発呼吸のある患者であれば 1 人で行ってよい。

② 本来は看護師 2 人で行うべきであるが，ほかのスタッフが多忙なときは 1 人で行ってよい。

③ 看護師のうち 1 人は気管チューブをしっかり把持しておかなければならないので，必ず 2 人以上で行う。

Comment

看護ケアによる気管チューブの抜け

ほかのチューブに比べて気管チューブ(気管切開チューブを含む)の抜けは，看護師のケアの不手際が直接的な原因となった事例が多数ありました。たとえば，首ひもやガーゼを交換するときに，気管切開チューブを十分支えずに交換しようとして抜けた事例，気管チューブを固定していたひもや絆創膏を外して，あるいはゆるめて口腔ケアやひげそりをしていて抜けた事例などです。いずれもケアのために，固定したひもや絆創膏を外したり，ゆるめたりしたときにおこっています。

気管チューブ挿入患者へのケアに慣れていない新人看護師は，チューブがカフで固定されていると安心し，チューブをしっかり把持しておくことの重要性を認識できていないことが要因のようです。気管チューブ挿入患者のケアの際には，必ず1名がチューブを把持・固定しておかなければなりません。したがって，1 人だけで行ってはいけません。

また，気管切開チューブの固定ひもがいつの間にかゆるんでいて抜けたり，呼吸回路の重みで引っ張られていたために抜けた事例もあります。定期的な確認が必要です。

そのほか，更衣やおむつ交換などで，側臥位に体位変換した際に抜けかけた事例もありました。気管チューブはカフで固定されていても，頸部を進展させるとチューブは浅い方向に，また，屈曲させると深い方向にそれぞれ約 2 cm 移動するといわれています。浅く移動すれば抜けの危険が，深く移動すれば気管分岐部に近づいて片肺挿管の危険が生じます。したがって，体位変換時には，

頸部をしっかり把持して行う必要があります。

カフラインの切断に注意

カフラインの切断も気管チューブの抜けにつながります。気管チューブを固定する際は，カフラインが患者の歯に接触しないように注意が必要です。患者が歯で気管チューブのカフラインを噛み切る危険があります。そのほか，看護師が気管チューブを固定していたテープをはさみで切る際に，誤ってカフラインも一緒に切断した事例がありました。中心静脈カテーテル挿入部の包帯交換時にはさみを使用し，誤ってカテーテル切断した事例(➡ チューブ SECTION 2)と同様，チューブ近くでのはさみの使用は危険です。

気管チューブの抜けかけを発見したときは

気管チューブが抜けかけているのをみつけたら，あわてて押し込みたくなるものです。しかし，すでにチューブ先端が声門から逸脱しかけていた場合，そのまま気管チューブを押し込むと，誤って食道に誤挿管される危険性があります。特に，気管切開直後は開口部から気管へのルートが確立していないため，気管切開チューブをあわてて無理に押し込むと，チューブが皮下に迷入することがあります。抜けかけた気管チューブを発見しても，あわてて押し込まず，すみやかに近くにいる医師に連絡しましょう。また，再挿入後は呼吸音を聴取して，適切に挿管されたことを確認しましょう[2)]。

気管チューブと呼吸回路の接続部の外れに注意

呼吸回路の接続部で最も外れがおこりやすいところは，気管チューブと呼吸回路との接続部です。患者自身による体動で外れた事例のほか，看護師の体位変換，清拭などのケアによる他動的な体動で外れた事例もあります。しかし，ただ強固な接続をすればよいわけではありません。回路を引っ張る強い力がかかった際，接続部から外れるほうが気管チューブごと抜けるよりも被害が小さく，対応も容易だからです。むしろ，多少の体動があっても接続部に負荷がかからないよう，回路を支えるアームの調整と頻繁な観察が必要です。また，気管チューブの抜け防止と同様，ケアは2名以上で行い，接続部に負荷がかからない気管チューブと呼吸回路を保ちましょう。そして，ケア後は必ず接続部にゆるみがないか，手で触れて確認しましょう。

気管チューブ以外の接続部の外れ

気管チューブと呼吸回路の接続部以外では，加温加湿器やウォータートラップと呼吸回路の接続部の外れがあります。“つないだところは外れる”という認識をつねにもち，回路の接続部のすべてを目視だけでなく手で触れて，確実に接続されているかを確認しましょう。

胸腔ドレナージの管理や取り扱い上の注意

胸腔ドレナージのバッグやボトル交換でドレーンをクランプせずに外したり，交換後にドレーンのクランプ開放を忘れるといった間違いが，新人看護師で多く報告されています。ここでは，胸腔ドレナージのメカニズムを理解し，管理や取り扱い上の注意点を学びます。

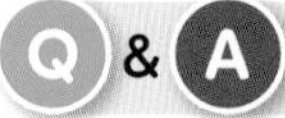

解答は 225 ページ

Q1 右図に示した 3 槽式水封式ドレーン装置の 3 つのスペース(A・B・C)の役割について，左右の選択肢を正しく結びなさい。

① A のスペース　・　　・　Ⓐ呼吸性移動，エアリークの確認と大気の胸腔内逆流防止

② B のスペース　・　　・　Ⓑ低圧持続吸引と吸引圧調整

③ C のスペース　・　　・　Ⓒ排液の貯留

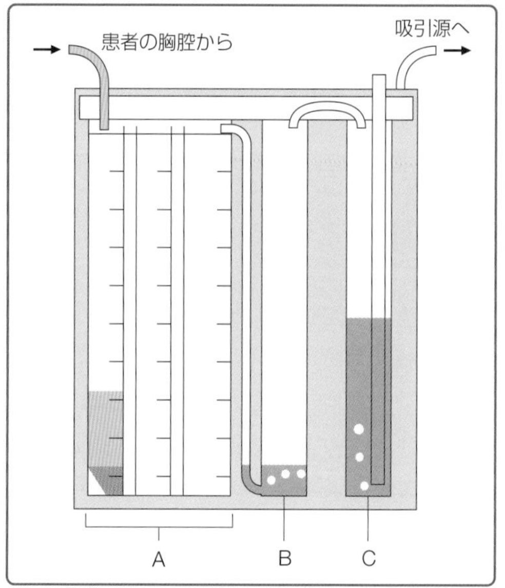

Q2 胸腔ドレナージ中の管理に関する説明で，正しいものを選びなさい。

① 胸腔ドレナージのバッグやボトルは，挿入部位より低くしなければならない。

② エアリークのある患者の移動時には，ドレーンをクランプしておく。

③ 胸腔ドレナージのバッグやボトルの交換時には，ドレーンをクランプする。

④ 排液が滲出液や血液の場合は，閉塞しやすいのでミルキングを頻繁に行う。

⑤ 呼吸性移動が急になくなったのは，虚脱していた肺が完全に膨張して回復したと思ってよい。

Comment

胸腔ドレナージの目的

胸腔ドレナージは，胸腔内にたまった空気や胸水・血液・膿などの液体を排出し，虚脱した肺を再膨張させるものです。排気目的のケースとして，自然気胸のほかに，最近では人工呼吸器の装着中や中心静脈穿刺の合併症としての気胸が増加しています。特に人工呼吸器装着中の患者に気胸がおこれば，緊張性気胸に進展し生命にかかわってくるので，すみやかに胸腔ドレナージを行わなければなりません。

胸腔ドレナージの３連ボトル

かつて，胸腔ドレナージでは図の上のような３連ボトルが使用されていました。今日では，図の下のようなディスポーザブルの装置が使われており，「チェスト・ドレーン・バック」などが汎用されています。これはかつての３連ボトルを一体化したシステムですので，胸腔ドレナージのメカニズムを理解するためには，この３連ボトルの役割を知る必要があります。

最初のボトルＡに排液が集められます。排気は次のＢボトルに行きます。Ｂボトルでは管を水の中につけているかたち，いわゆる水封式（ウォーターシール）になっています。

ウォーターシールの意義

その意味を理解するために，コップに入った水とその中に差し込まれているストローを思い浮かべてください。ストローを介して息を吐くと，空気はブクブクと気泡をつくり，水中をくぐり抜けて出ていきます。一方，ストローを介して息を吸うと，空気ではなく先に水が吸い上げられてきます。つまり，水があることで空気の流出は可能ですが，空気の流入は防止できるわけです。つまりウォーターシールは，陰圧である胸腔内に大気の流入を防ぐ，いわば一方向弁の役割を果たしているのです[3)]。

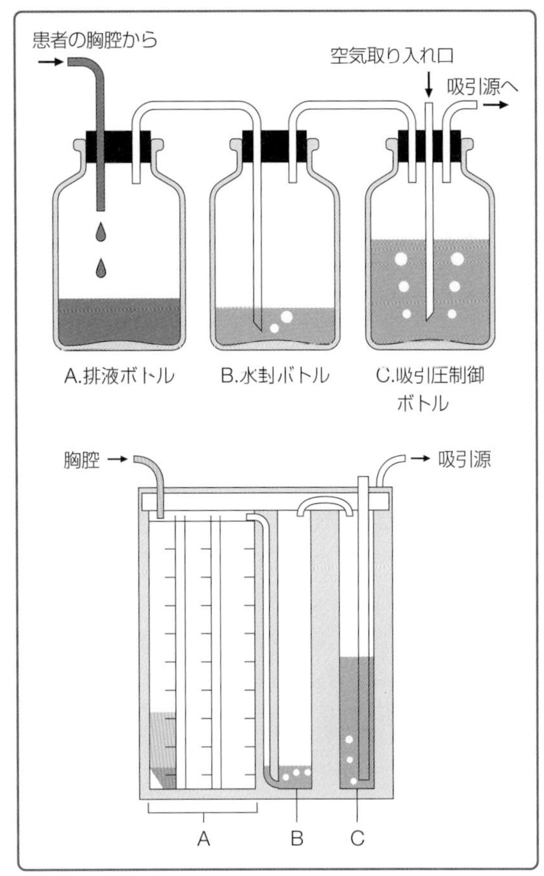

図　３連ボトルの役割

Ｃボトルは吸引器に接続され，胸腔に－15～－10 cm H_2O の低圧の陰圧をかけてドレナージを行う（低圧持続ドレナージ）ためのボトルです。大気に開口している管は，一定の圧（Ｃボトルの管の水柱－Ｂボトルの管の水柱）以上の吸引圧が胸腔にかかって肺が損傷するのを防ぐためにあります。すなわち，一定以上の吸引圧になるとこの管から大気が吸引されて，過剰な吸引圧が胸腔にかからないしくみになっています（吸引した空気は気泡としてあらわれます）。つまり，Ｃボトルは吸引圧を調整しながら低圧持続吸引を行うという役割を果たしています。

水封室に滅菌蒸留水を入れるのを忘れない

3槽式水封式ドレーン装置の水封室(図のB)に滅菌蒸留水を入れないまま接続してしまった事例が複数報告されています[4)]。陰圧の胸腔に大気の空気が逆流するため肺が虚脱し，重大な事態に陥ります。

ウォーターシールの観察が重要

ウォーターシールにすることによって，気泡の有無から**エアリーク**(肺の破れによる空気もれ)の有無がわかります。また，管内の水面の上下により**呼吸性移動**の有無も観察できます。呼吸性移動の消失は，エアリークや排液が止まり，肺が完全に膨張したという好ましい結果と，ドレーンがなんらかの理由で閉塞(ドレーンの先端が胸壁や肺に接着，チューブ内での凝結，チューブの折れ曲がり)してドレナージがはたらいていないことの両者が考えられます。特に突然の呼吸性移動の消失は後者が考えられるので，閉塞がおこっていないかのチェックが必要です。

胸腔ドレナージ取り扱いの誤りを防ぐ

胸腔ドレナージとほかのドレナージとの決定的な違いは，胸腔内が陰圧であることです。したがって，排液ボトルを交換するときなどにドレーンをコッヘルでクランプせずにボトルから外すと，大気が胸腔内に流入し，肺の虚脱をまねきます。また，交換後にクランプを外し忘れると，エアリークのある患者では排気ができず，同様に肺の虚脱をまねきます。ともに生命にかかわってくることを忘れないでください。新人看護師の事例でこれらの間違いが多く報告されています。

低圧持続吸引ができない状況，たとえば移動する際などには，クランプするのではなく，ウォーターシールにしておかなければなりません。また，当然のことですが，排液ボトルは排液の逆流を防ぐために，挿入部位よりも低くしなければなりません。また，排液が滲出液や血液の場合は，ドレーンの閉塞がおこりやすいのでミルキングを頻繁に行う必要があります。

膀胱留置カテーテルの事故・トラブルの防止

下部尿路の通過障害をもつ高齢患者の増加で，膀胱留置カテーテルを挿入する患者が増えています。ここでは膀胱留置カテーテルの取り扱いでの事故防止について学びます。

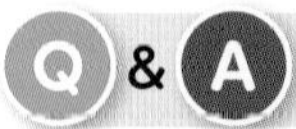

解答は 225 ページ

Q　膀胱留置カテーテルの挿入に関して，正しいものに○をつけなさい。

① ラテックスアレルギーがある患者にはオールシリコーン製の膀胱留置カテーテルを使用する。

② 尿道口から抵抗なく，十分な長さを挿入できれば，膀胱に入っていると思ってよい。

③ 飲水していなければ，カテーテル挿入時に尿の流出がなくても膀胱に入っていると思ってよい。

④ 固定用のバルーンを拡張させるために生理食塩水を注入する。

⑤ 2way 型の膀胱留置カテーテルを挿入している患者に膀胱洗浄を目的として生理食塩水を注入するときは，排尿口から注入する。

Comment

膀胱留置カテーテルの材質と形状

膀胱留置カテーテルは医療機器としての一般名は，「短期的使用泌尿器用フォーリーカテーテル」といいます。さまざまな材質のカテーテルがありますが，大きく3群に分けられます。①ラテックス(天然ゴム)製，②ラテックスの表面にほかの素材をコーティングしたもの，③オールシリコーン製です。

材質によって，浮遊物や結石形成のおこりにくさ，尿道粘膜への刺激性の少なさ，細菌付着への抵抗性などの特性の違いがあります。親水性素材をコーティングしたものは尿道粘膜への刺激が少なく，さらに銀をコーティングしたものは，細菌付着に抵抗性がありますが，価格は高めです。オールシリコーン製のものは生体との適合性がよく，ラテックスアレルギーのある患者にも使えます。

形状には，通常型とチーマン型があります。チーマン型は，先端を曲げて尿道の走行に沿うようにしたもので，尿道狭窄のある男性に挿入しやすいといわれています。通常型には 2way タイプ，3way タイプのものがあります。2way タイプは尿流出のルーメンとバルーンに固定水を注入するルーメン(バルーンルーメン)からなります。3way タイプは，さらに膀胱洗浄のために生理食塩水を注入するためのルーメンの3ルーメンからなっています(図 1，2)。

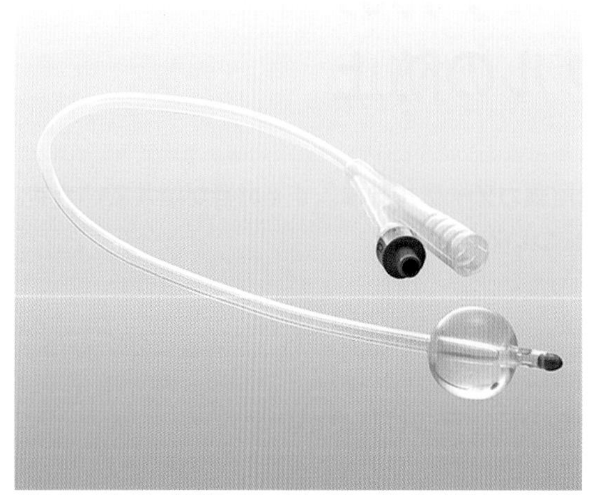

図1 2way バルーンカテーテル

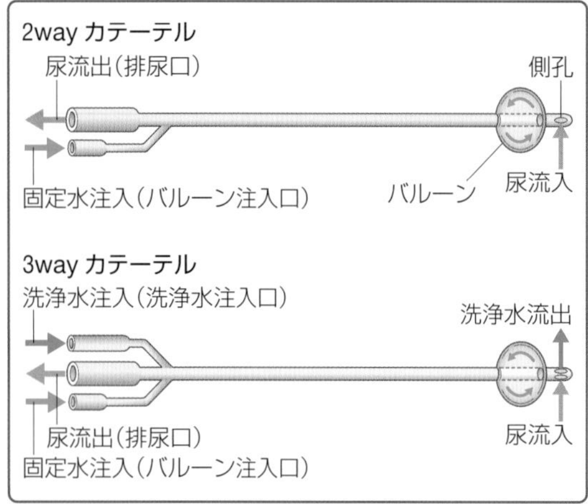

図2 導尿カテーテルの種類

カテーテルの膀胱への挿入

成人では，一般的には14 Fr(フレンチ)か16 Frの太さのものが使われます。外尿道口，外陰部を消毒後に，製品の包装を開き，包装シート上で挿入前の準備をしたあとに，無菌操作でカテーテルの挿入を開始します。

男性では，十分な長さを挿入しカテーテル先端が膀胱内に達したと思われたら，陰茎を下方へ倒すと排尿口から尿が流出しはじめます。女性は4〜5 cm進めると排尿口から尿が流出しはじめます。尿が出はじめたらカテーテルをさらに3〜4 cm進めて，バルーンに規定容量の滅菌蒸留水をゆっくり注入し，拡張させます。カテーテルを軽く引いてバルーンが膀胱頸部にあたるようにします。

重要な点は，バルーンを拡張させる前に必ず尿の流出を確認しなければならないことです。もし十分な長さを挿入したのにもかかわらず，尿が出ないときは，恥骨上部を圧迫するか，カテーテルを少し引いてみます。それでも出ないときは，カテーテルをいったん抜去し，尿がたまるのを待って，再挿入します。

バルーンに注入する滅菌蒸留水の規定容量は，メーカーやサイズなど，製品によって異なり，添付文書に記載されています。滅菌蒸留水と間違って，生理食塩水を注入しないようにしましょう。生理食塩水は，成分が凝固してバルーンルーメンが閉塞し，抜水ができなくなるおそれがあります。

もし，バルーンに蒸留水を注入中に異常な抵抗を感じた場合は，尿道内でバルーンが拡張している可能性があるため，ただちにバルーンの拡張操作を中止し，注入した蒸留水を完全に排出します。

尿道内でバルーンを拡張させて尿道損傷

尿の流出を確認せずにバルーンを拡張させ尿道損傷をおこした事故が相次ぎ，日本医療機能評価機構は，2度にわたって医療安全情報を発出して，バルーンを拡張させる前に，必ず尿の流出を確認するよう注意喚起しました[5,6)]。尿道損傷はさらなる尿道狭窄の原因となりますので，膀胱留置カテーテルに関する最も重大な事故といえます。

収集された事故事例の分析[7)]によると，患者は全員が男性で，前立腺肥大がおこる50代以上が8割を占めていました。挿入者の7割は看護師でした。挿入者が，尿の流出がなかったにもかかわらず，カテーテルが膀胱内に入っていると考えた理由は，「カテーテルを規定の長さまで十分挿入したから」「カテーテル挿入時に抵抗がなかったから」「排尿後や禁食のため，膀胱内に尿がたまっていないと思ったから」というものでした。「カテーテルを規定の長さまで十分挿入したから膀胱に入っていると思った」という事例の挿入者は，事故後のふり返りで，前立腺肥大で尿道狭窄のある患者であったため，尿道内でカテーテルが屈曲した可能性をあげていました。尿道損傷の発見したきっかけは，ほとんどが尿道口やカテーテル内に出血が見られたことです。

カテーテル挿入がうまくいかない理由としては，尿道狭窄などの患者側の要因のほか，不適切な挿入操作が指摘されています。尿道が直線状になるよう，陰茎を臍方向にしっかり牽引することが重要です[8)]。

バルーン注入口から多量の生理食塩水を注入しバルーン破裂

日本医療機能評価機構は，膀胱に生理食塩水を注入する際に，2way 型のカテーテルにおいては，排尿口から注入しなければならないところを，間違ってバルーン注入口から注入し，バルーンを破裂させた事故 4 例を報告し，注入口を間違わないよう注意喚起しています[9)]。

4 事例における生理食塩水の注入目的と注入量は，膀胱洗浄，腹部エコー検査前に膀胱充満，膀胱内圧測定などで，注入量は 50～80 mL でした。1 例は「パン」という破裂音がすると同時に患者が痛みを訴えています。

排尿口とバルーン注入口は接続部の形状が異なります。前者に接続できるのはカテーテルチップ型シリンジで，後者に接続できるのは，通常のシリンジ(ルアーチップ型)です。排尿口は蓄尿バッグにつながるランニングチューブと接続している状態ですので，接続部を外さなければ注入できません。もし，生理食塩水を通常のシリンジに準備してしまったら，つい，接続可能なバルーン注入口に接続してしまうかもしれません。これは，複数のチューブ留置患者で接続部を間違える事例と同様の間違いです。シリンジを接続する際には，この注入口はどこにつながっているのかを考えることが重要です。

検査 SECTION 1

採血の間違いやトラブル防止

正確な血液検査を行うためには，看護師が適切に採血することが前提となります。ここでは採血を安全かつ適切に行うための注意点について学びます。

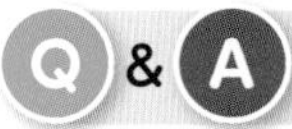

解答は 226 ページ

Q 採血を安全・適切に行うために，正しいものに○をつけなさい。

① 透析患者の採血では，シャント側の上肢は避けなければならない。

② 注射とは異なり，採血では患者の取り違えによって重大事故に発展することはない。

③ リキャップ時の針刺しを防止するために，リキャップせずにその場で廃棄容器に捨てられるよう，採血場所に廃棄容器を持参する。

④ 座位で採血する際には，患者が失神して転倒しないように注意しておかなければならない。

Comment

採血での間違いやトラブル

事例をもとに，採血業務にはどのようなエラーやトラブルがあるのかを見てみましょう(表)。患者の被害につながるもの(表中の①～⑧)と看護師の被害につながる針刺し(表中の⑨)に分類されます。

表　採血業務に関するヒヤリ・ハット事例

①採血管の不足・間違い，採血管のラベルの患者名間違い
②採血患者の間違い
③複数患者の順次採血で採血管を取り違えて採血
④不適切な採血部位
　・点滴中の静脈の中枢側
　・透析用シャント側の静脈
　・腋窩リンパ節郭清側(乳がん患者)の上肢の静脈
　・循環障害・炎症・瘢痕・感染のある肢の静脈
⑤採血手技によるトラブル
　・神経損傷によるしびれ，疼痛，運動障害
　・動脈穿刺
　・採血部位の皮下血腫，感染，血栓形成
⑥不適切な採血により検査不能
　・採血液の溶血，採血量の不足
⑦アルコールアレルギー，ラテックスアレルギー
⑧患者の緊張による気分不良・失神で転倒(血管迷走神経反射)
⑨針刺し

採血ミスが重大事故につながることも

採血業務では，患者名と採血管(スピッツ)の患者名の照合が最も重要です。複数本の採血管に採血する際は，それぞれで同様の照合をします。採血患者を取り違えたり，間違った患者名の採血管に採血すれば，他患者の検査結果が報告されます。複数回検査する項目であれば，データの違いから間違いに気づくこともあるかもしれません。しかし，一度の検査結果のみで治療に結びつけざ

るをえないときには，重大事故に発展するおそれがあります。たとえば，血液型判定検査とクロスマッチ用の同時採血です。他患者の血液型が報告されて，異型輸血につながる危険性があります(➡輸血 SECTION 2)。また，抗がん薬投与前の血液検査での採血ミスも重大事故につながります。実際の患者は白血球や血小板が減少しているのにもかかわらず，ほかの患者の正常値が報告されるかもしれません。そのまま抗がん薬が投与されると，さらに減少し，感染症や出血の危険性が高まります。

採血は，薬剤を静脈内に注入する注射に比べて事故の危険は低いと思いがちです。しかし，採血ミスも重大事故につながることを忘れないでください。

採血部位にも注意しよう

点滴中の静脈よりも中枢側の静脈から採血したために，点滴中のグルコースの影響で血糖値が800 mg/dL と報告された事例があがっていました。これは初歩的な採血部位のミスですが，そのほかにも採血を避けるべき肢や部位があります。

たとえば，透析シャント側の上肢や乳がん手術で腋窩リンパ節の郭清を行っている側の上肢，循環障害や瘢痕・炎症・感染などの皮膚傷害がある部位です。そのほか下肢の静脈も血栓の危険があるため，避けたほうがよいといわれています[1)]。

検査項目によって採血管が違うのはなぜ？

採血管の種類を間違えると検査ができません。採血管には，血清用採血管，クエン酸入り採血管，ヘパリン入り採血管，EDTA 入り採血管，解糖阻害薬入り採血管などがあります(図 1)。クエン酸，ヘパリン，EDTA はともに血液の凝固を抑える物質ですが，検査項目によって適さない抗凝固剤があるので，採血管を使い分けます。採血管間違いを防ぐために，キャップのゴム栓の色を変えています。

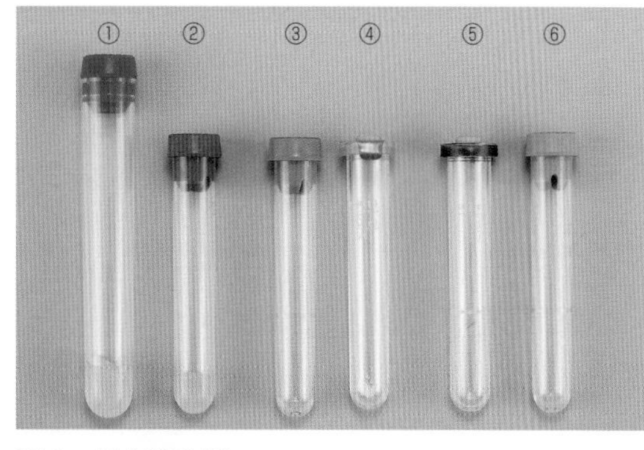

図 1　採血管の例

①生化学検査用，②免疫検査用，③血算用，④内分泌検査用(外注)，⑤凝固検査用，⑥血糖検査用。①②の血清用採血管には分離剤が入っている。

日常的に行われる検査としては，「生化学」「免疫」「血算」「内分泌」「凝固」「血糖」などの検査項目があります。「生化学」や「免疫」の検査に使うのは血清です。血清とは，血液(全血)を凝固させ，血球や凝固因子の 1 つであるフィブリノゲンを除いたものです。遠心分離する前に室温に放置して血液を凝固させるので，使用する採血管は抗凝固剤なしの血清用採血管です。血清分離をしやすくするための分離剤が入ったものが一般的に使われます。

また，赤血球・白血球数などの「血算」検査では，凝固すると血球の測定はできないので，抗凝固剤として EDTA が入った採血管を使用します。「凝固」検査は，凝固して凝固因子が消費されると測定できないので，抗凝固剤としてクエン酸が入った採血管を使用します。一方，「血糖」検査は，採血後に室温で放置しておくと時間とともに解糖して値が変化していくことから，解糖阻害薬が入った採血管を使用します。そのほか，「内分泌」検査の外注で使う EDTA 入りの採血管などもあります。

血液媒介感染の危険，針刺しに注意

現在，針刺し・切創による職業的血液媒介感染としては，B型肝炎ウイルス(HBV)，C型肝炎ウイルス(HCV)，ヒト免疫不全ウイルス(HIV)を問題にしていますが，このほかに，ヒトT細胞白血病ウイルス(HTLV-1)，クロイツフェルト-ヤコブ病の原因となるプリオンなども感染の可能性があるとされています。

職業感染制御研究会「エピネット日本版サーベイ 2015」[2]によると，針刺しの発生状況では，使用中30%，廃棄容器関連(廃棄容器からはみ出ていた器材などによる)14%，数段階の処置時12%，使用後破棄するまでが8%でした。リキャップ時は7%と，調査の回を追うごとに減少してきています。器材別では注射針が約1/4と最多です。安全装置付き器材によるものも約2割ありました。安全装置付き翼状針の導入が進んでいますが，安全装置はきちんと最後まで作動させましょう(図2)。

リキャップをしないことがしだいに現場で定着してきていますが，リキャップをせずに，その場ですぐに廃棄容器に捨てるために，廃棄容器は手の届くところに準備しておかなければなりません。ベッドサイドの採血で，使用済みの針を持ち帰るつもりが，ベッドサイドに置き忘れ，ほかの職員の針刺しにつながった事例があります。必ず採血場所まで廃棄容器を持参しましょう。

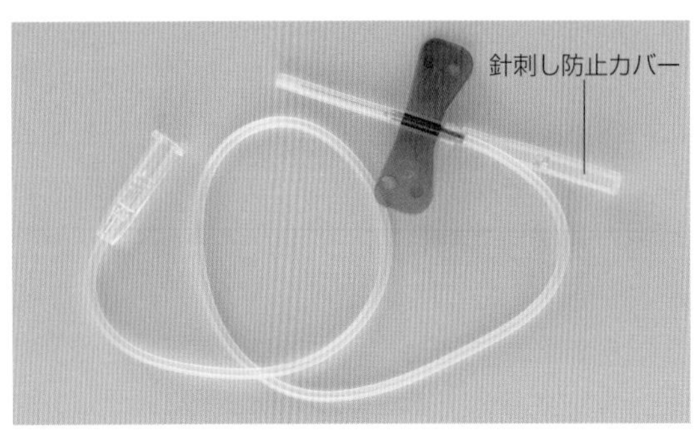

図2 安全装置付き翼状針

また，廃棄容器に針を捨てるときも注意が必要です。容器が満杯になっていると，針を押し込もうとして容器内の針に触れてしまうことがあります。容器の8割程度を目安として新しい容器に交換しましょう。

針刺しがおこったときの対応

ほとんどの病院で針刺しへの対応マニュアルが整備されています。基本的にはそれに従いますが，ただちにとるべき対応の要点は以下のとおりです。

1)ただちに流水と石けんで傷口をしっかり洗浄する。

2)患者がHBV，HCV，HIV感染者か否かを確認する。確認されていない場合は，患者に事情を説明のうえ，確認のための採血をする。同時に職員自身の採血も行う。

3)部署の管理者に報告するとともに，マニュアル等で決められた書式で管轄の院内感染対策委員会などに報告する。

もし，患者がHIV陽性であれば，24時間以内に抗HIV薬を一定期間，予防内服することが推奨されています。HBV陽性では，針刺し者の抗体の有無によって異なります。抗原・抗体ともに陰性のときは抗HBグロブリン投与とワクチン接種を，遅くとも48時間以内に行うのが通常です。HCV陽性では現在のところ，対応方法は経過観察しかありません。

なお，針刺し・切創による感染率は，HIVは0.3%，HCVは1.8%，HBVは，HBe抗原(＋)で22〜31%，HBe抗原(－)で1〜6%という報告があります[3]。HBVに比べて，HIV，HCVの感染率は低率です。

生体検査に関する事故やトラブルの防止

内視鏡検査，放射線検査，超音波検査，MRI 検査など，さまざまな生体検査がありますが，検査によって，絶食の必要性や前投薬などの前処置も違います。ここでは検査の準備と検査中・検査後の観察で知っておくべき知識を学びます。

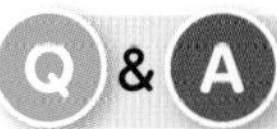

解答は 226 ページ

Q 検査の前処置や検査中の観察について，正しいものに○をつけなさい。

① 腹部の CT は絶食で行う必要があるが，胸部の CT では絶食は必要ない。
② 浣腸は，患者が便意をもよおすと困るので，トイレ内で行ったほうがよい。
③ 浣腸のチューブの挿入はできるだけ深く，速く行うほうがよい。
④ 浣腸中または浣腸後に腹痛や肛門痛，出血などがあったときは医師にすぐに報告する。
⑤ 内視鏡検査の際に鎮静薬が注射された患者は，呼吸状態に注意しなければならない。
⑥ 内視鏡検査や消化管の造影検査にあたって抗コリン薬を注射する際には，心疾患，前立腺肥大，緑内障などの疾患がないか確認しなければならない。
⑦ 腎機能の低下している患者に造影剤を使用すると，腎機能の悪化をきたすことがある。

Comment

絶食が必要な検査

検査に際して絶食にするおもな理由は2つあります。1つ目は，摂食することで検査に支障が出ることを回避するためです。消化管の病変が食物残渣によって隠されたり，摂食によって胆嚢が収縮してしまったりすると，せっかくの検査で正しい結果を得られません。

2つ目は，検査中に嘔吐した場合，摂食していると吐物（食物残渣）を誤嚥する危険性があるからです。たとえば，造影剤を使用する検査では，副作用で嘔吐をきたす可能性があり，絶食とするのが通常です。また検査中の刺激で嘔吐を誘発する可能性がある検査でも絶食にします。これら2点を考慮して，絶食か否かが決められています。

前処置のグリセリン浣腸での注意

大腸内視鏡検査の前処置に，ニフレック® などの経口腸管洗浄剤と併用してグリセリン浣腸が使われることがあります。看護師にとってグリセリン浣腸は日常的な行為ですが，さまざまリスクがあります。ここでは，①浣腸チューブによる直腸穿孔，②グリセリンの血管内流入による溶血・腎機能障害，③迷走神経反射による気分不良や失神の3点を取り上げます。

● 直腸穿孔

医療機能評価機構の医療安全情報では，グリセリン浣腸による直腸穿孔7事例中6例が立位前屈位での浣腸であったことから，立位での浣腸の直腸穿孔の危険性を指摘し，必ず左側臥位で行うよ

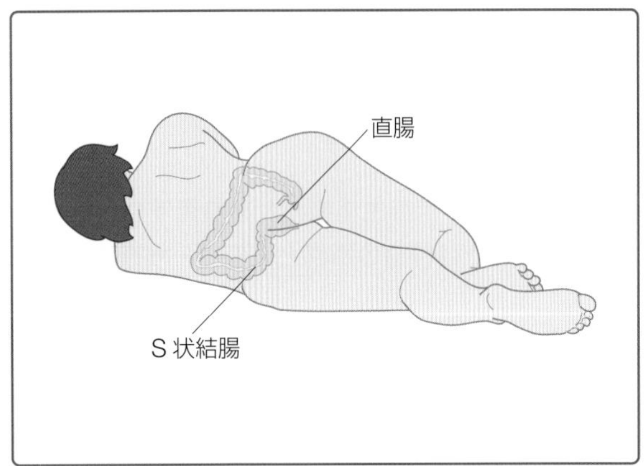

図1　**左側臥位**

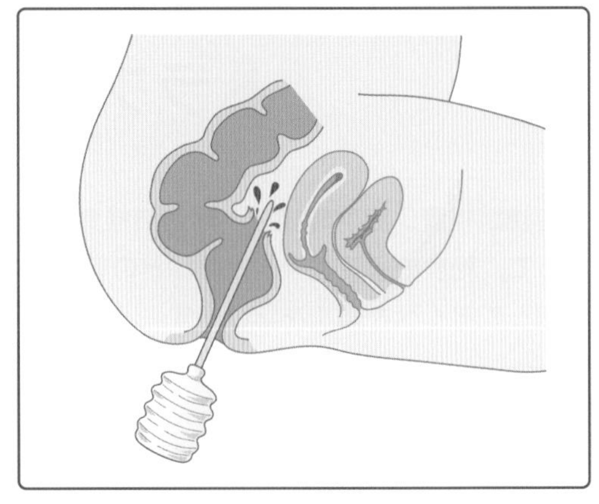

図2　**直腸穿孔**

う，現場に周知徹底を求めています[4)]（図1）。多くの看護師は，浣腸は左側臥位で行うことを知ってはいても，便意が促迫すると患者が病室や処置室からトイレまで行く余裕がないと考えて，トイレで行うことも少なくありませんでした。せまいトイレの中で，立位のまま前屈して殿部を突き出すような体位で浣腸を行うと，チューブの先端が会陰曲へ直角に近い状態で接触するので，直腸を傷つける危険性が高まります[5,6)]（図2）。

また，挿入するチューブの長さにも注意が必要です。グリセリン浣腸の添付文書では，液量40 mL以上は，成人では6～10 cm[7)]と記載されているものがありますが，6 cm以上になると直腸の内壁に横走する大きなヒダに接触し，損傷するおそれがあるため5～6 cmにとどめるよう推奨されています[8)]。5 cmを推奨する肛門科の医師[9)]もいます。また，挿入中に抵抗を感じたら，無理に進めないことです。穿孔や直腸損傷がおこったケースでは，浣腸中や終了直後などに疼痛や少量の出血があった事例が多いようです。浣腸実施後に，発熱，腹痛，肛門周囲の腫脹，肛門痛などがあれば直腸穿孔を疑って，医師にすみやかに報告します。

● グリセリンの血管内流入による溶血・腎機能障害

穿孔にまでは至らないものの，肛門や直腸の損傷から溶血，急性腎不全をおこした事例[10,11)]が報告されています。グリセリンが肛門や直腸粘膜の損傷部位から血管内に入ると，赤血球の膜を破壊して溶血をおこします。高度の溶血では，大量の遊離ヘモグロビンにより重大な腎機能障害に至ることがあります。これは，左側臥位で実施していてもおこることがあります。チューブ挿入を進めるなかで肛門や直腸粘膜を損傷した感触があれば，とりあえず注入を取りやめて医師に報告しましょう。内痔核や直腸潰瘍の既往，鮮血がついた便や排便時の出血の既往がある患者への浣腸は特に注意が必要です。

● 迷走神経反射で気分不良や失神

グリセリン注入中に気分不良になったり，注入後にトイレに移動しようとしたときや排便中に失神し，転倒した患者がいます。これは，グリセリン注入による刺激で迷走神経反射がおこって血圧が低下したことによるものと考えられています。一気に注入すると直腸内圧が急激に上昇し，迷走神経反射がおこりやすくなります。ゆっくり注入し，また，浣腸後はがまんさせすぎないほうがよいといわれています。

前投薬の副作用に注意

検査による患者の苦痛を軽減し，検査を円滑に進めるためにさまざまな薬剤が前投薬されます。上部消化管の内視鏡検査では，咽頭反射による嘔吐を抑えるためにゼリー状の表面麻酔薬（キシロカイン®ビスカス）を咽頭に10分程度とどめたあとに吐き出してもらいます。このキシロカイン®ビスカスでアレルギー反応をおこす患者がいるので，局所麻酔薬などのアレルギー歴を事前に問診し，投与中も注意します（➡注射 SECTION 9）。

また，検査直前や検査中に，医師から鎮静薬（セルシン®など）の静注が指示されることもあります。鎮静薬の効果は，個人によりかなり差があるので，様子をみながら少しずつ注入します。高齢者や基礎疾患を有する患者では，呼吸抑制の出現に注意し，呼吸状態の観察とともにパルスオキシメータを装着するほうがよいでしょう。

消化管の蠕動を抑えるために抗コリン薬（ブスコパン®，コリオパン®など）も投与されます。高齢患者のなかには心疾患，前立腺肥大，閉塞隅角緑内障などを合併する患者も多く，抗コリン薬を投与すると心拍数の増加や尿閉，緑内障の悪化をきたす危険性があります。

抗コリン薬の投与により副作用が懸念される患者にはグルカゴンが投与されます。グルカゴンは膵臓から分泌される，血糖上昇作用をもつホルモンで，消化管の蠕動を抑制する作用があります。グルカゴンを投与された患者では，二次的にインスリンの分泌が促進されて60～90分後に低血糖が出現することがある[12]ため，検査後の観察で低血糖症状（➡与薬 SECTION 4）を見逃さないようにしましょう。

造影剤の副作用に注意

造影剤の副作用は，検査中や検査直後に生じるものと検査後数時間から数日後に生じるものがあります。

検査中や検査直後に生じる重要な副作用として，アレルギー反応があります。最悪の場合，アナフィラキシーショックで死に至ることもあります。これは，造影剤に含まれているヨウ素がアレルギー反応をおこしやすいためです。アレルギー反応は，アレルギー体質の患者，なかでも気管支喘息の患者では高率におこりやすいといわれています。現在，造影剤の投与にあたってはインフォームドコンセントが必要なので，患者の多くはアレルギー反応の危険性を承知しているはずです。しかし，念のために投与前にもアレルギー反応やアレルギー疾患の既往について問診しましょう。

造影剤の静脈内注入中は，観察を密にしなければなりません。特に開始直後は重要です。なんらかの自覚症状が出現したり，バイタルサインの変化があれば注入を中止して，すみやかに医師に報告する必要があります。

一方，検査後数時間から数日後に生じる副作用として，腎機能の悪化があります。もともと腎機能の低下や脱水，心不全があった患者におこりやすいといわれています。危険性のある患者では，検査後の尿量の変化などにも注意します。また，ビグアナイド系血糖降下薬服用患者では，重大な乳酸アシドーシスをきたすことがありますので，検査前から検査後も48時間まで服用を中止します（➡与薬 SECTION 4）。そのほか，造影剤は血管外にもれると腫脹，水疱などをきたすことがあります。

検査　SECTION 3

検査移送・検査中の事故やトラブルの防止

患者を内視鏡検査や放射線検査などのために病棟から検査室に移送する際には，検査の患者間違い，移送・検査中のトラブルや検査台からの転落を防止するための注意が必要です。ここでは検査での出棟に際して知っておくべき注意点を取り上げます。

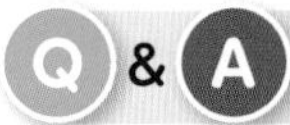

解答は 226 ページ

Q　移送・検査中のトラブルや事故防止について，正しいものに○をつけなさい。

① 検査室からの患者の呼び出しの際には，必ずフルネームで患者名を確認しなければならない。

② 酸素吸入患者に携行させる酸素ボンベは，残量が 300 L あればよい。

③ 気胸で胸腔ドレナージ中の患者を CT 検査室に連れていくときは，ドレーンをクランプする。

④ 鎮静薬を投与して行う検査では，患者が眠ってしまうまで目を離さない。

⑤ X 線造影検査では，患者に対して，検査終了後に検査台が完全降下したところで合図するので，それまでは自ら降りないよう伝えておく。

Comment

あいまいな呼び出しが患者間違いの原因に

検査室からのあいまいな呼び出しによって，検査の患者間違いがおこることがあります。フルネームを言わない苗字のみでの呼び出しや，「次の人をおろして」といった呼び出しです。検査室側に正確な呼び出しを求めなければなりませんが，電話を受ける際には，必ずフルネームで確認しましょう。病棟以外での医療行為は，患者を知らないスタッフで行われるため，いったん間違えると途中で間違いに気づくのは困難です。

また，内視鏡検査などで，患者が携行した検査指示票などが他患者のものであったことが，患者間違いの原因になった事例もありました。携行物の患者名の確認も大切です。

検査部署での患者間違いは，同時に複数患者が検査室に呼び入れられたときや検査が並列して実施されるときにおこりやすいです。患者からも名のってもらい，必ず病棟名とフルネームでの確認が必要です。

出棟から帰棟までのトラブルを防ぐために注意すること

検査室へ出棟する際には，移送・検査中の安全確保のためのさまざまな確認が必要です。まず，酸素吸入中の患者では，移送時間や検査前・後の待機時間および検査時間も含めて，酸素ボンベの残量が十分かを確認しておく必要があります(➡UNIT 2のPART 4)。また，検査室によっては酸素の配管設備がないところもあるので，吸入量の多い患者では検査室の酸素設備の有無を確認しておきましょう。

点滴中の患者では，点滴ボトルの残量は十分かの確認が必要です。自然落下の点滴は検査中の体位変動で滴下速度が変化する可能性があります。末梢静脈からの点滴では，体動による皮下もれ(➡注射 SECTION 21)にも注意が必要です。そのほか，搬送途中に点滴台が廊下や扉の上壁にぶつかり，中心静脈ラインの事故抜去や点滴ボトルの破損につながった事例[13]も報告されています。

ドレーンやカテーテルなどのチューブ留置の患者では，挿入部の固定や接続部にゆるみがないかのチェックが必要です。移送・検査中はチューブをクランプするか開放のままかを，医師の指示票で確認しましょう。特に胸腔ドレナージでは，水封(ウォーターシール)にするかどうかの確認は重要です(➡チューブ類の管理 SECTION 4)。また，移送中や検査中にチューブ内の液が逆流しないように注意しなければなりません。そのほか，医療機器装着患者では，バッテリー切れや機器の外れの危険性がないかのチェックも必要です。

ストレチャーで移送するときは，小児患者や認知症・意識障害・不随意運動・けいれん患者などでは転落防止にも注意しましょう。全身状態がわるい患者では，バイタルサインの変化への注意はもちろんのことです。

検査台の上の患者から目を離さない

患者が検査台から転落した事例の発生状況をみると，予期せぬ体動によるものが多くあがっています。呼吸困難や痛みなどの苦痛による体動，突然の嘔吐や咳き込みによる体動によって，成人患者でも転落しています。

また，検査開始前や終了直後に「誰かがみてくれているはず」，あるいは「鎮静薬で眠っているので動かないはず」という思い込みで，台上の患者からわずかに目を離したときに転落したケースも多いです。台上では，安全ベルトによる固定や柵の設置など，転落防止策をとっておかなければなりません。

そのほか，検査上立位にならざるをえないとき(X線造影検査など)は，立ちくらみでなどで転落するケースもあります。高齢者や体力の低下した患者では特に注意を要します。

検査台から降りる際の転落にも注意

自力で動くことができる患者が，検査終了後に検査台(X線造影検査台など)を完全に下げる前に，自分で降りようとして転落したケースもあります。はじめての検査を受ける患者には，検査台が完全に降下したかどうかや，降りるべきタイミングがわからないものです。そばで合図を明確に送りましょう。そのほか，車椅子やストレッチャーを持ってくるまで動かないように説明していたのにもかかわらず，自分で降りようとして転落しているケースもあります。

また，床に降り立ったあとでも，絶食による空腹や鎮静薬の影響，あるいは緊張のゆるみでふらついて転倒することもあります。多少とも不安定さが予想される患者に対しては，けっして目を離さないようにしましょう。

検査　SECTION 4

MRI 検査の事故防止

MRI 検査の普及に伴い，その強力な磁石に磁性体が引きつけられる事故が増えています。米国ではMRI 検査室に持ち込んだ酸素ボンベが患者の頭部を直撃し，死亡させるという重大事故がおこっています。ここでは MRI 検査に関する注意を学びます。

Q & A

解答は 226 ページ

Q　MRI 検査を受ける際に患者が身につけたり，医療者が検査室に持ち込んではいけないものに○をつけなさい。

① 酸素ボンベ　② 金属製膿盆　③ コッヘルでクランプしたドレーン　④ ピアス
⑤ 補聴器　⑥ ライター　⑦ 磁気治療器付き絆創膏　⑧ キャッシュカード
⑨ ワイヤー入りのマスク　⑩ ニトロダームTTS(貼付剤)　⑪ 遠赤外線下着
⑫ ホーロー製トレイ　⑬ ネイルアート

Comment

MRI 検査とは

MRI(核磁気共鳴画像 magnetic resonance imaging)検査とは，超伝導磁石という強力な磁石を用いた画像検査です。この磁石によって強い磁場がつくられ，この中に特定の周波数の電磁波を照射すると，体内の特定の元素だけが共鳴して信号が発生します。この信号を集めて画像にするものです。非常にコントラストのよい画像が得られ，また，体位変換をせずに身体のあらゆる角度の画像を得ることができます。CT のように X 線を使わないので，被曝もありません。

MRI 検査室の磁場管理区域の注意

磁石架台が設置されて磁場が発生している部屋には，磁性体(磁石に引きつけられるもの)を持ち込んではいけません。「磁場管理区域」という警告のサインが入口に掲示されています。磁場は検査中のみ発生していると誤解している人もいますが，この区域では検査中であろうとなかろうと，いつも強い磁場が発生しています。この区域に磁性体を持ち込むと，引きつけられて磁石架台に飛び込み，重大な事故を引きおこしかねません。管理部屋の入口付近では引きつけられなくても，装置の磁石架台の近くは磁場が強いので，近くに寄ると突然強い力で引きつけられることがあります。2001 年に米国で，誤って酸素ボンベが MRI 検査室内に持ち込まれた直後にボンベは MR 装置の中心へ，まるでミサイルのように飛んでいき，装置内の患者の頭部を直撃して脳挫傷で死亡させた事故がありました[14)]。日本でも酸素ボンベや金属製のストレッチャーの吸引事故が多数報告されています[15)]。そのほか，金属製の清掃機材が吸着した事例も報告されています。

体内に磁性体をもつ患者

強い磁力と電磁波にさらされるMRI検査を受けられない患者がいます。電磁気的な影響により，心臓ペースメーカー，植込み型除細動器や人工内耳を入れている患者は動作異常がおこるため，絶対禁忌です。手術で体内に磁性体である鉄やニッケルなどの金属を入れている患者も危険です。磁性体がガントリーへ引き寄せられ，体内を傷つけたりするおそれがあります。心臓人工弁，動脈瘤手術のクリップ，外科手術で用いたコイルやワイヤー，ステント，インプラント，人工関節，骨折治療用金属ボルトなどです。それらの材料すべてが，非磁性体であるとの確認がとれない限りは検査ができません。最近は非磁性体の材質でできた医療器具が増え，検査上問題にならないことが多くなってきましたが，検査の前には患者に留置・装着されている医療器具はどのようなものでも添付文書で材質を確認し，MRI検査が可能かどうかの確認が必要です。

また，事故や戦争により金属破片が体内に残存している患者や，板金や旋盤などの金属加工の職業歴のある患者では金属くずが顔面や皮下に入り込んでいたりする可能性もあり，注意が必要です[15)]。そのほか，金属を顔料に使った入れ墨や永久アイブロウをしている患者，美容整形で金糸を埋め込んでいる患者も強い磁力による発熱で熱傷などのトラブルが生じる可能性があります。

患者の持ち込み物品や衣類にも注意

MRI検査の際に患者が持ち込み不可，あるいは装着不可としてあげられていたおもなものを表にまとめました(**表**)。強い磁場により，キャッシュカードなどの磁気データの消失もおこるため注意が必要です。

これらのなかで，近年，注意喚起されたものに，貼付薬のニトロダーム® TTS®(冠拡張薬)と

表　MRI検査室に患者が持ち込み，もしくは装着して入室できないおもなもの(体内に留置された医療器具を除く)

全部または一部に金属が使用されている装着物・携帯物	メガネ，ヘアピン，バレッタ，アクセサリー(ネックレス，ピアス，イヤリング，指輪，ブレスレット，カフスなど)，ライター，鍵，万年筆，ボールペン，鉛筆，使い捨てカイロ(鉄粉)，磁気治療器付き絆創膏，ワイヤー入りのマスク
	財布，紙幣クリップ，硬貨，メダル
	取り外し可能な義歯，金属の留め金のついたかつらやウイッグ，ヘアエクステンション，増毛スプレー
	金属のついた松葉杖や杖
	筋力トレーニング用のウェイト
	入れ墨，タトゥー，美容整形で金糸の埋め込み
金属がついた衣類など	衣類や下着，ベルト(金属製ボタン・ホック・ファスナー・バックルなど)
金属が織り込まれている衣類や金属で裏打ちされた毛布	金属性の物質が織り込まれている保温下着，遠赤外線下着，金属糸の入った衣類，サーモフレクト毛布(アルミ裏打ち毛布)
金属が使用されている貼付剤	ニトロダーム TTS(冠拡張薬)，ニコチネル TTS(禁煙補助薬)，ノルスパンテープ(疼痛治療薬)，ニュープロパッチ(パーキンソン病治療薬)
金属が顔料や材料として使用されている化粧品等	金属イオンを含む化粧品(サンスクリーン剤，ファンデーション，マスカラ，アイライン，アイブロウ，アイシャドウ)，つけまつげ，マニキュア，ネイルアート，ジェルネイル，アクリルネイル，つけ爪
磁気を帯びている携帯物	磁気カード(IDカード，銀行カード，クレジットカードなど)，銀行預金通帳，鉄道の乗車券，定期券
電子機器	時計，スマートフォン，携帯電話，タブレット端末，補聴器

ニコチネル® TTS®(禁煙補助薬)，ノルスパン®テープ(疼痛治療薬)，ニュープロ®パッチ(パーキンソン病治療薬)があります。貼付したままMRI検査を実施した場合，患者に熱傷を引きおこす可能性があります[14)]。これら貼付剤に使われているアルミニウムが加熱することによるものです。

また，米国でMRI検査中にサーモフレクト毛布(アルミ裏打毛布)をかけていた患者が火傷を負ったという報告がありました。国内でも保温下着，遠赤外線下着などを着用していた患者が皮膚刺激感(ヒリヒリ感やほてり)を訴えたという報告がありました。金属性の物質が織り込まれている保温下着，遠赤外線下着等は熱傷や皮膚刺激の危険性があります[16, 17)]。

ポケットの中の金属物に注意

医師・看護師が持ち込む金属製のストレッチャーなどの医療器具や機器も注意が必要です。コッヘルやペアン，点滴台，輸液ポンプ，シリンジポンプ，膿盆やトレイなどです。メインフレームに非磁性素材のアルミを使用したMRI検査室用ストレッチャーやMRI検査室に持ち込めるポンプもいくつか販売されていますが，それらと同じものと錯覚しないようにしましょう。ホーロー製のものも強磁性体である鉄とガラスでできているために持ち込みは禁止です[18)]。

また，ポケットの中の金属類(はさみ，コッヘル，ボールペンなど)，ヘアピンも注意しましょう。特に，検査中の患者の急変などであわててかけつけた応援スタッフのポケットの中身には注意が必要です。

検査時は患者の皮膚と皮膚が接触しないように注意

MRI検査中に，接触していた両下肢などに熱傷がおこった事例が報告されています。皮膚と皮膚が接触すると，高周波電流のループが形成されることにより誘導電流が流れて温度が上昇し，接触箇所に熱傷をおこす可能性があります。特に両側の大腿内側，下腿内側，踝部が接触しやすいため，患者にも注意を喚起するとともにタオルなどの緩衝物で接触を防ぎましょう[18, 19)]。

酸素ボンベの取り扱いの間違い防止

看護師のヒヤリ・ハット事例のなかにも，医療ガスの取り扱いを誤った事例が報告されています。ここでは看護業務上知っておかなければならない医療ガスと酸素ボンベに関する知識を学びます。

Q&A

解答は 226 ページ

Q 酸素ボンベ，酸素吸入に関して正しいものに○，間違っているものに×をつけなさい。

① 酸素ボンベの色は緑色である。（　　　）

② 酸素吸入中のがんターミナル期の患者から，タバコを 1 本だけ吸わせてほしいと懇願された。がん患者の願いなので，吸わせてもよい。（　　　）

③ 使用済みで空になった酸素ボンベと使用できるボンベは判別しやすいように表示し，区別して置いておかなければならない。（　　　）

④ 酸素ボンベ内には高圧で圧縮された酸素が充填されているので，使用するときは圧力調整器（減圧弁）つきの流量計を接続しなければならない。（　　　）

⑤ 酸素ボンベのバルブは一気に開けたほうがよい。（　　　）

⑥ 酸素ボンベ保管の際は，引火性・発火性のものを 50 cm 以内に置いてはならない。（　　　）

⑦ 医療用酸素は「医薬品，医療機器等の品質，有効性及び安全性の確保等に関する法律」（医薬品医療機器等法）で医薬品に規定されている。（　　　）

Comment

おもな医療ガスとその用途

治療，検査，麻酔，手術，滅菌などのために，さまざまな医療ガスが使われています。そのうち，用途の多い4種類のガスが看護業務としても重要です。酸素，亜酸化窒素(笑気)，二酸化炭素(炭酸ガス)，窒素です。これらは「医薬品，医療機器等の品質，有効性及び安全性の確保等に関する法律」(通称：医薬品医療機器等法)で医薬品に規定されています。**酸素**は低酸素血症の治療や麻酔で最も使用量の多いガスです。**笑気**(亜酸化窒素)は麻酔や冷凍手術に，また**炭酸ガス**は腹腔鏡手術の際の気腹やレーザー手術に，**窒素**は酸素と混合し医療用空気を製造するのに使われています。

医療ガスのボンベの塗色，医療ガスの配管の色

高圧ガスボンベは充填ガスの種類により，ボンベの塗色が「高圧ガス保安法」の「容器保安規則」で定められています(図1)。4種の医療ガスのうち，酸素ボンベは黒，炭酸ガスボンベは緑です。笑気や窒素は，その他の種類の高圧ガスとしてボンベはねずみ色(灰色)と定められています。ただし，法律上の規定は，ボンベの表面積の1/2以上が決められた塗色でなければならないというものです。そこで，ねずみ色と定められた笑気や窒素を法律の規定の範囲内で識別しやすくするために，窒素のボンベは全面ねずみ色，笑気は上部1/3が青で下部2/3がねずみ色に色分けされて医療現場に供給されています(図2)。

ところで，**病院の酸素の配管の色**は，日本産業規格の「医療ガス配管設備」規定で**緑**と決められています。一方，**緑色のボンベ**に入っているのは**炭酸ガス**です。酸素の配管の緑に対する印象が強いので，緑の炭酸ガスボンベを酸素ボンベと間違えて持参した新人の事例が報告されています。

たとえガス固有のボンベの塗色を知っていたとしても，物陰や薄暗い場所で見ると，黒と緑色の識別はそれほど明確にはできません。必ずボンベに表示されたガス名を確認してください。

酸素ボンベとは

医療用酸素ボンベには，500 L，1500 L，7000 Lの3種類があります。ボンベには“医療用酸素”と表示されています。病院内で使用する酸

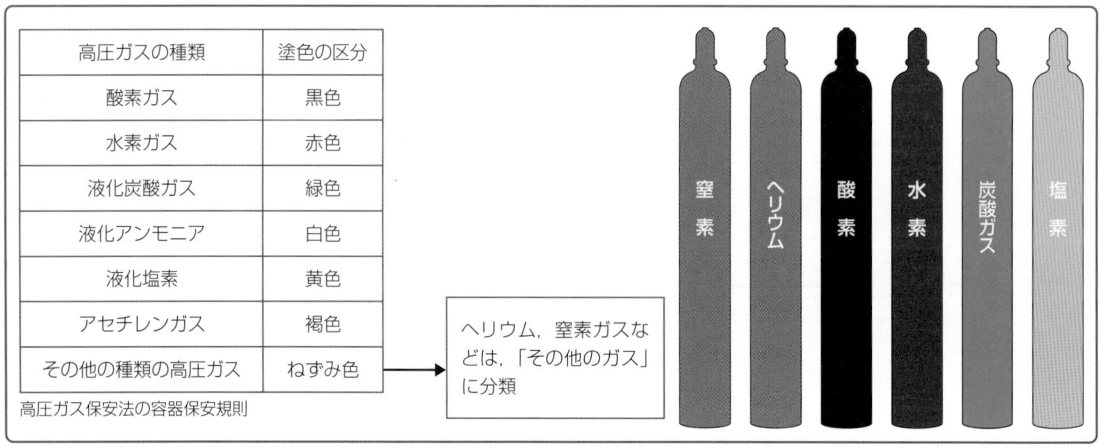

高圧ガスの種類	塗色の区分
酸素ガス	黒色
水素ガス	赤色
液化炭酸ガス	緑色
液化アンモニア	白色
液化塩素	黄色
アセチレンガス	褐色
その他の種類の高圧ガス	ねずみ色

高圧ガス保安法の容器保安規則

図1　法律で定められた高圧ガスのボンベの塗り色

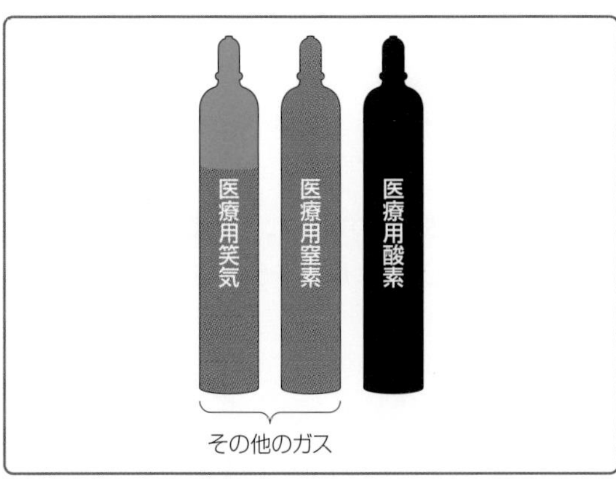

図 2　その他の医療ガスのボンベの色分け

素ボンベは 14.7 MPa(メガパスカル)の高圧で充塡されています。使用時には圧力調整器(減圧弁)により減圧・調整されます。一方，在宅酸素療法中の患者が外出時に携帯する酸素ボンベとしては，長時間使用できるように，通常よりも高圧の 19.6 MPa で，しかも軽い小型ボンベも普及してきています。

酸素ボンベの保管上の注意

酸素それ自体には可燃性はありませんが，引火・爆発を助長する性質(支燃性)があり，ボンベの保管においても 2 m 以内に火気，および引火性・発火性のものを置かないこと，また，電気配線やアース線の近くにも置かないこと，転倒・転落などによる衝撃およびバルブの損傷を防ぐために固定の処置をすること，使用済みのボンベと充塡されているボンベの保管区分を分けておくことなどが添付文書の「取り扱い上の注意」に記載されています。

酸素ボンベの使用時の注意，バルブの一気開放は発火の危険！

使用時には，圧力調整器(減圧弁)つきの流量計をボンベにスパナを用いてしっかり接続します。ただし，最近は手締めのみによるものもあります。接続の前には圧力調整器のパッキンの欠損劣化がないかをチェックします。接続後にボンベのバルブを徐々に開放(開栓)します。その際，一気にバルブを開放したために発火し，火災や熱傷事故がおきた例が報告されています。発火の原因は，ボンベから出た酸素が，流量計との間の空気を急激に圧縮するために高熱を発し，管内にあるほこりなどが燃えるためと考えられています[1)]。そのほか，バルブの開栓忘れ[2)]や微量用と通常用の酸素流量計を間違えた事例も報告されています。

酸素ボンベ使用時には残量の確認！移動中に酸素切れの危険が

使用前にボンベの残圧から残量を推定して 1 分あたりの吸入流量で割れば，使用可能な時間がわかります。移動中，検査開始前や終了後の待機時間も想定し，さらに計測誤差も考慮して，途中で酸素切れにならないかを確認しておきましょう(➡ UNIT 2)。

慢性呼吸不全患者への酸素過量投与の危険

呼吸不全の患者には酸素吸入が必須です。しかし，呼吸不全の病態の違いによって，酸素の投与量に対する考え方が異なります。ここでは酸素過量投与によっておこる CO_2 ナルコーシスを取り上げます。

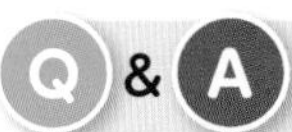

解答は 226 ページ

Q　慢性閉塞性肺疾患で慢性呼吸不全の患者に，鼻カニューレで 0.5 L/分の酸素吸入の指示が医師から出された。以下のなかで正しいものには○，間違っているものには×をつけなさい。

① 0.5 L/分の調節は難しいため，1 L/分としても差し支えない。

② 酸素流量が 1 L/分以下の患者の呼吸不全は軽症である。

③ 流量指示を見間違って 3.5 L/分で吸入したとしても，少量に間違えるよりは生命にかかわる危険は少ない。

④ 酸素を過量投与することで病態が悪化する呼吸不全の患者もいるため，指示どおりの流量を投与しなければならない。

Comment

酸素投与の対象

室内空気のもとで Pa_{O_2}（動脈血酸素分圧）が 60 Torr（mmHg）以下となる呼吸障害，またはそれに該当する異常状態を呼吸不全といい，患者は酸素療法の対象となります。

60 Torr（mmHg）以下とする理由は，動脈血酸素分圧（Pa_{O_2}）と動脈血酸素飽和度（Sa_{O_2}）の関係（図）から，60 Torr 以下では，Pa_{O_2} がわずかに低下しただけで，Sa_{O_2} が著しく低下するためです。すなわち，60 Torr 以下になると，動脈血によって組織に供給される酸素量が急激に減少してしまいます。こうした組織の低酸素状態を努力呼吸と心拍出量の増加で代償しようとするメカニズムがはたらきます。それが続けば，負荷のかかった呼

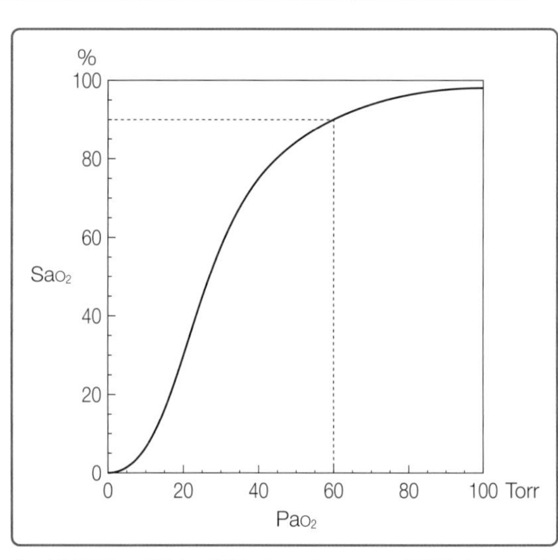

（矢﨑義雄監修：新臨床内科学，第 10 版．p.195，医学書院，2020.）

図　動脈血酸素分圧（Pa_{O_2}）と動脈血酸素飽和度（Sa_{O_2}）の関係

吸筋や心筋の疲労が進み，病態の悪化が加速します。早くに酸素を投与することで，低酸素から組織をまもるばかりでなく，呼吸筋や心筋に負荷がかかることを防ぐ効果もあります。

呼吸不全のタイプによる酸素投与量の違い

酸素の投与量を決めるうえで，患者の呼吸不全のタイプが重要なポイントになります。呼吸不全は，動脈血二酸化炭素分圧(Pa_{CO_2})が上昇しているか否かで2つのタイプに分類されます。すなわち，Pa_{CO_2}が45 Torr未満のI型呼吸不全と，45 Torr以上のII型呼吸不全です。Pa_{CO_2}が上昇していないI型の呼吸不全の患者には，新生児などの小児患者を除いて酸素投与量に関してはそれほど過敏になる必要はありません。必要十分量の酸素を投与します。救命救急の現場や外科手術中などでは，Pa_{O_2}は80 Torr以上(パルスオキシメータによる経皮的動脈血酸素飽和度〔Sp_{O_2}〕で95%以上)に保つことが一般的です。

しかし，Pa_{CO_2}が上昇しているII型の慢性呼吸不全の患者への酸素投与にあたってはかなり繊細な注意が必要です。Pa_{O_2}のみではなく，Pa_{CO_2}をチェックしながらPa_{O_2}が60 Torr(Sp_{O_2} 90%)程度に酸素投与量を設定していかなければなりません。こういった患者には投与される酸素量は少量です。もし，不用意に酸素投与量を増やすと，CO_2ナルコーシスという病態を引きおこす危険があります。

CO_2ナルコーシスとは

II型の慢性呼吸不全患者のPa_{CO_2}の上昇は，主として慢性閉塞性肺疾患(COPD)や肺結核後遺症などによる慢性的な換気不全が原因です。こういった慢性呼吸不全の患者がなんらかの誘因で換気不全が増悪し，さらにPa_{CO_2}が上昇して意識障害をきたして危険な状態になることをCO_2ナルコーシスといいます。誘因としては心不全や感染などによる急性増悪のほかに，鎮静作用のある薬剤の不用意な投与や酸素過量投与があります。特に，鎮静作用のある薬剤や酸素過量投与は投与後比較的早く呼吸抑制がおこりうることから，看護業務上注意を要します。

酸素の過量投与でなぜCO_2ナルコーシス？

一般にPa_{CO_2}が上昇すれば呼吸中枢が刺激され，換気量が増加するようになっています。しかし，慢性的な換気不全状態の患者では，継続的にPa_{CO_2}が上昇していてこの機構がはたらかず，むしろ低いPa_{O_2}(動脈血の酸素分圧)によって呼吸中枢が刺激され，換気が維持されています。この状態の患者に酸素を過量に投与して急速にPa_{O_2}を上昇させると，かえって呼吸中枢への刺激が低下してPa_{CO_2}は上昇し，呼吸性アシドーシスによる意識障害と呼吸抑制がおこります。これが，酸素の過量投与によるCO_2ナルコーシス発生のメカニズムです。

実際に，慢性呼吸不全の患者に，酸素流量「0.5 L/分」を「3.5 L/分」と間違って吸入させ，CO_2ナルコーシスを誘発した事例が報告されていました。Pa_{CO_2}が上昇している慢性呼吸不全の患者には特に，指示どおりの酸素投与量を正確に吸入させなければなりません。微量吸入のケースでは，微量用の酸素流量計を用います。もちろん，患者の呼吸や意識状態に変化がないかという観察も大切です。

その他　SECTION 1

ME 機器による感電事故の防止

臨床ではさまざまな ME 機器が使われています。ここでは医療現場での感電事故を防止するための知識を学びます。

Q & A

解答は 226 ページ

Q　医療機器による感電を防止するための電源プラグとコンセントに○をつけなさい。

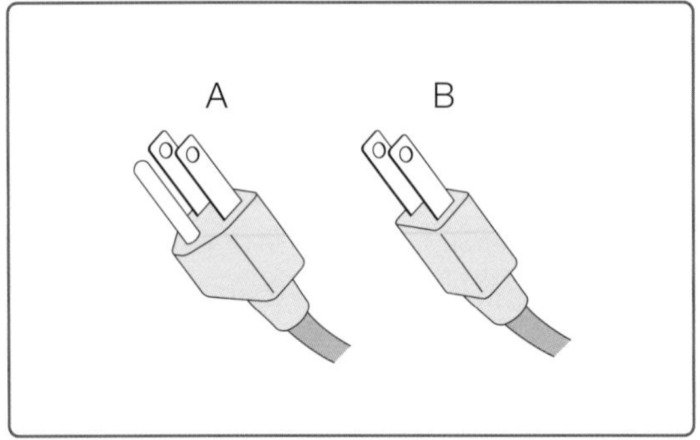

①電源プラグ

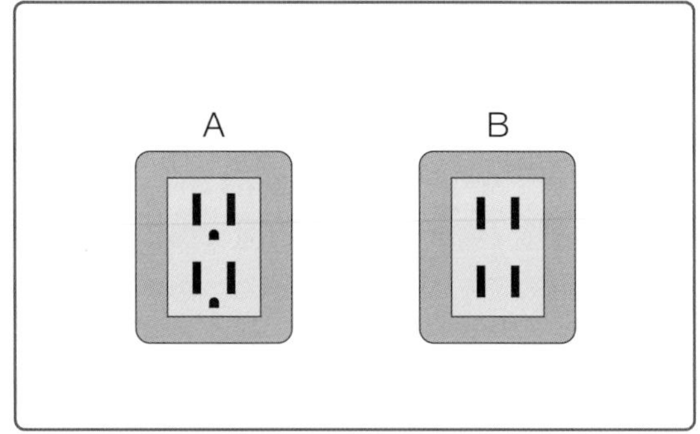

②コンセント

Comment

漏れ電流と感電

病院では多くの ME 機器が使われています。それらには感電事故防止対策が施されていますが，どうしても機器内の絶縁物の表面などを通って電流が流れてしまいます。この電流を**漏れ電流**といい，3 種の漏れ電流があります。1 つは，電源コードのアース線を通って漏れる電流です。もう 1 つは機器本体の表面から操作者を通って漏れる電流，さらに 1 つが電極などの装着部から患者を通って漏れる電流です。

後者 2 つの漏れ電流が感電事故の原因になります。漏れ電流に触れると，電気は本来の道筋ではなく，より電気を通しやすい人体を通り大地に流れていきます。これが感電です。体に流れる電流が弱いときはビリビリとくる衝撃だけですみますが，強い電気が流れた場合は電撃熱傷や心室細動をおこし生命にかかわってきます。

マクロショックとミクロショック

感電には 2 つのタイプがあります。皮膚を介して感電した場合をマクロショックとよびます。これは日常的にも経験する感電です。一方，身体の中に留置した心臓カテーテルなどから直接心臓へ感電する場合をミクロショックとよびます。これは，治療や検査に起因して発生する感電です。

マクロショックもミクロショックも，**心臓への電撃反応**が最も重大な問題です。ビリビリと自覚するレベルの電流は 1 mA（ミリアンペア）くらいですが，心室細動をきたす電流のレベルは，マクロショックでは100 mA 以上の電流です。家庭で使う電球には1 A(1000 mA)の電流が流れているので，その1/10の電流で心室細動がおこりうるということです。参考までに，落雷の際の電流はなんと1000 A〜20万 A にものぼります。一方，ミクロショックでは，わずか0.1 mA 以上の電流で心室細動をきたします。

アースとは

感電事故を防ぐためには，アースをとらなければなりません。アース(earth)とは，電気を逃がす通路のことをいいます。電気器具にアースを取りつけておけば，万一漏電があっても電気をearth(地球)，つまり大地に逃す道がつくられ，人体に電気が流れるのを防ぐことができます。家庭内の電気器具でも洗濯機，冷蔵庫，電子レンジなど，水気や湿気の多いところで使う電気器具にアースがついているのを見かけたことがあると思います。

アースを確実に取るために，医療機器の電源プラグは3P プラグになっています。3P とは3つのピンという意味で，電源につながる2つのピンと，アースとしてのもう1つのピンからなっています。3つのピンのうち，アース用のやや丸いピンは電源用の角ばったピンよりも少し長くなっています。これは，3P コンセントに差し込む際にはアースピンが最初に入り，また3P コンセントから抜き去る際にはアースピンが最後に残るように工夫されているのです。

3P プラグに対応する3つの穴のコンセントを3P コンセントといいます。延長コードを利用する場合は2P 用に変換し，アースもとらずに使っているのを見かけますが，必ず3P 用のものを用いましょう。

水ぬれによる感電，幼児の感電に注意

水にぬれていると電流が流れやすいため，ぬれた手で医療機器に触れないことや，医療機器とその周辺の水ぬれにも注意しましょう。電源コードの破損にも注意しておかなければなりません。

また，幼児が電源コードを口に入れたり，噛んだりして感電することもありえます。この場合，100 V(ボルト)程度でも高圧電線に匹敵する電流が流れるといわれています。幼児患者が電源コード類に触れないように整理しておくことも必要です。

プラグの差し込み口のほこりなどに注意

長時間差し込んだままのプラグとコンセントとの間にほこりがたまり，そこに湿気が加わると火災の原因となることがあります。家庭での電気火災の原因の1つですが，医療現場でも同様の危険があります。長期間使用していたモニター機器のプラグとコンセントの間から発火した事例がありました。また，シリンジポンプの機器側の差し込み口で発火した事例も報告されています[1)]。プラグのコンセントや機器側の差し込み口にほこりや水などが付着していないか点検しましょう。

その他 SECTION 2

心電図モニタの送・受信の間違い防止

心電図モニタの送・受信機の取り扱いを間違ったことにより，患者の危機的な心電図波形の発見が遅れ，重大な結果に至った事例が報告されています。ここでは心電図モニタに関する間違いの防止について取り上げます。

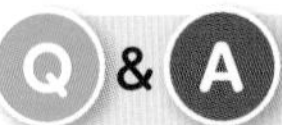

Q & A 解答は 226 ページ

Q 心電図モニタの送・受信について，正しいものに○をつけなさい。

① 患者ごとに送信機のチャネル番号と同じ番号をセントラルモニタに設定しなければならない。
② 1 台の送信機にチャネル番号は 2 つある。
③ 送信機の電池は継続的に使用しても約 1 か月は使用できる。
④ 送信機の電池は電池切れの表示が出たときに交換すればよい。
⑤ 電極はがれやリード線の断線も心電図波形の中断につながる。

Comment

医用テレメータによるモニタリングシステム

電波を利用して，入院患者の心電図などの生体情報を，ナースステーションなどの離れた場所でモニタリングすることができる医用テレメータは，現代の医療現場では欠くことができない機器です。

各種センサーで計測された生体信号は，テレメータ端末(携帯型送信機やベッドサイドモニタ内蔵の送信機など)から連続送信され，病院内の天井裏に設置されたアンテナシステムを介して，ナースステーションのセントラルモニタで受信されます。受信された生体信号は受信装置で解析・処理が行われ，モニタ上で波形および数値情報が表示されます。患者の生体信号に異常が検出された場合には，セントラルモニタからアラームを発することができるようになっており，院内 PHS により医師・看護師に知らせることができるものもあります。

医用テレメータでモニタリングする生体情報としては，波形表示の心電図・呼吸・脈波・血圧などと，数値表示の心拍数・呼吸数・脈拍数・血圧・体温・Spo_2 などがあります。

医用テレメータに割り当てられている電波の周波数帯は 420～450 MHz 帯です。送信機 1 台につき 1 チャネル(送信周波数を規定した番号)が割り当てられており，チャネル番号がラベル表示されています。1 施設で最大 480 チャネルの設定が可能ですが，混信等の防止や病院での管理の限界から，実際に使用できる数は，それよりはかなり少ないのが現状です。

心電図モニタの送受信器の取り扱い間違いやトラブル

最もポピュラーなモニタリングは心電図です。心電図モニタは医療機関のみならず，介護施設などでも導入されています。心電図モニタは，重症患者や致死的不整脈がおこる危険性がある患者にとって，異常の早期発見に欠かせない機器ですが，近年，送信機やセントラルモニタなどの受信器の機器の取り扱いミスやトラブルによる医療事故が報告されています[2, 3]。

総務省・厚労省による「病院における電波利用の現状」の調査（2019年）では，医用テレメータの間違いやトラブルについても調査が行われています。トラブルの内容は，特定の場所で電波が届かない（76.8%），チャネル設定を間違える（30.7%），電池切れに気づかない（28.8%），同一チャネルの送信機を使用する（22.9%）と，チャネル関係の間違いと電池切れは，多くの施設が経験していました。そのほかは，他の機器・設備から障害を受ける（10.4%），他施設からの電波が受信される（4.8%），ゾーンを間違える（4.0%）でした[4]。

「心電図の波形が出ない，波形がおかしい」の原因

「波形が出ない，波形がおかしい」という，看護師からの訴えを受けるのは臨床工学技士です。臨床工学技士がいない病院や介護施設では，医療機器メーカーの担当者に相談せざるをえません。波形が出ないのは心電図のみか，ほかのデータも全部か，ベッドサイドモニタとセンタラルモニタの一方か両方かなどの情報は，原因箇所を特定するために役立ちます。

原因としては，①送信機・ベッドサイドモニターとセントラルモニタのチャネル番号が合致していない，番号の間違いなど，②送信機の電池切れ・切れかかり，③電極のはがれ，貼り付け位置の間違い，④電極リード線の外れや断線，⑤ケーブルの外れや断線，⑥送信機本体の故障（患者が歩行中に落下，ベッド柵等にぶつける，トイレで便器に落とすなど），⑦アンテナケーブルの断線や接続不良，などがあります。このなかで多い原因は，①～④といわれおり，これらは各部署でチェックが可能です。

チャネル番号の設定間違いに注意

前項の①の原因による重要事例として，「波形の患者間違い」があります。正しく心電図データを受信するためには，送信機のチャネル番号を受信機のセントラルモニタに登録し，患者氏名を正しく入力しなければなりません。しかし，この設定において，患者名やチャネル番号を取り違えれば，患者を取り違えて心電図波形を観察していることになり，対処すべき患者への対応が遅れる危険があります。また，間違ったチャネル番号の設定による「波形が出ない」もあります。こうしたチャネルの設定間違いは，集中治療室よりも一般病棟でおこりやすいといわれています。

送信機の電池切れに注意

モニタリング中断，受信不良の送信器側の要因として，電池切れ，電極のはがれ，電極リード線の接続外れや断線があります。なかでも電池切れによる受信の中断は複数例報告されています。送信機の電池の残量が少なくなると，送信機や受信機のモニタ画面に「電池交換」と表示され，アラームが鳴ります。電池の残量がなくなると受信機のモニタ画面に「電波切れ」と表示され，まもなく波形が消えます。電池切れの事例の多くで，モニタ画面の電池交換の表示に看護師が気づかなかった，アラーム音を聞き取れなかったなどが原因としてあげられていました。

送信器の取扱説明書に，継続使用での電池の使用可能日数の目安が記載されています。一般的な送信機では，アルカリ電池で約1週間使用できるものが多いようです。取扱説明書の情報を参考にして定期交換日を設定し，表示やアラームに頼ることなく早めに交換しましょう。

UNIT 2

看護業務に必要な計算ドリル

診療の補助業務では，しばしば計算をしなければならない場面に遭遇します。たとえば，注射を準備する際には「mg」指示の薬剤量を，薬液量の「mL」に換算しなければなりません。また，点滴を接続する際には，指示された投与速度から，滴下数や時間あたりの流量を計算する必要があります。さらに，酸素ボンベを用いて患者を移送する際には，ボンベの残圧から酸素の残量を推定し，どのくらいの時間吸入できるかを確認して，途中で酸素切れがおこらないようにしなければなりません。

こうした計算での間違いは，重大事故に発展する可能性があります。UNIT2 では，計算式を丸暗記するのではなく，計算の道すじを理解したうえで正しい計算ができるようになるための演習をします。

PART 1

ウォーミングアップ

STEP 1 質量の単位を理解する

解答は 227 ページ

Q 以下の(　　　)に適切な数字を入れなさい。

1) 1 g[グラム]＝(　　　　　　　)mg[ミリグラム]

2) 1 mg ＝(　　　　　　　)g(分数で答えよ)

3) 1 mg ＝(　　　　　　　)μg[マイクログラム]

4) 1 μg ＝(　　　　　　　)mg(分数で答えよ)

ここからは簡単な計算が必要になります

5) 1 g ＝(　　　　　　　)μg　⇐ 1 g は ＿＿＿①＿＿＿ mg，1 mg は ＿＿＿②＿＿＿ μg であることから 1 g ＝ ① × ② μg である。

6) 1 μg ＝(　　　　　　　)g(分数で答えよ)

7) 800 mg は 1 g の(　　　　　)である。(分数で答えよ)

8) 40 mg は 1 g の(　　　　　)である。(分数で答えよ)

9) 600 μg は 1 mg の(　　　　　)である。(分数で答えよ)

10) 25 μg は 1 mg の(　　　　　)である。(分数で答えよ)

11) 1 g は 50 mg の(　　　　　)倍である。

12) 1 g は 250 mg の(　　　　　)倍である。

STEP 2 容量の単位（液量の単位）を理解する

解答は 227 ページ

Q 以下の（　　　）に適切な数字を入れなさい。

1）1 L［リットル］＝（　　　　　）dL［デシリットル］

2）1 dL ＝（　　　　　）mL［ミリリットル］

3）1 dL −（　　　　　）L（分数で答えよ）

4）1 L ＝（　　　　　）mL

5）1 mL ＝（　　　　　）L（分数で答えよ）

6）1 mL ＝（　　　　　）dL（分数で答えよ）

ここからは簡単な計算が必要になります

7）400 mL は 1 L の（　　　　　）である。（分数で答えよ）

8）25 mL は 1 L の（　　　　　）である。（分数で答えよ）

9）40 mL は 1 dL の（　　　　　）である。（分数で答えよ）

10）75 mL は 1 dL の（　　　　　）である。（分数で答えよ）

One Point

単位の接頭語は意味を覚えておくと楽です！
μ（マイクロ）＝ 1/1000000（100 万分の 1）
m（ミリ）＝ 1/1000（1000 分の 1）
c（センチ）＝ 1/100（100 分の 1）
d（デシ）＝ 1/10（10 分の 1）

PART 2

指示薬物量を液量(mL)に換算して取り出す

液状注射薬の指示量を液量に換算して取り出す

解答は 227 ページ

Q1 「A 注 0.3 mg を点滴内に混注」の指示を受けた。A 注は液状注射薬で，アンプルのラベルに【0.5 mg/2 mL】と表示されている。アンプルから何 mL 取り出せばよいか。

考え方をマスターしよう

1 アンプル中の薬物量が ＿＿＿＿①＿＿＿＿ mg なので，0.3 mg は 0.3/ ＿＿＿＿①＿＿＿＿ ＝ ＿＿＿②＿＿＿ / ＿＿＿③＿＿＿ アンプルに相当する。1 アンプル中の液量は 2 mL なので，2 mL × ＿＿＿②＿＿＿ / ＿＿＿③＿＿＿ ＝ ＿＿＿＿④＿＿＿＿ mL 取り出せばよい。

Q2 「B 注 700 mg を点滴内に混注」の指示を受けた。B 注は液状注射薬で，アンプルのラベルに【500 mg/5 mL】と表示されている。点滴内に何アンプルと何 mL を混注すればよいか。

考え方をマスターしよう

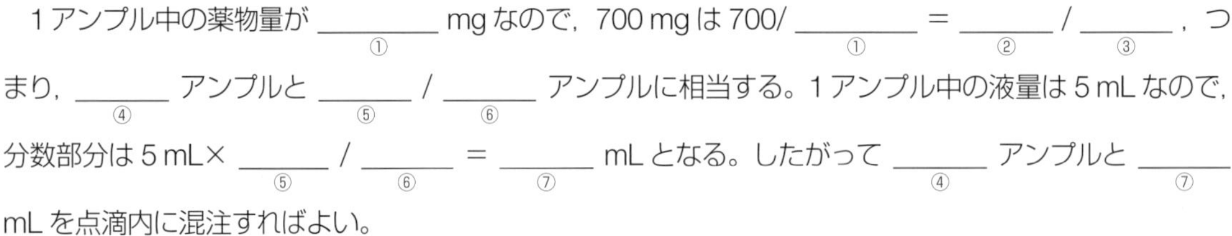
1 アンプル中の薬物量が ＿＿＿＿①＿＿＿＿ mg なので，700 mg は 700/ ＿＿＿＿①＿＿＿＿ ＝ ＿＿＿②＿＿＿ / ＿＿＿③＿＿＿，つまり，＿＿＿④＿＿＿ アンプルと ＿＿＿⑤＿＿＿ / ＿＿＿⑥＿＿＿ アンプルに相当する。1 アンプル中の液量は 5 mL なので，分数部分は 5 mL× ＿＿＿⑤＿＿＿ / ＿＿＿⑥＿＿＿ ＝ ＿＿＿⑦＿＿＿ mL となる。したがって ＿＿＿④＿＿＿ アンプルと ＿＿＿⑦＿＿＿ mL を点滴内に混注すればよい。

Q3 「C 注 45 mg を生理食塩水 20 mL に希釈して側管注」の指示を受けた。C 注は液状注射薬で，アンプルのラベルに【60 mg/2 mL】と表示されている。アンプルから何 mL 取り出せばよいか。

Q4 「D 注 3200 単位を点滴内に混注」の指示を受けた。D 注は液状注射薬で，アンプルのラベルに【4000 単位 /5 mL】と表示されている。アンプルから何 mL 取り出せばよいか。

Q5 「E 注 1600 IU を点滴内に混注」の指示を受けた。E 注は液状注射薬で，アンプルのラベルに【2000 IU/10 mL】と表示されている。アンプルから何 mL 取り出せばよいか。

Q6 「F 注 12 mEq を点滴内に混注」の指示を受けた。F 注は液状注射薬で，アンプルのラベルに【40 mEq/30 mL】と表示されている。アンプルから何 mL 取り出せばよいか。

粉状注射薬の指示量を液量に換算して取り出す

解答は 227 ページ

Q1 「A 抗菌薬 200 mg を点滴内に混注」の指示を受けた。A 抗菌薬は粉状注射薬で，バイアルのラベルに【1 g】と表示されている。指示された薬物量をバイアルからどのように取り出して点滴内に混注すればよいか。(a)～(c)のうち，最も適切なものを選びなさい。

(a)バイアルから粉末を目分量で 1/5 取り出し，生理食塩水に溶かして点滴内に混注する。
(b)バイアルに 1 mL の生理食塩水を加えて溶解し，そのうちの 0.2 mL を取り出して点滴内に混注する。
(c)バイアルに 5 mL の生理食塩水を加えて溶解し，そのうちの 1 mL を取り出して点滴内に混注する。

考え方をマスターしよう

粉状注射薬をバイアルから取り出すときには，バイアルに溶解液を加えて均一な薬液にしてから，指示された薬物量を液量に換算して取り出す。1 バイアルの薬物量は 1 g(＿＿＿＿①＿＿＿＿ mg)なので，200 mg は 200/ ＿＿＿＿①＿＿＿＿ ＝ ＿＿＿②＿＿＿ / ＿＿＿③＿＿＿ バイアルに相当する。

溶解液の量が少なすぎると，溶解にむらが生じたり，取り出す際にシリンジの目盛りの読み取りで誤差が生じることなどによって，取り出す薬物量が不正確になりやすい。本問のように溶解液の量が指定されていない場合には，バイアルの大きさに応じて 5～20 mL 程度の溶解液を用いるとよい。よって，正解は ＿＿＿④＿＿＿ である。

Q2 「B 抗菌薬 30 mg を点滴内に混注」の指示を受けた。B 抗菌薬は粉状注射薬で，バイアルのラベルに【80 mg】と表示されている。指示された薬物量をバイアルからどのように取り出して点滴内に混注すればよいか。

One Point

粉状注射薬の溶解液として，多くの場合に生理食塩水や注射用水が使われますが，薬剤によっては溶解液が限定されているものもあります。

STEP 3 小児用量を希釈して取り出す

解答は 228 ページ

Q1 「A 抗菌薬 4 mg を小児患者の点滴内に混注」の指示を受けた。A 抗菌薬は液状注射薬で，アンプルのラベルに【40 mg/1 mL】と表示されている。指示の薬物量をどのように取り出して混注すればよいか。(a)～(c)のうち，最も適切な方法を選びなさい。

(a) アンプルの薬液 1 mL を注射器に吸い上げ，さらに生理食塩水 10 mL を吸って加え，そのうちの 1 mL を点滴内に混注する。
(b) アンプルの薬液 1 mL を注射器に吸い上げ，さらに生理食塩水 9 mL を吸って加え，そのうちの 1 mL を点滴内に混注する。
(c) アンプルの薬液 0.1 mL を注射器に吸い上げ，点滴内に混注する。

考え方をマスターしよう

液状の注射薬をごく少量取り出すと，誤差の影響が大きくなり不正確になりやすいため，生理食塩水などの希釈液を加えて液量を増やし，取り出しやすい量にする必要がある。希釈液を加える際は，目ざす全量からアンプル中の薬液量を差し引いた量を加えることがポイントである。

1 アンプル中の薬物量は ＿＿①＿＿ mg なので，4mg は 4/ ＿＿①＿＿ = ＿＿②＿＿ / ＿＿③＿＿ アンプルに相当する。したがって，1 mL を取り出そうと決めたならば，全量を ＿＿④＿＿ mL にすればよい。1 アンプル中の液量は ＿＿⑤＿＿ mL なので，全量 ＿＿④＿＿ mL にするには ＿＿④＿＿ mL− ＿＿⑤＿＿ mL= ＿＿⑥＿＿ mL の生理食塩水を足せばよい。したがって，最も適切な方法は ＿＿⑦＿＿ である。

Q2 「B 注射薬 1.6 mg を小児患者の点滴内に混注」の指示を受けた。B 注射薬は液状注射薬で，アンプルのラベルに【8 mg/1 mL】と表示されている。指示の薬物量をどのように取り出して混注すればよいか。

Q3 「C 注射薬 0.8 mg を小児患者の点滴内に混注」の指示を受けた。C 注射薬は液状注射薬で，アンプルのラベルに【2 mg/1 mL】と表示されている。指示の薬物量をどのように取り出して混注すればよいか。

考え方をマスターしよう

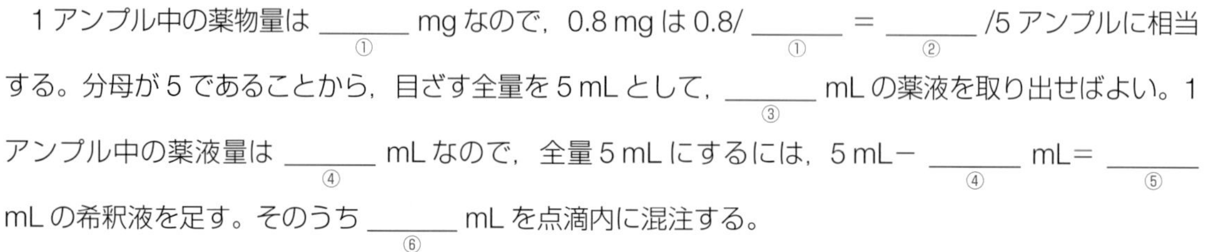

1 アンプル中の薬物量は ______① mg なので，0.8 mg は 0.8/ ______① ＝ ______② /5 アンプルに相当する。分母が 5 であることから，目ざす全量を 5 mL として，______③ mL の薬液を取り出せばよい。1 アンプル中の薬液量は ______④ mL なので，全量 5 mL にするには，5 mL－ ______④ mL＝ ______⑤ mL の希釈液を足す。そのうち ______⑥ mL を点滴内に混注する。

Q4 「D 注射薬 0.3 mg を小児患者の点滴内に混注」の指示を受けた。D 注射薬は液状注射薬で，アンプルのラベルに【0.8 mg/1 mL】と表示されている。指示の薬物量をどのように取り出して混注すればよいか。

投与速度(流量，滴数)の計算

STEP 1 輸液セット別に滴数を計算する

解答は 228 ページ

Q1 1 時間あたりの流量 40 mL で点滴するように指示された。微量用輸液セット(60 滴＝1 mL)を用いるとき，1 分間あたり何滴(何滴 /分)で滴下すればよいか。

考え方をマスターしよう

計算の方法は 2 つある。

A：1 分間あたりの流量を計算して，滴数に換算する方法

1 時間(60 分)あたりの流量 40 mL を 1 分間あたりの流量(mL/分)に換算すると，______① / ______②(mL/分)となる。これを 1 分間あたりの滴数に直すと，微量用輸液セットは 1 mL が 60 滴なので，60 滴 /mL× ______① / ______②(mL/分)＝ ______③ 滴 /分と求められる。

B：1 時間あたりの流量を滴数に換算して，1 分間あたりの滴数を計算する方法

1 時間あたりの流量 40 mL を滴数に換算すると，微量用輸液セットは 1 mL が 60 滴なので，______④ × ______⑤(滴 /時)となる。これを 1 分間あたりの滴数に直すと，______④ × ______⑤(滴 /時)/60(分)＝ ______⑥ 滴 /分となる。

いずれの方法でも，1 時間あたりの流量と微量用輸液セットでの 1 分間あたりの滴数は同じ値になる。

Q2 1 時間あたりの流量 90 mL で点滴するように指示された。一般用輸液セット(20 滴＝1 mL)を用いるとき，何滴 /分で滴下すればよいか。

Q3 1 時間に 35 mL の速度で点滴するように指示された。微量用輸液セット(60 滴＝1 mL)を用いるとき，何滴 /分で滴下すればよいか。

Q4 48 mL/時で点滴するように指示された。一般用輸液セット(20 滴＝1 mL)を用いるとき，何滴 /分で滴下すればよいか。

輸液セットの変更により滴数を変更する

解答は 228 ページ

Q1 微量用輸液セット（60 滴＝1 mL）を用いて 45 滴 /分の速度で滴下している点滴を，一般用輸液セット（20 滴＝1 mL）に替えたい。何滴 /分に調節し直せばよいか。

考え方をマスターしよう

「微量用輸液セットで 45 滴 /分」を 1 分間あたりの流量（mL/分）に換算すると，1 mL が 60 滴なので，

______①／______② mL/分である。これを一般用輸液セットの滴数に換算すると，1 mL が 20 滴なので，

20（滴 /mL）× ______①／______②（mL/分）＝ ______③ 滴 /分に調節すればよい。

Q2 一般用輸液セット（20 滴＝1 mL）を用いて 8 滴 /分の速度で滴下している点滴を，微量用輸液セット（60 滴＝1 mL）に替えたい。何滴 /分に調節し直せばよいか。

考え方をマスターしよう

「一般用輸液セットで 8 滴 /分」を 1 分間あたりの流量（mL/分）に換算すると，1 mL が 20 滴なので，

______①／______② mL/分である。これを微量用輸液セットの滴数に換算すると，1 mL が 60 滴なので，

60（滴 /mL）× ______①／______②（mL/分）＝ ______③ 滴 /分に調節すればよい。

Q3 微量用輸液セット(60 滴＝1 mL)を用いて 54 滴 /分の速度で滴下している点滴を，一般用輸液セット(20 滴＝1 mL)に替えたい。何滴 /分に調節し直せばよいか。

Q4 一般用輸液セット(20 滴＝1 mL)を用いて 12 滴 /分の速度で滴下している点滴を，微量用輸液セット(60 滴＝1 mL)に替えたい。何滴 /分に調節し直せばよいか。

輸液ポンプへの変更で滴数から時間流量を計算する

解答は 229 ページ

Q1 一般用輸液セット（20 滴＝1 mL）を用いて 40 滴 /分の速度で滴下していた点滴ラインに，輸液ポンプを装着することになった。1 時間あたりの流量を何 mL/時に設定すればよいか。

考え方をマスターしよう

「一般用輸液セットで 40 滴 /分」を 1 分間あたりの流量（mL/分）に換算すると，1 mL が 20 滴なので，＿＿①＿＿ / ＿＿②＿＿ ＝ ＿＿③＿＿ mL/分である。これを 1 時間（60 分）あたりの流量に換算すると，＿＿③＿＿（mL/分）×60（分）＝ ＿＿④＿＿ mL/時となる。

Q2 微量用輸液セット（60 滴＝1 mL）を用いて 42 滴 /分の速度で滴下していた点滴ラインに，輸液ポンプを装着することになった。流量を何 mL/時に設定すればよいか。

Q3 一般用輸液セット（20 滴＝1 mL）を用いて 35 滴 /分の速度で滴下していた点滴ラインに，輸液ポンプを装着することになった。流量を何 mL/時に設定すればよいか。

Q4 微量用輸液セット（60 滴＝1 mL）を用いて 50 滴 /分の速度で滴下していた点滴ラインに，輸液ポンプを装着することになった。流量を何 mL/時に設定すればよいか。

STEP 4 指示から滴数，流量を計算する

解答は 229 ページ

Q1 輸液製剤A 500 mL を 4 時間で点滴するように指示された。以下の問いに答えなさい（小数点以下の値が得られた場合には小数点以下第一位を四捨五入すること）。

1）輸液ポンプで注入するとき，1 時間あたりの流量を何 mL/時に設定すればよいか。

2）一般用輸液セット（20 滴＝1 mL）で点滴するとき，1 分間あたりの滴下数を何滴にすればよいか。

考え方をマスターしよう

1）1 時間あたりの流量は ＿＿＿＿①＿＿＿＿ mL/ ＿＿＿②＿＿＿ 時間＝ ＿＿＿＿③＿＿＿＿ mL/時となる。

2）1 時間あたりの流量 ＿＿＿＿③＿＿＿＿ mL/時を 1 分間あたりの流量（mL/分）に換算すると，＿＿＿＿③＿＿＿＿ / ＿＿＿④＿＿＿ mL/分となる。一般用輸液セットは 1 mL が 20 滴なので，これを滴数に直すと，20（滴/mL）× ＿＿＿＿③＿＿＿＿ / ＿＿＿④＿＿＿（mL/分）＝ ＿＿＿＿⑤＿＿＿＿（滴 /分）となり，小数点以下第一位を四捨五入して ＿＿＿⑥＿＿＿ 滴 /分とする。

Q2 輸液製剤B の 500 mL を 2 袋，輸液製剤C の 500 mL を 1 袋，計 3 袋を 24 時間で点滴するよう指示された。以下の問いに答えなさい（小数点以下の値が得られた場合には小数点以下第一位を四捨五入すること）。

1）輸液ポンプで注入するとき，1 時間あたりの流量を何 mL/時に設定すればよいか。

2）一般用輸液セット（20 滴＝1 mL）で点滴するとき，1 分間あたりの滴下数を何滴にすればよいか。

Q3 輸液製剤D 500 mL をAM10 時～PM6 時まで点滴するように指示された。以下の問いに答えなさい(小数点以下の値が得られた場合には小数点以下第一位を四捨五入すること)。

1) 輸液ポンプで注入するとき，1 時間あたりの流量を何 mL/時に設定すればよいか。

2) 一般用輸液セット(20 滴＝1 mL)で点滴するとき，1 分間あたりの滴下数を何滴にすればよいか。

3) 微量用輸液セット(60 滴＝1 mL)で点滴するとき，1 分間あたりの滴下数を何滴にすればよいか。

投与量，投与速度指示から流量を計算する

解答は 229 ページ

Q1 A 注射薬は液状の注射薬で，1 アンプル 5 mL 中に 50 mg の薬物を含有している。1 アンプルを輸液 500 mL に希釈し，薬物を 60 μg/分の投与速度で輸液ポンプを使って投与することになった。1 時間あたりの流量を何 mL/時に設定すればよいか。

考え方をマスターしよう

薬物の 1 分間あたりの投与量 60 μg を 1 時間あたりの投与量に直すと，＿＿＿①（μg/分）×60（分）＝＿＿＿②（μg/時）＝＿＿＿③ mg/時となる。

1 アンプルの薬物 50 mg が 500 mL*に希釈されているので，1 時間あたり ＿＿＿③ mg の投与量を液量に換算すると，500（mL）× ＿＿＿③（mg）/ ＿＿＿④（mg）＝ ＿＿＿⑤ mL となることから，流量は ＿＿＿⑤ mL/時に設定する。

＊ アンプルの液量 5mL が加わることで希釈後の全量は正確には 505 mL となるが，本問のように希釈する輸液量が多い場合は，輸液ポンプの誤差範囲から，設定上は 500 mL と考えて差し支えないため，ここでは 500 mL で計算している。

Q2 B 注射薬は液状の注射薬で，1 アンプル 5 mL 中に 150 mg の薬物を含有している。1 アンプルを輸液 500 mL に希釈し，薬物を 40 μg/分の投与速度で輸液ポンプを使って投与することになった。流量を何 mL/時に設定すればよいか。

Q3 C 注射薬は液状の注射薬で，1 アンプル 2 mL 中に 40 mg の薬物を含有している。2 アンプルを生理食塩水 16 mL で希釈し全量 20 mL にして，体重 40 kg の患者に 5 μg/kg/分の投与速度になるようにシリンジポンプで投与することになった。流量を何 mL/時に設定すればよいか。

考え方をマスターしよう

Q1 と同様に，まず薬物の 1 時間あたりの投与量を計算する。

体重 1 kg・1 分間あたりの投与量が 5 μg なので，体重 40 kg の患者への 1 時間あたりの投与量は，

_____①(μg/kg/分)× _____②(kg)×60(分)＝ _______③(μg/時)＝ _____④ mg/時である。

2 アンプル分の薬物 _____⑤ mg が希釈されて全量 20 mL になっているので，1 時間あたりの投与量 _____④ mg を液量に換算すると，20(mL)× _____④(mg)/ _____⑤(mg)＝ _____⑥ mL に相当する。これが 1 時間あたりの流量である。

なお，本問は **Q1** とは異なり，シリンジポンプでは装着するシリンジの容量による制限があり，希釈する液量が少ないため，流量は正確な全量をもとに計算しなければならない。このケースでは 1 アンプル 2 mL が 2 アンプルなので，2 mL×2＝4 mL が生理食塩水 16 mL で希釈されて，全量は 20 mL となっている。

Q4 D 注射薬は液状の注射薬で，1 アンプル 2 mL 中に 60 mg の薬物を含有している。3 アンプルを生理食塩水 34 mL で希釈し全量 40 mL にして，体重 30 kg の患者に 5 μg/kg/分の投与速度になるようにシリンジポンプで投与することになった。流量を何 mL/時に設定すればよいか。

PART 4

酸素ボンベの残量，使用可能時間を計算する

酸素吸入中の患者の移送などの際に，酸素ボンベが用いられます。未使用の酸素ボンベには通常，14.7 MPa の高圧で酸素が充填されています(ただし，在宅酸素療法の患者の外出用に開発された 19.6 MPa の軽量の酸素ボンベもあります)。

酸素ボンベを使用する際には，必ずボンベ内の残圧を圧力計で確認し，残圧からボンベ内の酸素残量を計算して，移送途中などに酸素切れがおこらないかの確認をしなければなりません。

STEP 1 酸素ボンベの残圧から残量を計算する

解答は 230 ページ

Q 酸素ボンベの残圧計が以下の数値を示しているとき，それぞれの酸素残量を計算して答えなさい(小数点以下の値が得られた場合には小数点以下第一位を四捨五入すること)。なお，酸素ボンベは未使用(満充填)で 500 L・内圧 14.7 MPa のものとする。

1）酸素ボンベの残圧：8 MPa

考え方をマスターしよう

未使用の酸素ボンベ 500 L の内圧が 14.7 MPa なので，8 MPa のときの酸素残量は，500(L)×______①(MPa)/14.7(MPa)＝________②L となり，小数点以下第一位を四捨五入すると，______③L である。

2）酸素ボンベの残圧：10 MPa

3）酸素ボンベの残圧：4.4 MPa

STEP 2 残圧と酸素吸入量からボンベ使用可能時間を計算する

解答は230ページ

Q1 鼻カニューレで酸素を3 L/分の流量で吸入している呼吸不全の患者を，酸素ボンベ(満充塡500 L・14.7 MPa)を用いて検査室に移送することになった。酸素ボンベの残圧は10 MPaを示している。以下の問いに答えなさい(小数点以下の値が得られた場合には小数点以下第一位を四捨五入すること)。

1）この酸素ボンベを使用したときの吸入可能時間は何分か。

2）計測誤差などを考慮して安全係数を0.8とするとき，この酸素ボンベを安全に吸入使用できる時間は何分か。

考え方をマスターしよう

1）ボンベの残圧から，酸素残量は500(L)× ______① (MPa)/ ______② (MPa)＝ ______③ L である。酸素流量は3 L/分であるから，吸入可能時間は ______③ (L)/3(L/分)＝ ______④ 分となり，小数点以下第一位を四捨五入すると， ______⑤ 分間吸入が可能である。

2）1)で求めた値は，あくまでも理論値である。実際は，残圧の測定誤差，酸素流量の設定誤差などがあるため，確実な吸入可能時間とはいえない。安全上，1)で求めた時間に係数として0.8をかけた時間を吸入可能時間と考えたほうが無難といえる。つまり， ______④ (分)×0.8＝ ______⑥ 分となり，小数点以下第一位を四捨五入して， ______⑦ 分が安全に吸入使用できる時間である。

UNIT 2 看護業務に必要な計算ドリル

Q2 鼻カニューレで酸素を 2 L/分の流量で吸入している患者を，酸素ボンベ(満充填 500 L・14.7 MPa)を用いて X 線検査室に移送することになった。酸素ボンベの残圧は 7 MPa を示している。以下の問いに答えなさい(小数点以下の値が得られた場合には小数点以下第一位を四捨五入すること)。

1）この酸素ボンベを使用したときの吸入可能時間は何分か。

2）計測誤差などを考慮して安全係数を 0.8 とするとき，この酸素ボンベを安全に吸入使用できる時間は何分か。

Q3 酸素マスクで酸素を 5 L/分の流量で吸入している呼吸不全の患者を，酸素ボンベ(満充填 500 L・14.7 MPa)を用いて検査室に移送することになった。酸素ボンベの残圧は 8 MPa を示している。検査室との往復で 5 分，検査待機で 10 分，検査で 30 分を要するとしたとき，この酸素ボンベを使用して検査を行うことは安全といえるか否か，理由とともに答えなさい。

UNIT 3

リスクセンス トレーニング

転倒・転落などの療養生活における事故を防止するためには，患者それぞれの病態や障害にひそむ危険を理解したうえで，患者の行動や環境を観察し危険を予測して，できる限りの対処をしておくことが看護師に求められます。

UNIT3 では，実際に看護現場で報告された転倒・転落，窒息・誤嚥，車椅子，入浴などに関するヒヤリ・ハット事例をもとに，病院での一場面がイラストで描かれています。それぞれのシーンにどのような危険がひそんでいるのかを考えてみましょう。

解説には特に気づいてほしい危険をあげていますが，正解はこれだけではありません。解説で指摘したもの以外にも，いろいろな危険に気づくことができるでしょう。合理的な理由や根拠をもって危険と判断できるものに，できるだけ多く気づいてください。

次ページからの各シーンには，どのような危険がひそんでいるでしょうか。

答えるときには「ここが危険」と指摘するだけではなく，「なぜ危険か」という理由や根拠も述べてください。また，その危険がどのような事故に発展しうるのかも考えましょう。大切なことは，危険を予測する論理的な思考ができるようになることです。

トレーニングは，友だちどうしやグループでやってみるのもよいでしょう。また，経験豊富な先輩や教員と一緒に考えてみるのも効果的です。経験から得た貴重な考え方を学ぶ，よい機会になるはずです。

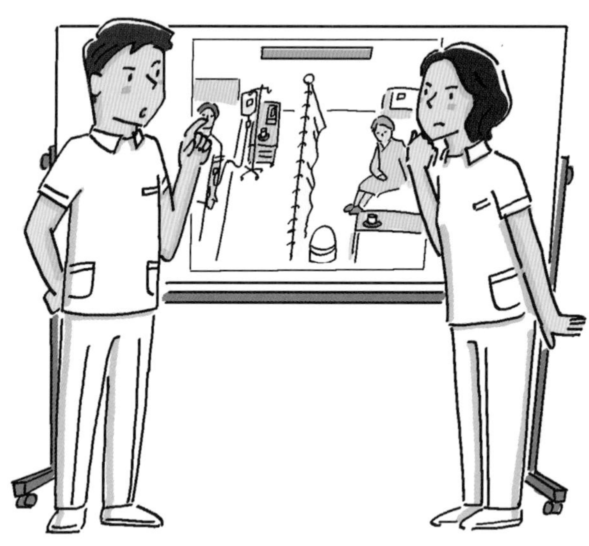

SCENE 1

夜間のベッドサイドにおける危険

手前のベッドのAさんは，認知症があるものの，自力でトイレに行けます。ただし，夜間は離床センサーを使用しており，3時間前に看護師がトイレ介助を行いました。奥のベッドのBさんは感染症と脱水で入院し，左前腕から持続点滴中です。このシーンにひそむ危険を考えてみましょう。

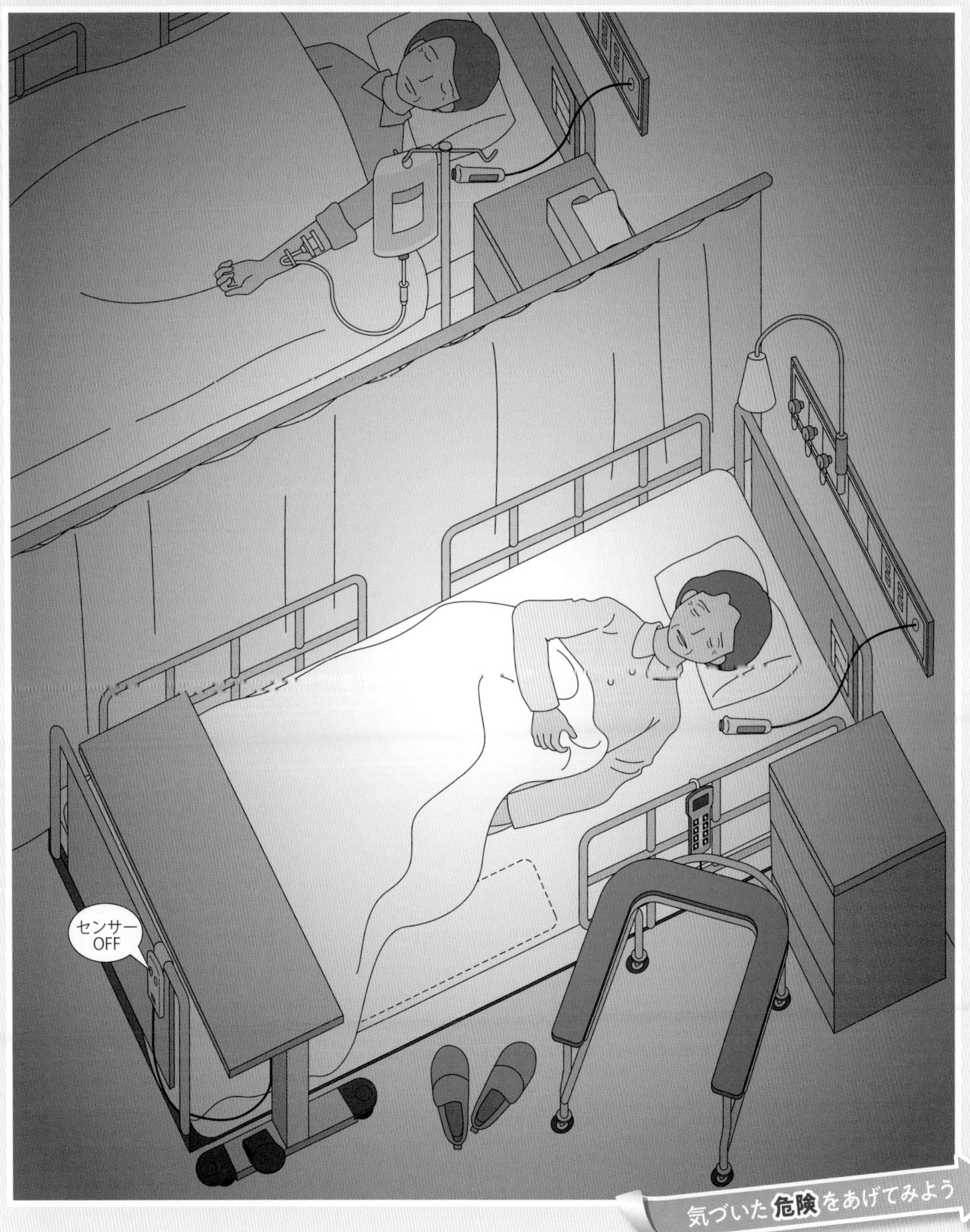

気づいた**危険**をあげてみよう

気づきましたか

このイラストは，認知機能が低下した患者さんとそうでない患者さんを例に，夜間のベッドサイドにはどのような転倒・転落の危険があるのかを考えるためにつくられています。気づいてほしい危険を表にまとめました。

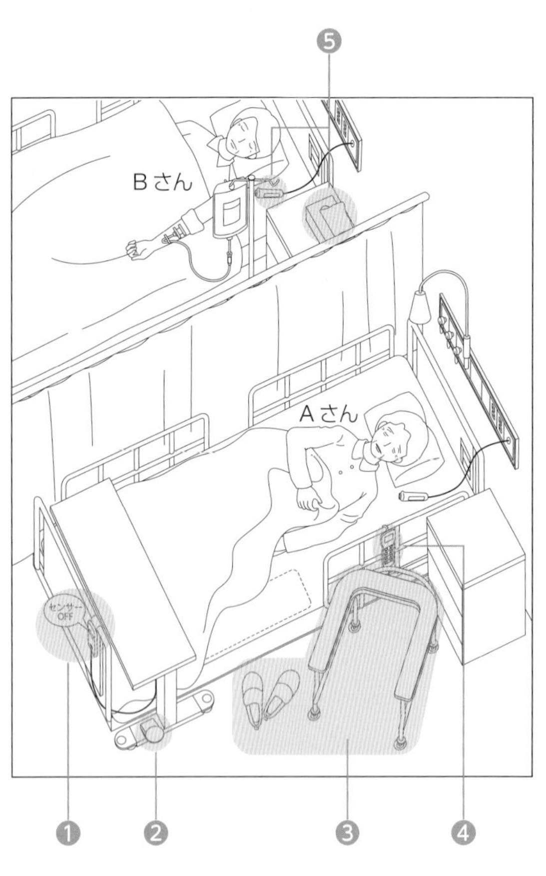

危険	理由や根拠など
❶前回のAさんの介助の際に看護師が離床センサーをOFFにしたあと，ONにし忘れている。	離床センサーが作動していないため，再度Aさんがトイレに行こうとしたときの動きを把握できない。看護師が介助できずに転倒する危険性が高まる。
❷Aさんのオーバーテーブルのキャスターにロックがかかっていない。	Aさんが立位時に支えにしようと寄りかかった際に，オーバーテーブルが動いて転倒する危険性がある。
❸歩行器と靴の向きが前回ベッドに戻ってきたときの向きのままになっている。	Aさんが深夜トイレに行こうとして，靴を履いたり，歩行器に移る際に身体の向きを変えなければならないため，バランスをくずしやすく，転倒の危険性が高まる。
❹Aさんのベッドの左側の柵にベッドを昇降させるリモコンを掛けている。	Aさんが起き上がろうとしてベッド柵を握った際に，手がリモコンのボタンに触れると，ベッドの頭側や足側が上昇して，ベッドから転落する危険性がある。
❺点滴が刺入されているBさんの左上肢側にナースコールやティッシュペーパーが置かれている。	Bさんが自由に動かせる右上肢でナースコールを押そうとしたり，ティッシュペーパーを取ろうとして体勢を変えたときに，ベッドから転落する危険性がある。

イラストからの学び

夜間は，職員がナースコールですぐに訪室できない状況もあり，患者さんは自力で排泄しようと動き出して，転倒・転落につながることがあります。こうした事故を減らすためには，患者さんの行動を予測し，ベッドサイドの環境から転倒・転落のきっかけとなる要因をできるだけ取り除くとともに，自力行動の安全をサポートするようにベッドサイドの環境を調整しておく必要があります。

近年，ナースコールを押せない高齢患者さんの転倒防止のために，離床センサーを設置することが増えています。職員がセンサーコールで訪室して離床センサーを「OFF」にし，排泄介助後，離室する際に「ON」にし忘れたために，患者さんのその後の排泄行動を察知できずに転倒に至ったという事例がおこっています。高齢患者さんは頻尿の方が多いため，離室前には離床センサーの作動を確認する習慣をもちましょう。

SCENE 2

ベッド柵に関する危険

奥のベッドのＣさんは，脳梗塞の後遺症で右片麻痺があり，座位訓練のために半座位で過ごしています。手前のベッドのＤさんは認知症で，明日退院予定です。昼食が近いため，看護師がリモコンでギャッジアップしようとしています。このシーンにひそむ危険を考えてみましょう。

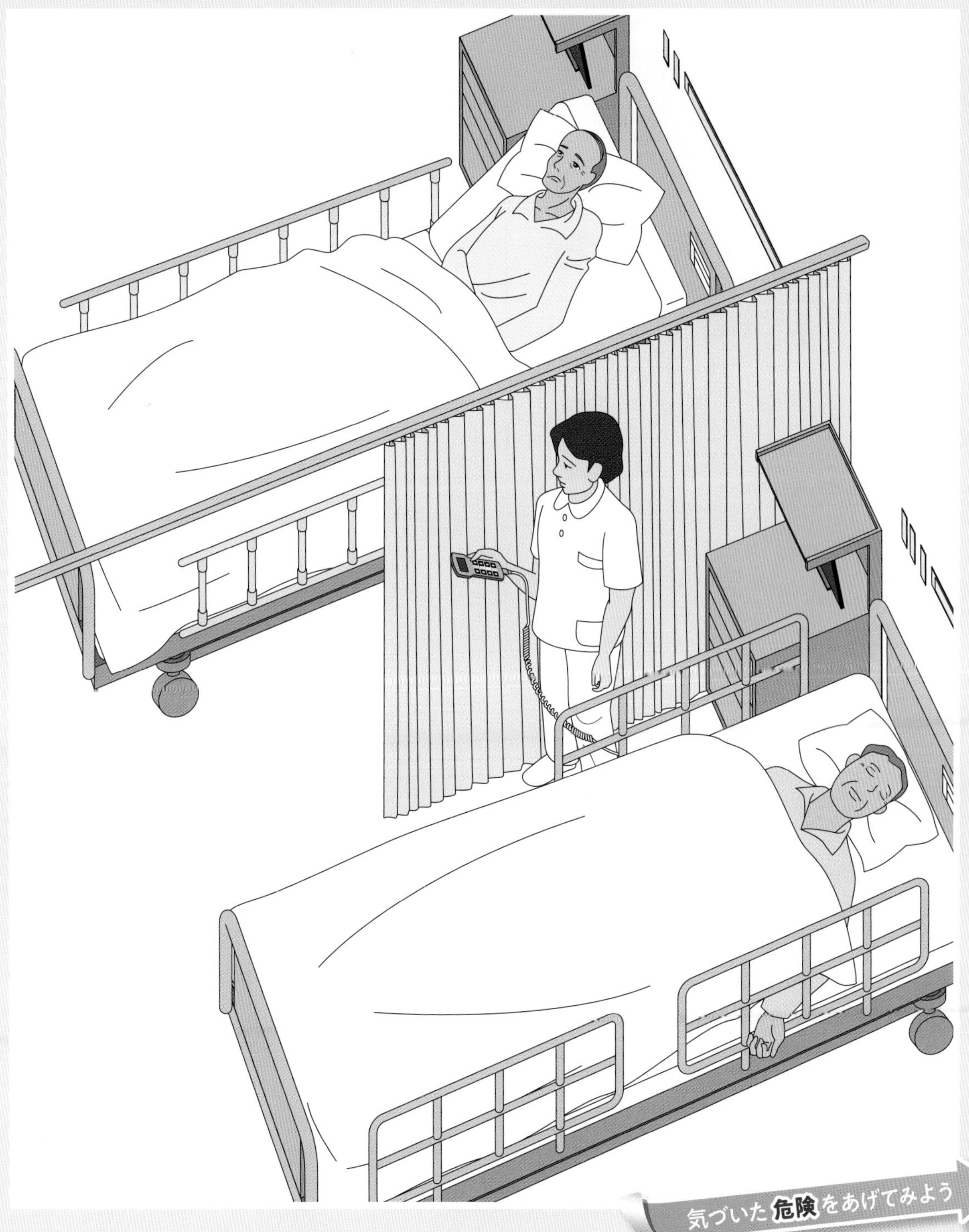

気づいた**危険**をあげてみよう

気づきましたか？

このイラストは，片麻痺と認知症の患者さんを例に，ベッド柵(サイドレール)に関連する事故の危険を考えるためにつくられています。気づいてほしい危険を表にまとめました。

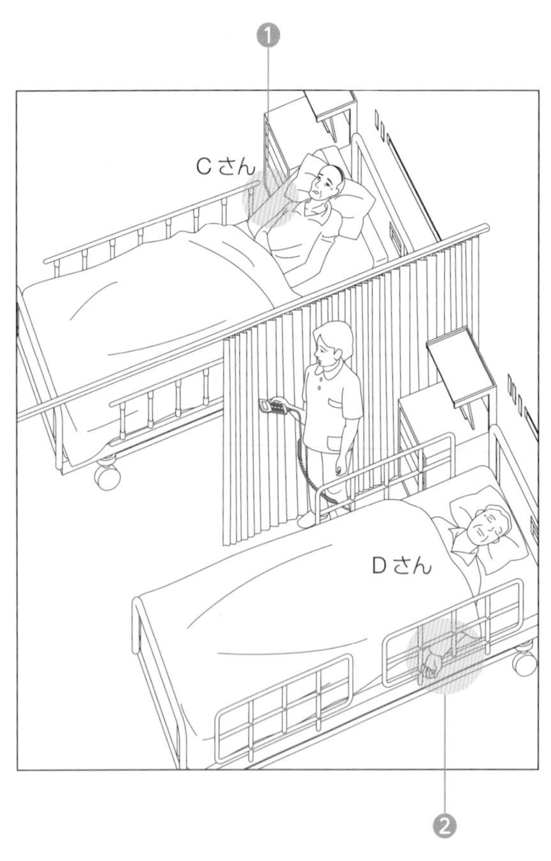

危険	理由や根拠など
❶Cさんのギャッジアップしたベッド頭側のマットレスと柵の間にすきまがある。	Cさんが麻痺側に倒れると，マットレスとベッド柵の間に首がはさまる危険性がある。もし，看護師がそばにいないときであれば，発見が遅れて，窒息する危険性がある。
❷Dさんの左上下肢の位置を確認しないまま，看護師がリモコンを操作し，ギャッチアップしようとしている。	マットレスが上昇した際に，柵のすきまに入った手や足を骨折する危険性がある。

イラストからの学び

ベッド柵関連の事故として，柵のすきまなどに手足がはさまって骨折などのけがに至った事例や，柵と柵，柵とベッドボード，柵とギャッジアップしたマットレスなどとの間に首がはさまって窒息した(窒息しかけた)事例が報告されています。特に，体位の保持が困難な片麻痺や衰弱した患者さんや，行動の予測ができない，あるいは体動が激しい認知症やせん妄の患者さんには注意が必要です。こうした患者さんの多くは，はさまった(はさまりかけた)ときに，とっさに回避できないことも要因です。体位のくずれや体動で柵との間に首がはさまったり，柵のすきまに手足がはさまったりする危険があれば，すきまをふさぐ補助具を使用したり，柵をカバーでおおうなどの対策が必要です。

また，ベッドの昇降をリモコンで操作する際には，患者さんの手足の位置を必ず確認してから行いましょう。職員と反対側の手足や掛け布団に隠れている手足は，見逃しやすいので注意が必要です。

摂食嚥下障害患者への食事介助中の危険

手前は左片麻痺で嚥下障害のある患者 E さんで，きざみ食が提供されています。奥の患者 F さんは認知症があり，食物を一気に丸飲みして窒息しかけたことがあります。F さんの食事介助をしていた看護師が同室の患者から呼ばれて，その場を離れようとしています。このシーンにひそむ危険を考えてみましょう。

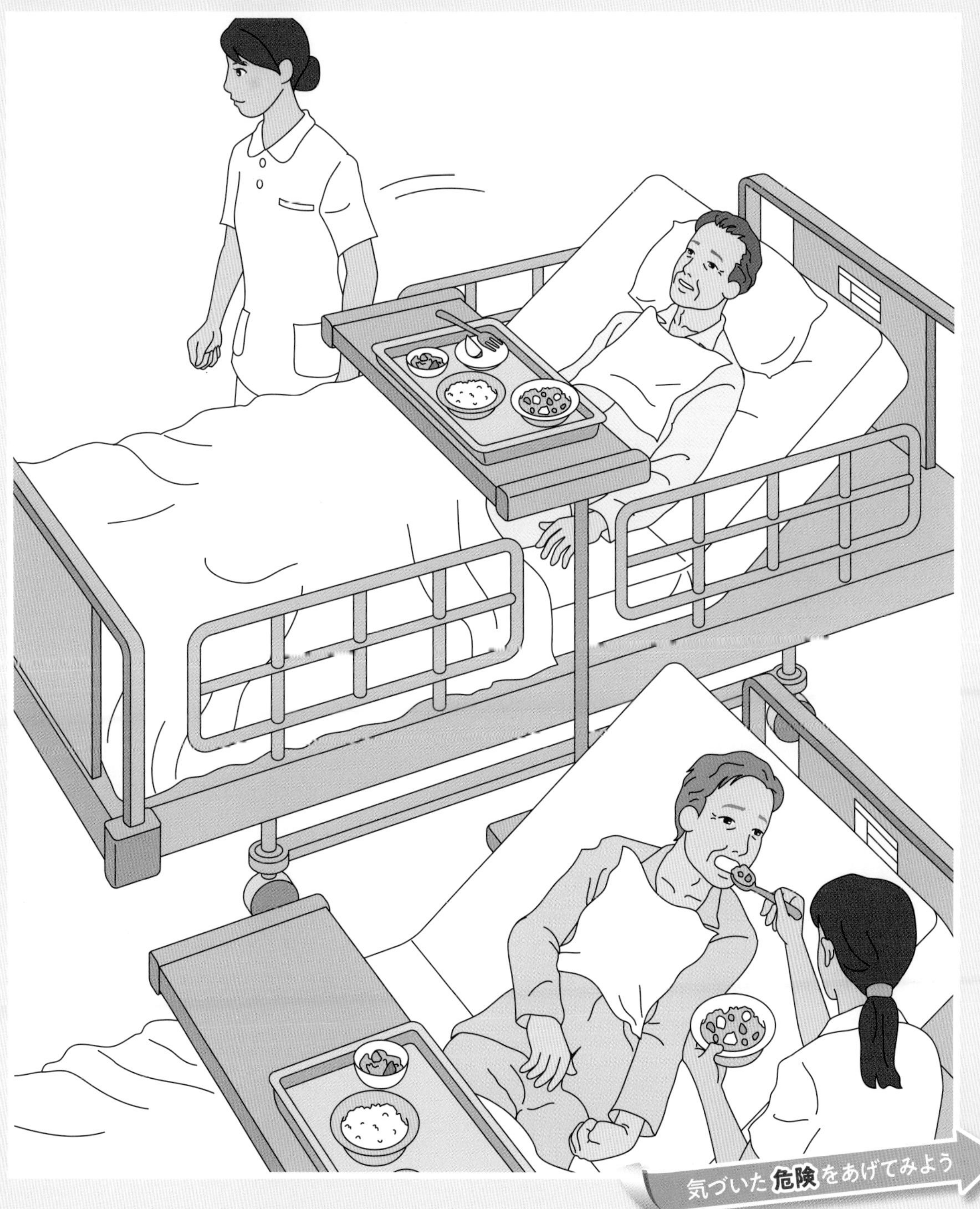

気づいた**危険**をあげてみよう

気づきましたか？

療養上の世話に関するヒヤリ・ハット事例のなかで，転倒・転落に次いで多いのは，患者さんが食物をのどに詰まらせて窒息しかけたり，誤嚥したという事例でした。このイラストは，看護師の食事介助にひそむ窒息・誤嚥の危険を取り上げたものです。気づいてほしい危険を表にまとめました。

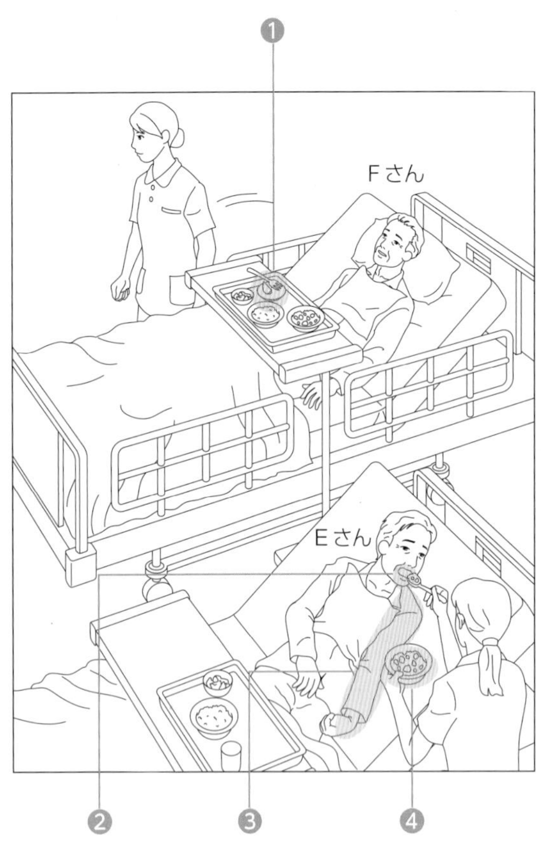

危険	理由や根拠など
❶カットした果物が載った皿を，Fさんの目前に置いたまま，看護師がFさんのもとを離れようとしている。	食物を一気に丸飲みし窒息しかけたことがあるFさんの目前にカットした果物をそのまま放置すると，丸飲みして窒息する危険性がある。
❷看護師がEさんの口に運ぶ1回量がスプーンに山盛りで多すぎる。	嚥下障害のあるEさんは，口に入れる1回量が多すぎると，嚥下に時間がかかるうえに，誤嚥する危険性がある。
❸Eさんは麻痺側を下にした体位をとっている。	麻痺側が下になると，麻痺側の咽頭に食物が停滞し，誤嚥する危険性がある。
❹Eさんにきざみ食が提供されている。	嚥下障害のあるEさんの食事には，食塊としてまとまりやすく，なめらかで変形しやすいものがよい。きざみ食はパラパラしてまとまりがわるく，誤嚥の危険性を高める。

イラストからの学び

脳血管障害や認知症の方に限らず，高齢の患者さんの多くは，少なからず摂食嚥下障害をもっているものです。口から食べることは，特に高齢者にとっては，QOLを保つうえで非常に重要なことですが，もし誤嚥すれば，生命をもおびやかす肺炎を引きおこしかねません。食事介助にあたる看護師は，患者さんの摂食嚥下機能を的確に理解し，誤嚥させないための患者の体位や食事介助のあり方，誤嚥しにくい食事形態について，教科書でもう一度復習しておきましょう。

SCENE 4

ベッドから車椅子への移乗介助中の危険

看護師が右片麻痺の患者 G さんをベッドから車椅子へ移乗させようとしているシーンが描かれています。このシーンにひそむ危険を考えてみましょう。

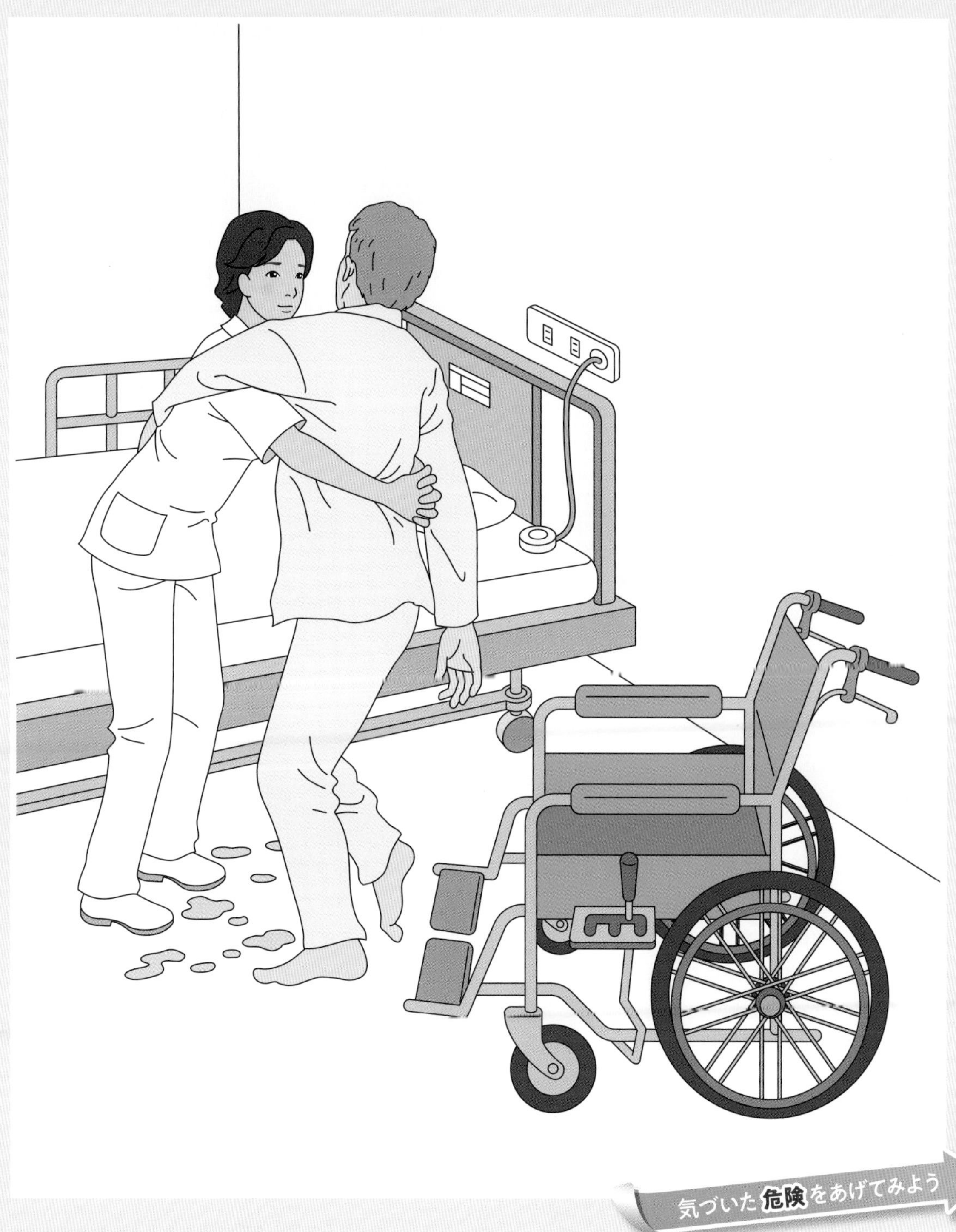

気づいた**危険**をあげてみよう

気づきましたか？

看護師介助下での転倒のなかで，最も注意すべきものは移乗介助中の転倒です。移乗はボディメカニクスを理解したうえでの技術と経験を要する，難しい看護技術の1つです。このイラストは，移乗の介助にひそむ危険を考えるためにつくられています。気づいてほしい危険を表にまとめました。

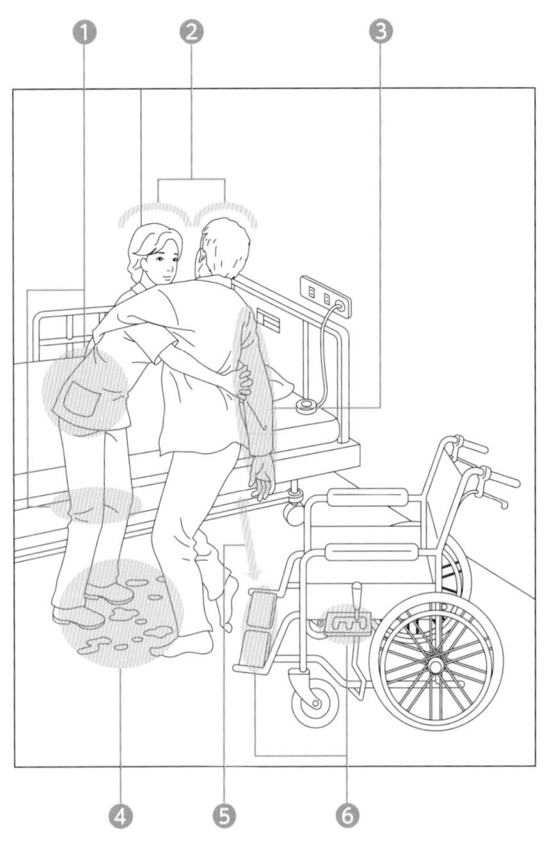

危険	理由や根拠など
❶Gさんを近づけて介助していないため，看護師の腰が曲がり，膝が伸びている。	看護師の腰部にGさんの体重の負担がかかりすぎる。また，Gさんを支えられず転倒させる危険性がある。
❷Gさんの身体が，介助の看護師よりも相当大きい。	身体が大きい麻痺患者を1人で介助すると，荷重に耐えられずに，ともに転倒する危険性がある。
❸Gさんの麻痺側の上肢が下垂したまま移乗しようとしている。	車椅子移乗時，麻痺側の上肢が身体の下に敷き込まれたり，車椅子と身体の間にはさまって骨折や脱臼をおこす危険性がある。
❹床がぬれている。	介助者や患者が，床の水ぬれのために足を滑らせ，転倒する危険性がある。
❺車椅子がベッドから遠い位置に置かれている。	車椅子への移乗距離が遠くなり，転倒する危険性がある。
❻車椅子のブレーキが不完全で，フットレストも上げられていない。	車椅子が動き，転倒する危険性がある。また，車椅子のフットレストに患者が足を乗せると，車椅子ごと前に倒れる危険性がある。

イラストからの学び

看護師の経験年数にかかわらず，移乗介助中におこった転倒は数多く報告されています。介助前に患者さんの体格や身体機能，ADLの把握ができていなかった事例，足場を十分確認せず，水ぬれで看護師の足が滑り転倒させてしまった事例などがあります。また，患者さんの重心や体重をうまくコントロールできなかったといった移乗技術そのものの問題や，移乗先の車椅子のブレーキがかかっておらず動いた事例，フットレストが上がっていなかった事例，患者さんが力んだり抵抗したりしたことによって転倒した事例など，要因はさまざまです。それだけ移乗介助技術は難しいといえるでしょう。知識での理解だけでは限界があるため，理学療法士にも協力を求め，移乗技術をトレーニングする機会を積極的にもつことが大切です。

SCENE 5

車椅子での移動介助中の危険

看護師の介助により廊下を車椅子で移動中の２名の患者さんが描かれています。手前のＨさんは，膀胱留置カテーテルを挿入しています。奥のＩさんは，脳梗塞のため左片麻痺があります。このシーンにひそむ危険を考えてみましょう。

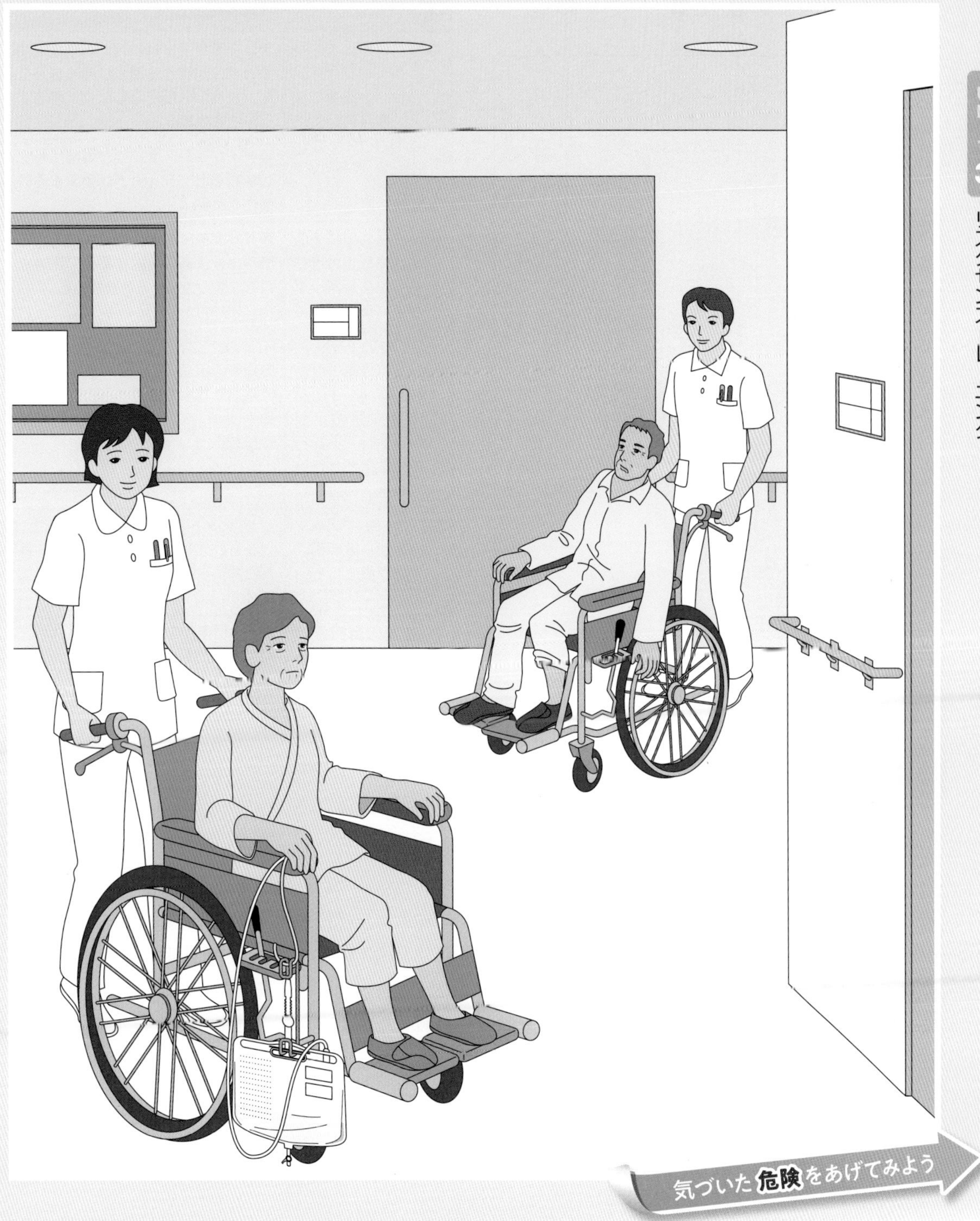

気づいた**危険**をあげてみよう

気づきましたか？

車椅子が関係する事故やトラブルは，ベッドなどから車椅子への移乗時，車椅子で移動中，車椅子からベッドなどへの移乗時，のすべての過程でおこっています。このイラストは，車椅子での移動中の事故やトラブルの危険を考えるためにつくられています。気づいてほしい危険を表にまとめました。

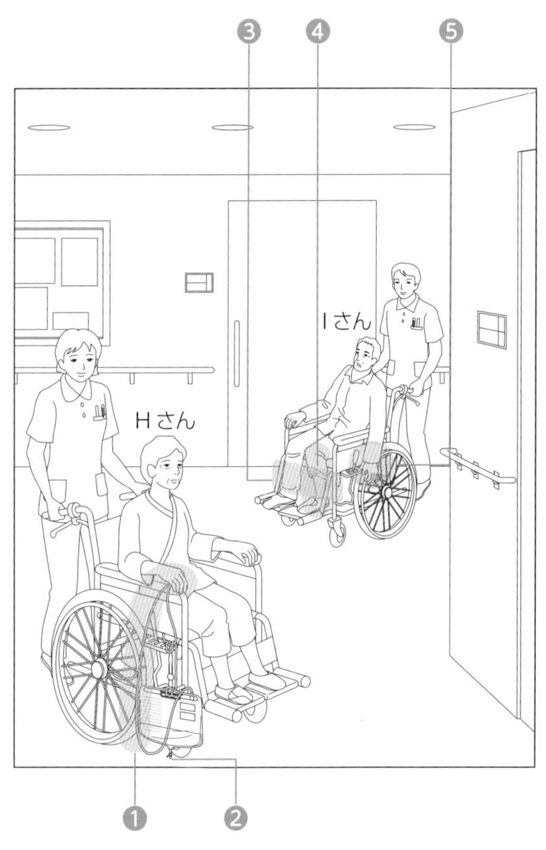

危険	理由や根拠など
❶尿バッグにつながるチューブがアームレストを乗り越え，車輪の近くに垂れ下がっている。	チューブがアームレストを乗り越えるときに膀胱の位置より高くなるため，管内の尿が逆流したり，停滞する危険性がある。
	垂れ下がったチューブが車輪に巻き込まれると，チューブが損傷する危険性がある。
❷Hさんの車椅子の側面に取り付けられている尿バッグが床に着きそうになっている。	尿バッグを袋などに入れずに，むき出しのまま床に接触すると，汚染されて感染につながる危険がある。
❸レッグサポートがないため，Iさんの麻痺側の足がフットレストから後方に落ちかかっている。	麻痺側の足がフットレストから後方に落ちた状態で前進すると，床と車椅子にはさまれて足を骨折する危険性がある。
❹Iさんのパジャマの裾から麻痺側の下腿が露出している。	足がフットレストから落ちると，フットレストの縁で下腿や足の皮膚が損傷する危険性がある。
❺Iさんの麻痺側の手が垂れて，車輪の近くにある。	走行中に手が車輪に巻き込まれてけがをする危険性がある。

イラストからの学び

車椅子移動中の事故として，車椅子からの転落，不適切な足の位置による骨折などのけが，留置中のチューブトラブルなどがあります。足がフットレストの後方に滑り落ちて床と車椅子の間にはさまったり，左右のフットレストの間にはさまって，骨折やフットレストの縁で受傷する危険性があります。特に片麻痺の患者さんでは注意が必要です。

膀胱留置カテーテルを挿入している患者さんでは，チューブ内の尿が逆流や停滞したり，車輪と接触しないようにチューブを走行させます。また，尿バッグは感染防止のために袋に入れ，床に接触しないように装着しましょう。

SCENE 6

小児のベッドからの転落の危険

小児病室に２人の乳幼児のベッドが描かれています。看護師が左の患児Ｊのオムツ替えに訪れています。右の患児Ｋはつかまり立ちができます。このシーンにひそむ危険を考えてみましょう。

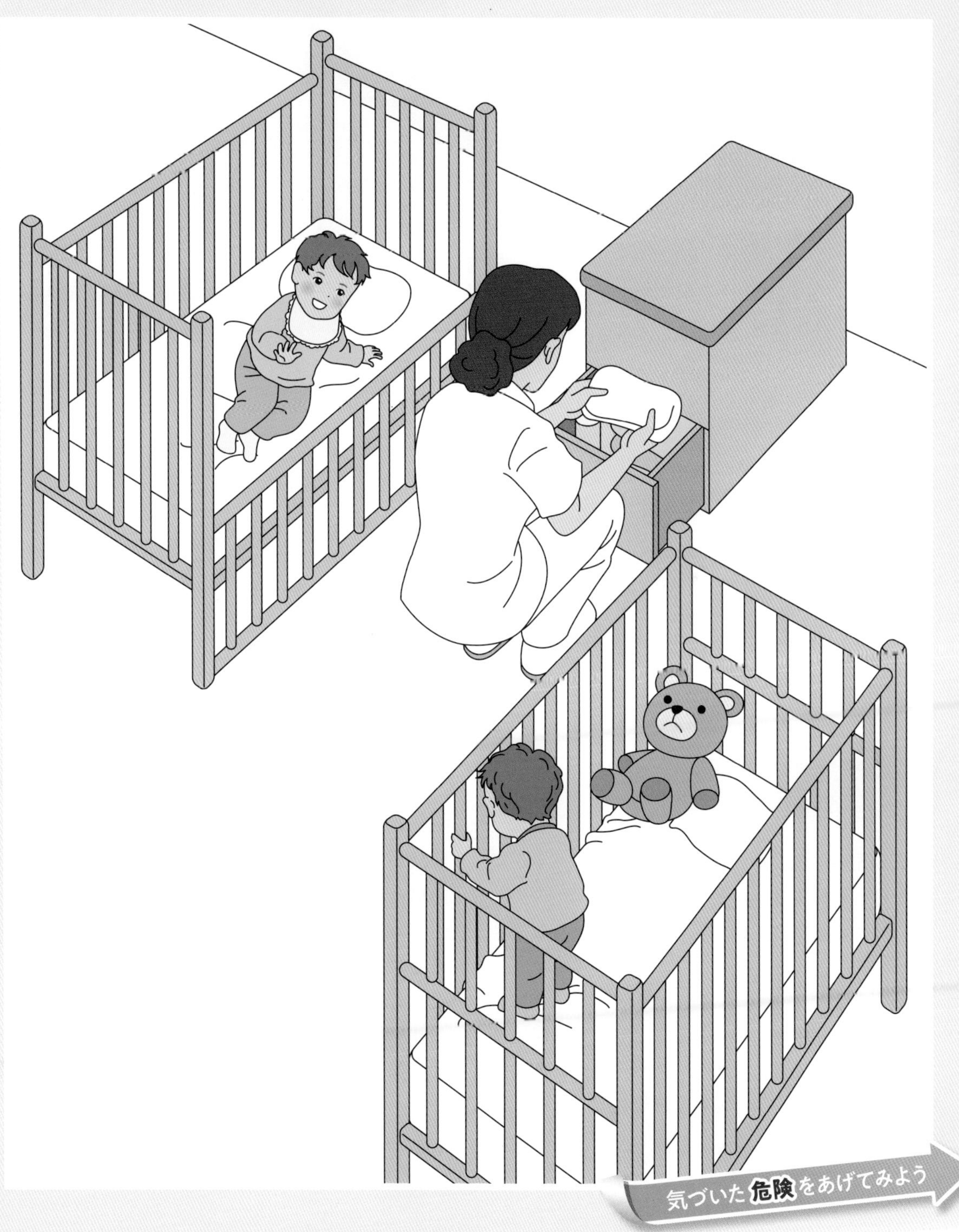

気づいた危険をあげてみよう

気づきましたか？

このイラストは，成人とは異なる乳幼児のベッドからの転落の危険性を認識してもらうためにつくられています。気づいてほしい危険を表にまとめました。

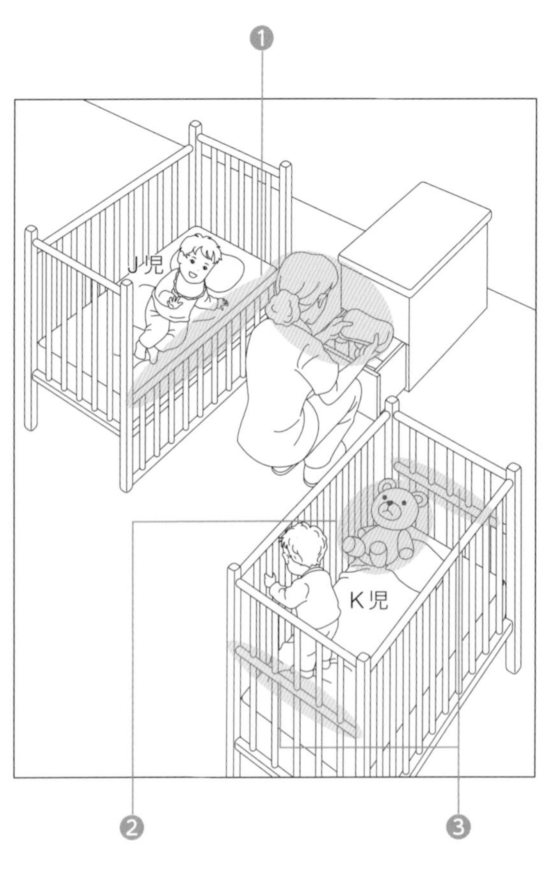

危険	理由や根拠など
❶看護師は，J児のベッド柵を下ろしたまま，着替えを取るために，児から目を離している。	看護師が着替えの取り出しで目を離しているときに，柵が下りているところからJ児が転落する危険性がある。
❷K児のベッドの中に大きなぬいぐるみが置かれている。	ぬいぐるみを踏み台にしてベッド柵によじ登り，ベッドから転落する危険性がある。
❸K児の頭側と足側のベッド柵の中央に桟がある。	K児が中央の桟に足をかけてよじ登り，ベッドから転落する危険性がある。

イラストからの学び

乳幼児のベッドからの転落に関して，ベッド柵の上げ忘れによる転落と，児のベッド柵へのよじ登りによる転落に注意しておかなければなりません。

前者には，看護師がベッド柵を下げてケアを行っている途中に何かをしようとして，一瞬児から目を離した際に転落したものや，ほかの業務に注意をとられて，つい柵を上げずにベッドサイドを離れて転落したものです。柵の上げ忘れは看護師ばかりではなく，母親などの付き添い者が忘れる場合もあります。

また，児がベッド柵へよじ登って転落するケースでは，ベッド内に入れられていた玩具や，折りたたまれていた寝具を踏み台にしていたケースがありました。児の発達レベルと活動性に合わせたよじ登りの危険性に，注意しておかなければなりません。

SCENE 7

入浴中の患者の転倒・溺水・熱傷の危険

イラスト左には下半身麻痺の患者Lさんが座位にて自力でシャワーを使っています。浴槽内には，ベッド上では自力座位が可能な右半身麻痺の患者Mさんが座っています。右には椅子に座っている高齢患者Nさんを看護師が洗身介助中です。この浴室シーンにひそむ危険を考えてみましょう。

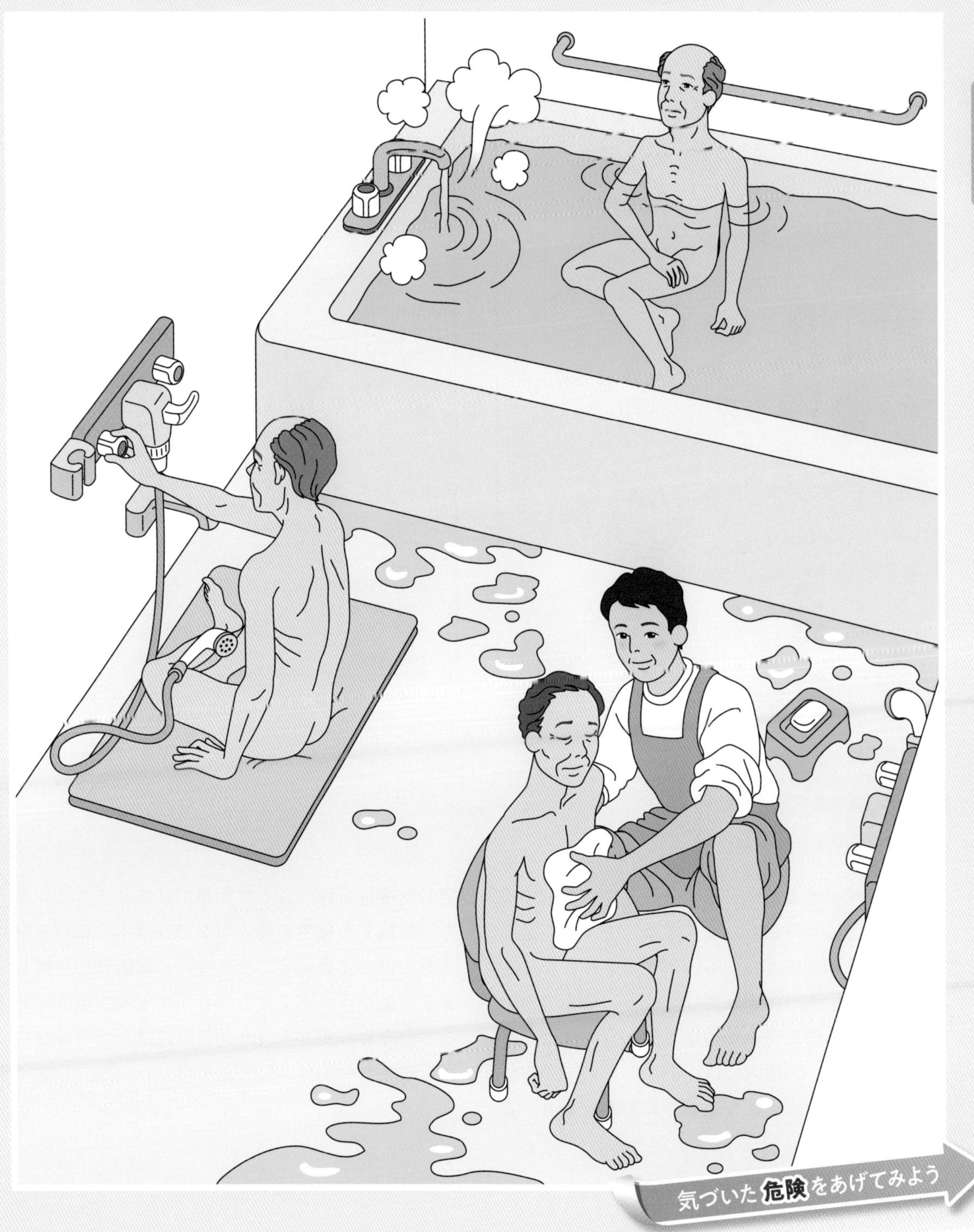

気づいた**危険**をあげてみよう

気づきましたか

入浴中のヒヤリ・ハット事例は転倒，溺水，熱傷，入浴中の急変のおおむね4種に整理されます。このイラストは，代表的な入浴中のヒヤリ・ハット事例をもとに，浴室という特殊環境にひそむ危険に気づいてもらうためにつくられています。気づいてほしい危険を表にまとめました。

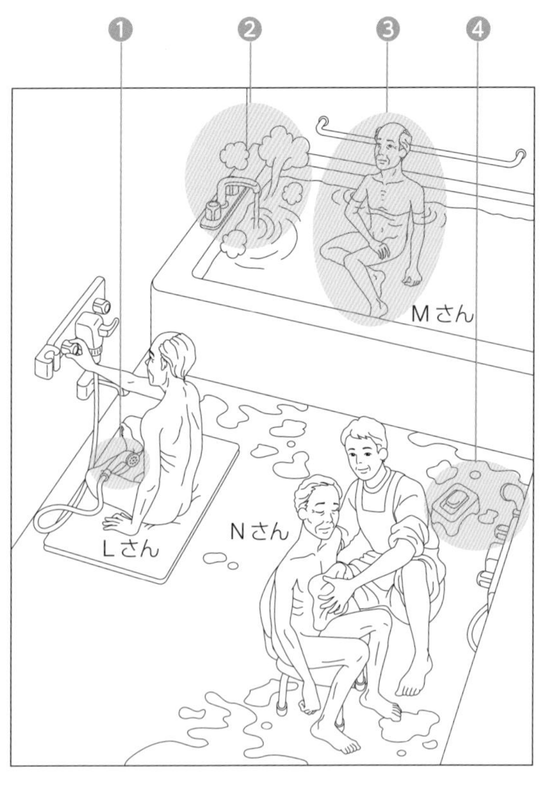

危険	理由や根拠など
❶ 下肢麻痺のLさんがシャワーのヘッド部分を鼠径(そけい)部に置いている。	下半身に感覚障害のあるLさんは，シャワーの湯温度が高くてもそれを感じられず，重症の熱傷になる危険性がある。
❷ Mさんが浴槽内にいるときに熱い湯を足している。	いつの間にか湯温度が上りすぎる危険性がある。また，浴槽内のMさんが座位を保てず蛇口に近づくと，熱傷の危険性がある。
❸ 浴槽内のMさんは手すりなどにつかまることなく，不安定な座位姿勢で湯につかっている。	病室で自力座位が可能でも浴槽内では浮力があるので，体重が軽く体幹の筋力が低下しているときには浮力にあらがいきれず，バランスをくずす危険性がある。バランスをくずしたときに，体勢を立て直せないと溺れに発展する可能性がある。看護師は浴槽内のMさんに背を向けており，溺れへの対応が遅れる危険性がある。
❹ Nさんの洗身を介助する看護師の後方に石けんやシャワーヘッドのホルダーがある。	看護師が石けんやシャワーヘッドを取るためには後方を向かなければならない。その際に，介助中のNさんから手や目を離さざるをえず，患者が転倒する危険性がある。

イラストからの学び

浴室の床の水と石けんによる滑りは，転倒の危険性をもっている患者さんにとっても，患者さんを支える介助者にとっても，不利な条件となります。つまり，入浴中の転倒は，ほかの場面での転倒よりもはるかに防止が困難と思わなければなりません。また，浴槽内では浮力があるので，ベッド上で自力座位が可能な患者さんであっても，安定した座位を保つことは簡単ではありません。浮力に抵抗する体幹の筋力がなければすぐにバランスを失い，体勢を立て直せなければ溺れに発展します。浴室は病室よりもはるかに危険な環境であることを忘れず，入浴介助の際には患者さんから目を離さないようにしましょう。

SCENE 8

検査台からの転落の危険

内視鏡検査が終了した直後のシーンが描かれています。患者Oさんは，検査前に鎮静薬を投与されたこともあって，台上に仰臥位で休んでいます。このシーンにひそむ危険を考えてみましょう。

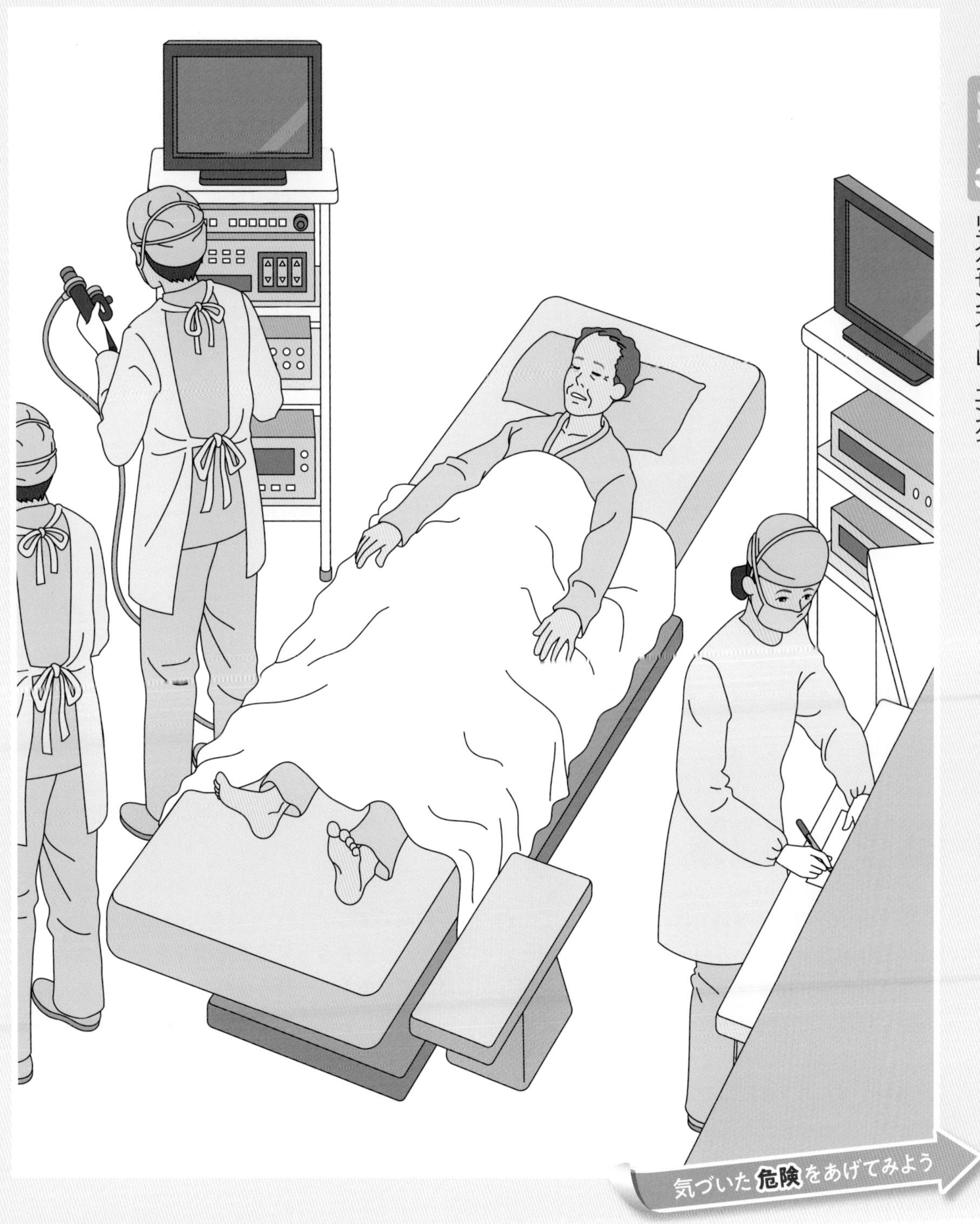

気づきましたか？

検査台・処置台・手術台などの台から患者が転落したり，あるいは台の昇降時に転倒した事例も数多く報告されています。医師や看護師が台の近くにいたのにもかかわらず，防げなかったというのはいかにも残念です。このイラストから，そうした検査台上の患者さんに関する危険を知ってほしいと思います。気づいてほしい危険を表にまとめました。

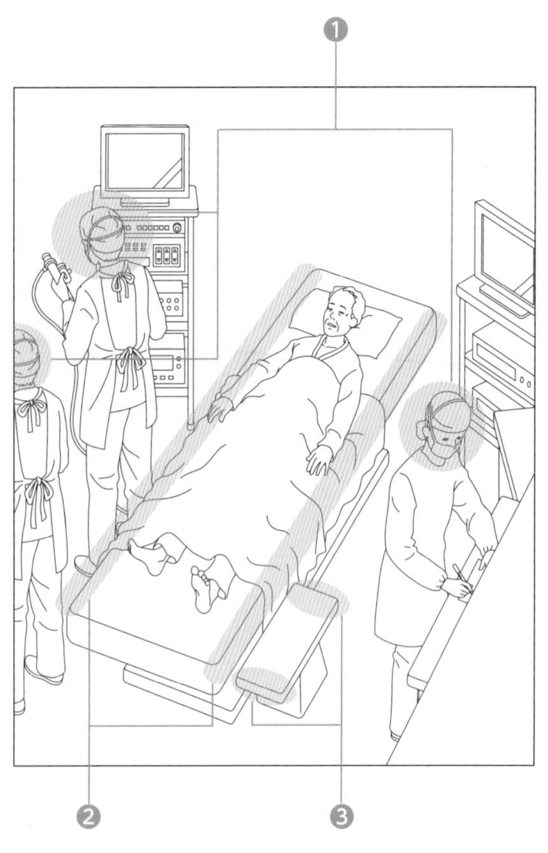

危険	理由や根拠など
❶ 検査台のOさんをスタッフが誰も見ていない。	Oさんが起き上がろうとするなどの動きがあっても，誰も患者を見ていないので支えられずに，転落の危険性がある。
❷ 検査台の両側に柵がない。	Oさんが寝返りを打ったり，嘔吐したりして体動があれば，台から転落する危険性がある。
❸ 昇降台の縁が左右に大きく張り出している。	検査台から降りようとした際に，台の端に足を置くと転倒する危険性がある。

！イラストからの学び

検査台からの転落事例では，「誰かが見てくれているはず」「眠っているので動かないはず」という思い込みで，検査台上の患者さんから目を離した際に転落した事例が多数あがっています。そのほか，意識のない患者さんが突然咳込んで転落した事例などもありました。安全ベルトもせず，柵もせず，しかも患者さんから目を離すことは非常に危険です。

また，検査台上で処置や検査を受ける患者さんは，鎮静薬などを投与されていることも多く，台の昇降時にも同様に注意が必要です。固定不良や不安定な昇降台が原因で転倒することもあるので，安定した昇降台であるかのチェックも必要です。

SCENE 9

排泄介助中の危険

右片麻痺の患者Pさんを看護師が車椅子でトイレに連れてきて，排泄介助をしているシーンが描かれています。残念ながらトイレに間に合わず，Pさんは失禁しています。このシーンにひそむ危険を考えてみましょう。

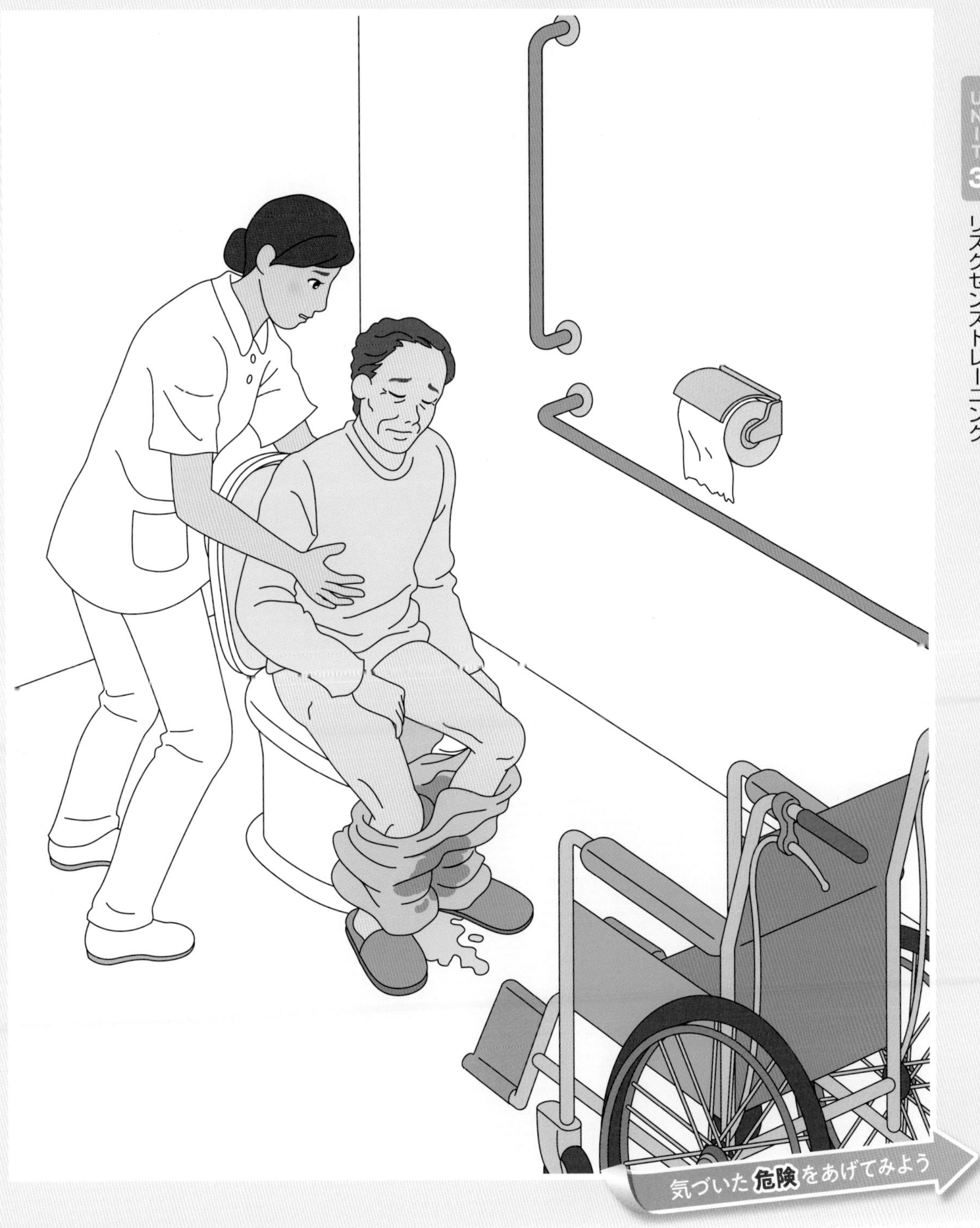

気づいた危険をあげてみよう

気づきましたか

移乗介助中の転倒と並んで，排泄介助中の転倒は，看護師の直接介助下の転倒であるだけに，なんとしても防ぎたいものです。このイラストには，排泄介助下の転倒事例をもとにその要因を盛り込んでいます。気づいてほしい危険を表にまとめました。

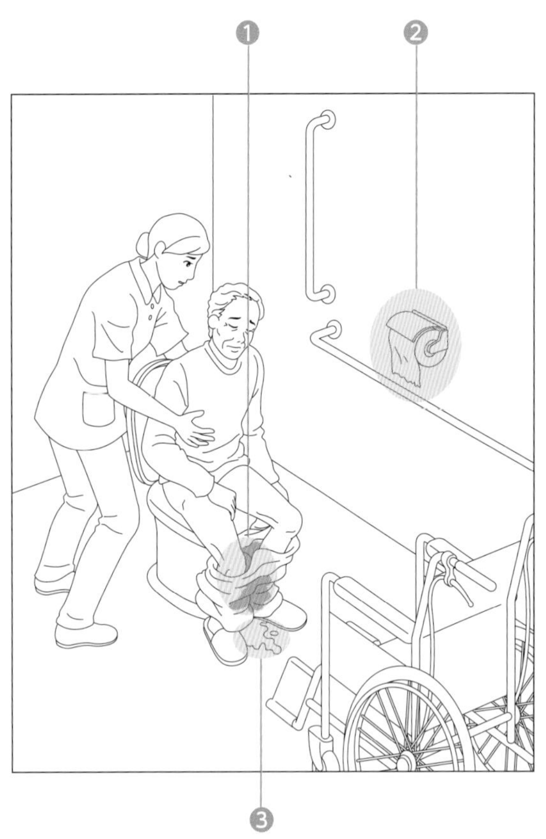

危険	理由や根拠など
❶ぬれた下着を替えなければならない。	看護師はぬれた下着を着替えさせるために，Pさんから離れて病室に着替えを取りに行くかもしれない。看護師不在のところでPさんは車椅子に自力で戻ろうとして転倒する危険性がある。
❷トイレットペーパーが看護師から遠い。	看護師は遠いペーパーを取ろうとして，Pさんの身体を支える手を離し，そのときに患者が転倒する危険性がある。
❸失禁した尿で床がぬれている。	患者が車椅子に戻ろうとするとき，床の尿で足を滑らせて転倒する危険性がある。

イラストからの学び

排泄介助中の転倒の事例として，「ペーパー，衣類などを取るためにやむをえず，一瞬支えを外して転倒」「失禁などでぬれた床で滑って転倒」「一時的に看護師が離れた際に，患者が自力で動いて転倒」が代表的です。特に事例数として最も多かったのは，「一時的に看護師が離れた際に患者が自力で動いて転倒した」例です。患者さんには「すぐに戻るから動かないように」と伝えていても，患者さんは自ら動き出して転倒しています。看護師を待たずに動き出す患者のなかには，待機をするという判断そのものができない患者さんもいますが，判断はできても「トイレなどでは待てないし，待ちたくない」と思う患者さんもいます。ほかの用事でどうしても離れざるをえない状況もありますが，離れずにすむ工夫があればしておきたいものです。

UNIT 4

コミュニケーショントレーニング

看護の現場から収集されたヒヤリ・ハット事例には，診療の補助業務や療養上の世話業務だけでなく，患者や家族とのコミュニケーションにおけるヒヤリ・ハットも多数含まれていました。それは，なにげない言葉や態度，よかれと思って発した言葉が，患者・家族の怒りや悲しみ，あるいは不信感を引きおこすことになってしまったというものです。

看護師は 24 時間，患者の近くで活動している，患者・家族にとって最も身近な存在です。そのため，看護師とのコミュニケーションは，患者・家族の不安を緩和する大きな力となりえます。しかしその反面，患者・家族の心の機微を理解していない不適切なコミュニケーションは，患者・家族の心を傷つけかねません。

そこで UNIT 4 では，ヒヤリ・ハット事例をもとに，看護師が日常業務で遭遇しやすい場面における不適切なコミュニケーションを表現しました。看護師のコミュニケーションの仕方について，言語的なものだけでなく態度や表情などの非言語的なものも含めて，患者・家族がどのように受け止めるかを考えながら，より適切なコミュニケーションのあり方を考えてみましょう。

次ページからの各シーンでは，
解説を読む前に，看護師の言葉や態度，表情などが
患者さんやその家族にどのように受け止められるか，考えてみましょう。
そして，より適切なコミュニケーションについて
話し合ってみましょう。

患者さんは
どう思うかな？
ご家族はどう
受けとめるだろう？

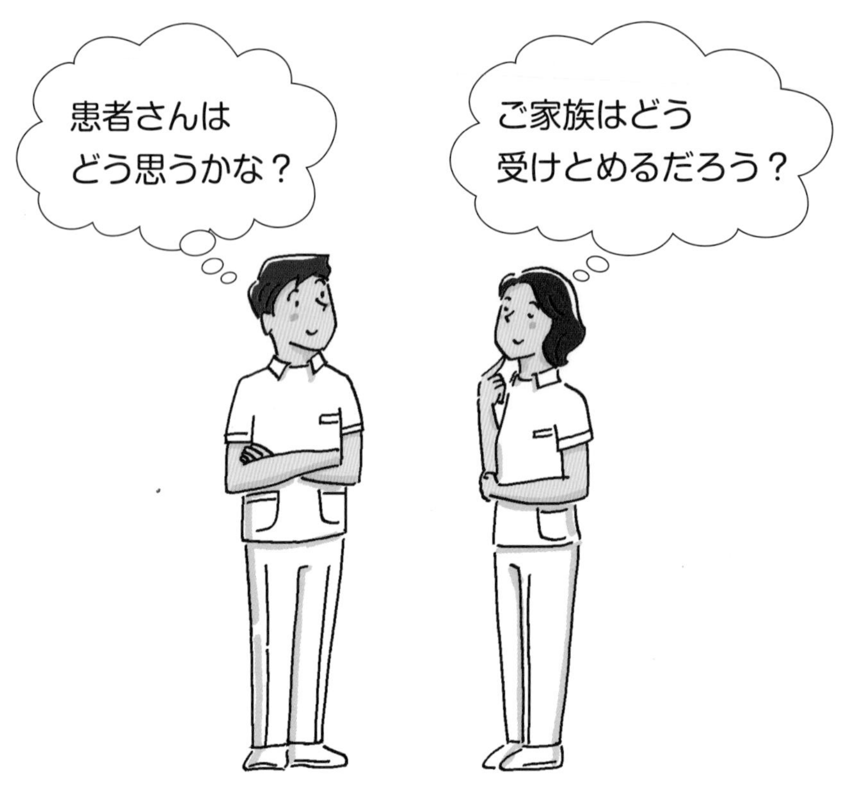

SCENE 1

末期がんの妻への処置を求める夫と看護師の会話

1
55歳の林さんはステージ4の胃がんが腹膜に転移して痛みが続いています。面会に来た夫は心配そうです。
うぅ〜〜…
イタタ……ッ!!
だいじょうぶか?!
2
すいませーん!!
ナースセンター
感染症予防強化月間

3
どうされました?
妻が痛がっているんです
痛み止めの薬を
もらえませんか?

4
……えーっと
1時間前にも
あげたんですよね

5
……まだ間隔が短すぎますね
先生から4時間あけるように
言われているんです
もう少し様子をみてくださいね
でも かわいそうで
みてられないんですよ…

6
もう少し時間が経ったら
早めにあげていいか
先生に相談してみますから
……

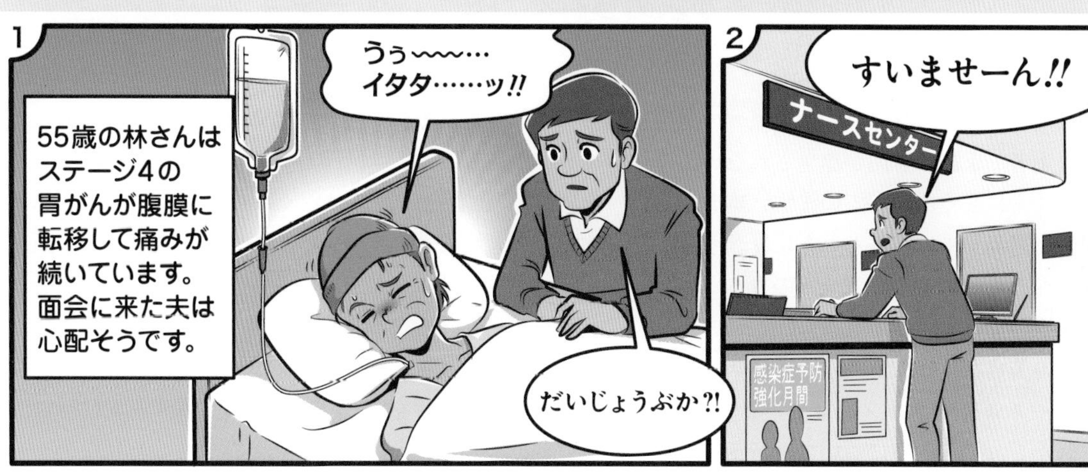

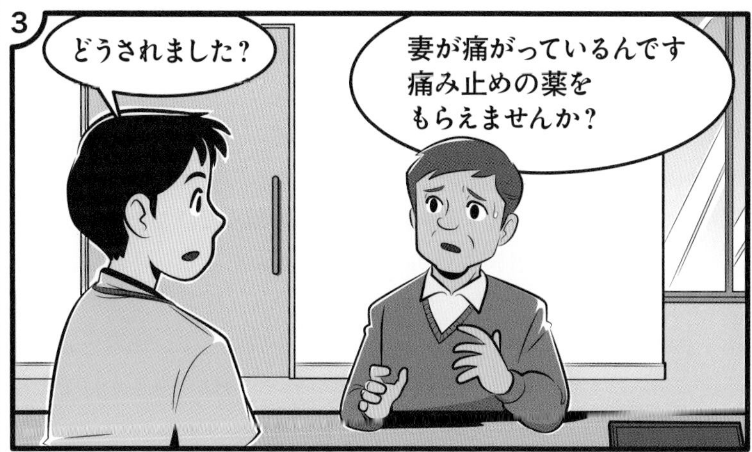

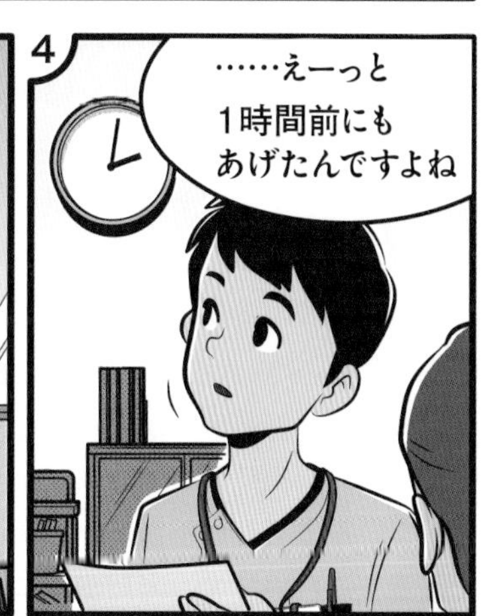

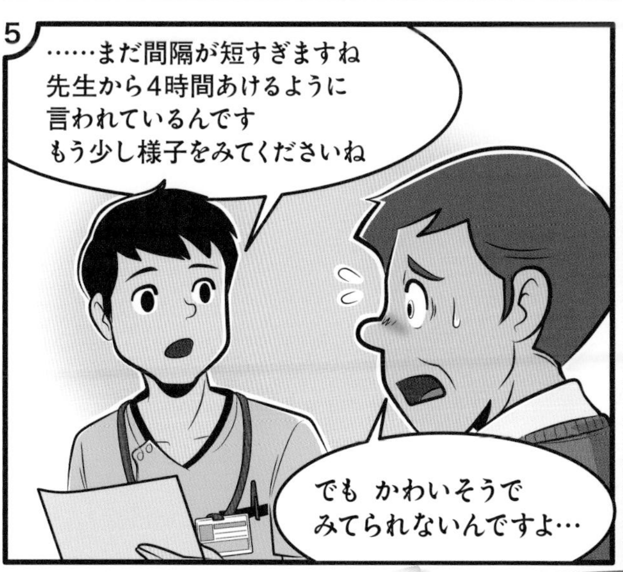

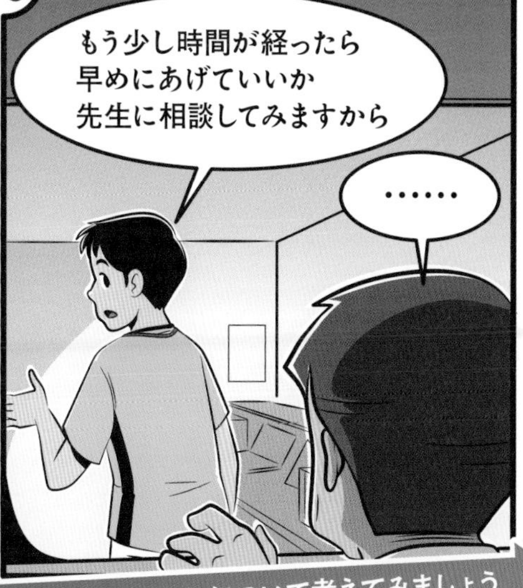

この場面でのコミュニケーションについて考えてみましょう

前ページ SCENE 1 の解説

がんの苦痛への処置を求める患者家族への対応

繊細な配慮が求められるコミュニケーション

末期がん患者の疼痛などの苦痛への処置に関して，患者・家族の意向が尊重されないことへの不満が非常に多くあがっています。本シーンは，末期がん患者を受け持ったときに経験する，がん性疼痛への処置を求める家族とのコミュニケーションを描いています。

妻の苦痛を見かねた夫が，鎮痛薬の投薬を求めてナースステーションに来ています。看護師は，医師からの投与間隔についての指示を守り，前回の投与からそれほど時間がたっていないことから様子をみるようにと説明し，懇願する夫に背を向けています。このとき，夫はどのような思いをいだくでしょうか。投薬間隔が短いという理由だけで機械的に，あるいは事務的に処置を拒絶されたと感じ，患者の苦痛を思いやる気持ちのなさに憤ることでしょう。

医師が疼痛に対する投薬に一定の間隔を設けたのは，麻薬や鎮痛薬の頻回投与がきっかけで，衰弱している患者が血圧低下や呼吸抑制に陥ることを回避するためです。末期がんに限らず，もはや完治が望めない慢性疾患の苦痛に苦しむ患者に対し，対症療法を強化することは命を縮める危険性があります。

“患者を急変させたくない”という思いと“患者の苦痛を緩和したい”という思いの両方が，医師や看護師に葛藤をもたらします。すると，患者の苦痛に向き合うことを避けようとする心理がはたらくこともあります。本シーンの看護師が，懇願する夫に背を向け，患者のベッドサイドに行こうともしないのは，そうした心のあらわれなのかもしれません。

しかし看護師は，患者の訴えや家族の気持ちにふれる機会が医師よりもはるかに多く，本シーンのような状況に遭遇することは十分に予測されます。看護師は，家族の気持ちを汲み取って医師に伝え，急変の回避という観点だけでなく，患者と家族の QOL が向上するようにしなければなりません。そのためには，家族・医師・看護師の三者のコミュニケーションを密にして，患者・家族の納得する緩和医療についてのはたらきかけを積極的に行っていく必要があります。

SCENE 2

抗がん薬投与中の夫の悪化を心配する妻と看護師の会話

1

62歳の森さんは
肺がんで１か月前から
３回目の入院を
しています。

最近新しい抗がん薬の
投与が始まりましたが
全身倦怠感が強く
呼吸困難も加わり
酸素吸入をしています。

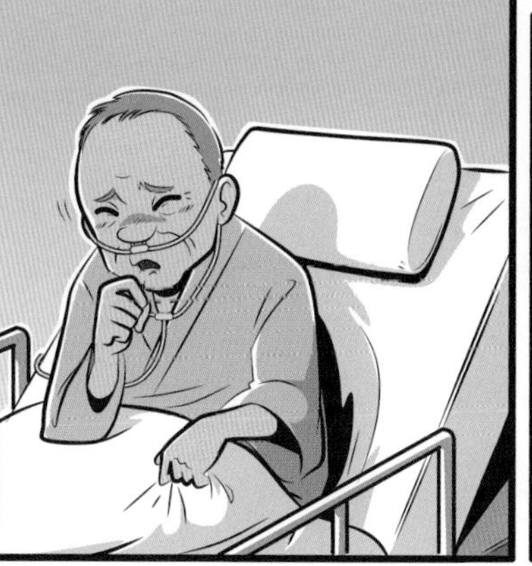

2

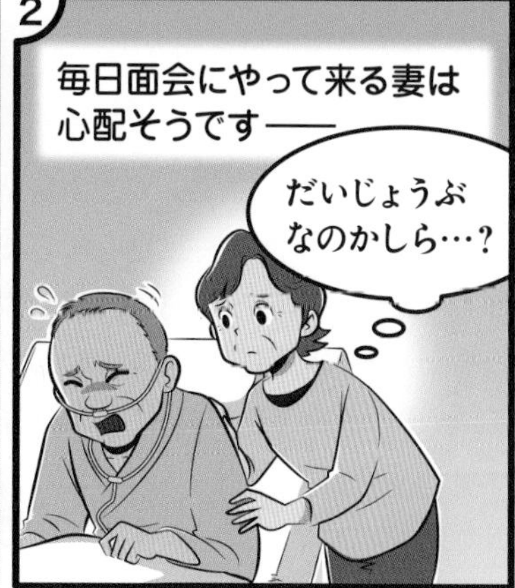

3

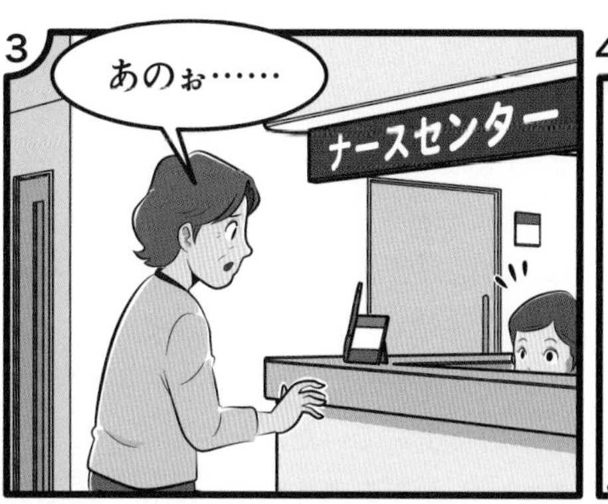

4

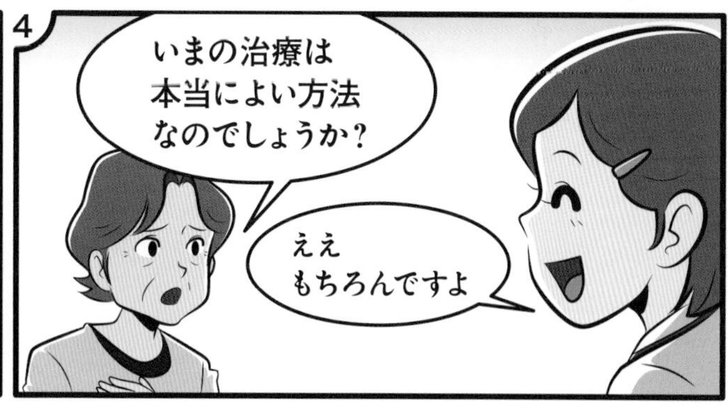

5

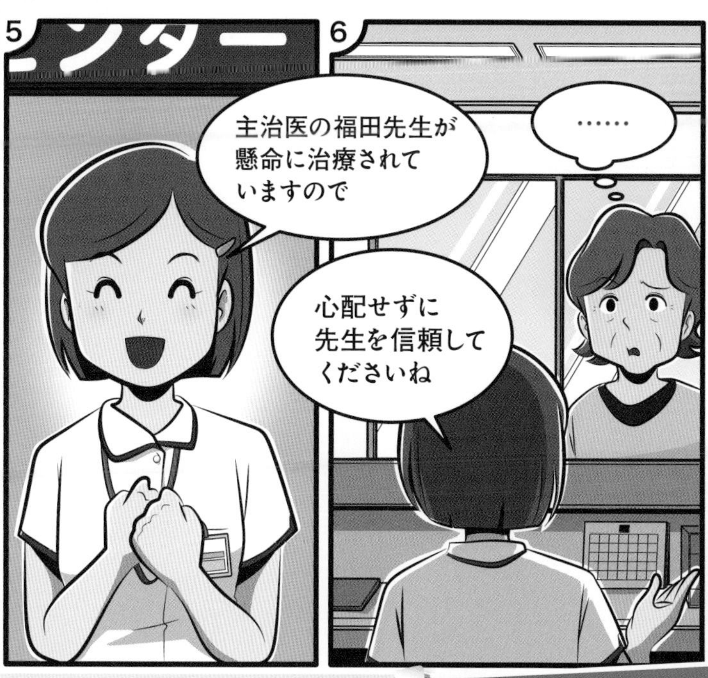

6

7

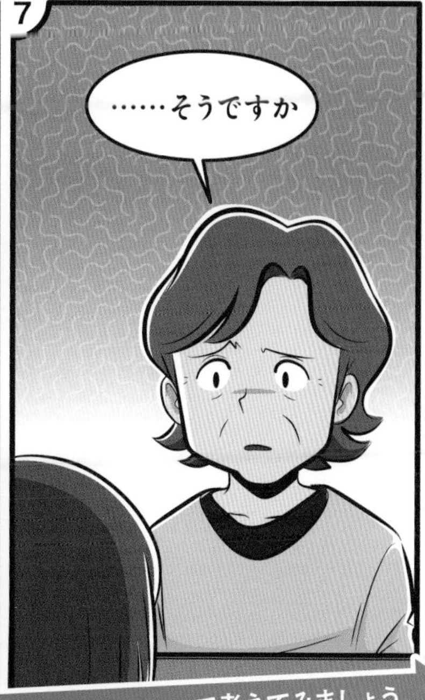

この場面でのコミュニケーションについて考えてみましょう

前ページ SCENE 2の解説

患者家族からの治療内容に関する質問への対応
背景にある不安・不満を抑え込まないコミュニケーション

治療内容に不安をいだいた患者の家族は，医師よりも身近で話しやすい看護師に，治療内容について質問してきたり，意見を求めることがしばしばあります。本シーンでは，化学療法を受けている肺がんの夫の病状悪化を心配した妻は，看護師に「いまの治療方法は本当によい方法なのでしょうか」と尋ねています。看護師はすかさず，「主治医が懸命に治療していますので，心配せずに先生を信頼してください」と答えています。

家族からこうした質問を受けると，“専門職として適切に答えなくてはいけない”という心理と同時に，家族がいだいている不安を本能的に感じとり，“その不安も軽減させたい”という心理もはたらきます。その結果，こうした答えになりがちです。しかし，そうした看護師の言葉を聞いて，家族の不安は解消できるものでしょうか。

がんが進行すると，抗がん薬を投与しても思ったほどの効果をもたらさないことがあります。それどころか，強い副作用によって，かえって病状が悪化したような印象を与えることもあります。そうした状況で家族は，事前に同意していたとしても，主治医の治療方針に対し疑心暗鬼となり，“もっとよい治療方法があるのではないか”と思いはじめます。しかし，こうした不安と不満・不信を，主治医に直接的に表明するケースはそれほど多くはありません。そのかわりに，受け持ち看護師に「〜でよいのでしょうか」という，あたかも質問のようなかたちで投げかけることがあります。つまり，家族は質問をしているわけではなく，不安と不満・不信を婉曲的に表現しているのです。

その際，この看護師のように「主治医は懸命に治療しているので，信頼してください」と答えてしまうと，患者や家族の不安や不満・不信を封じ込め，解消させるチャンスを失わせてしまいます。むしろ，「どうしてそう思われたのですか？」などと尋ね，質問の背景にある不安や不満・不信の内容を傾聴することが重要です。そうしたコミュニケーションのなかで，情報不足や誤解が不安や不満・不信を生んでいたことが明らかになったりもします。それらを主治医に伝えて，主治医から早い時期に家族への説明をしてもらい，患者と医師の信頼関係をそこなわないようにサポートしていくことが重要です。

SCENE 3

乳幼児を連れた面会家族と看護師の会話

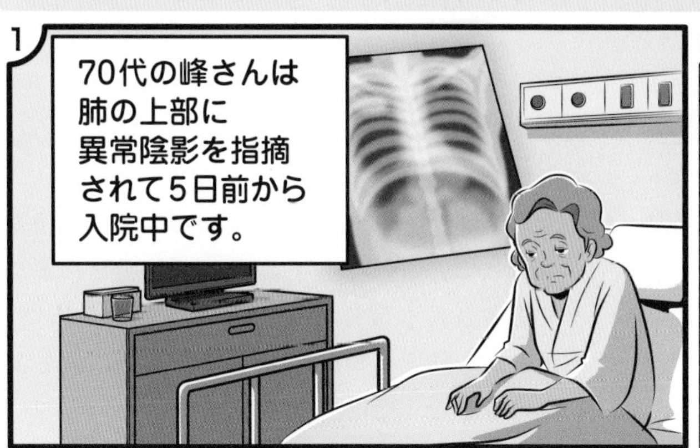

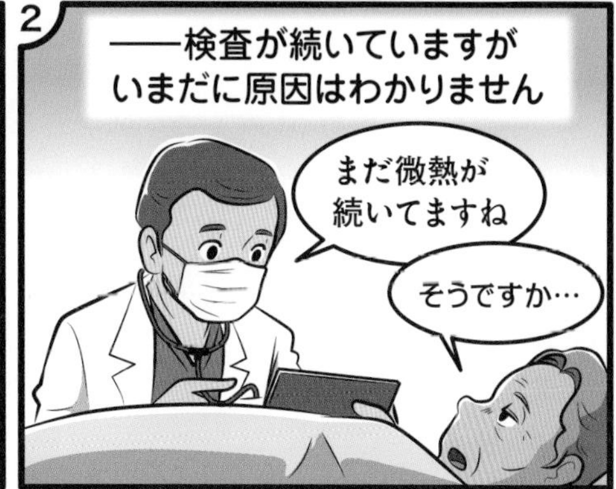

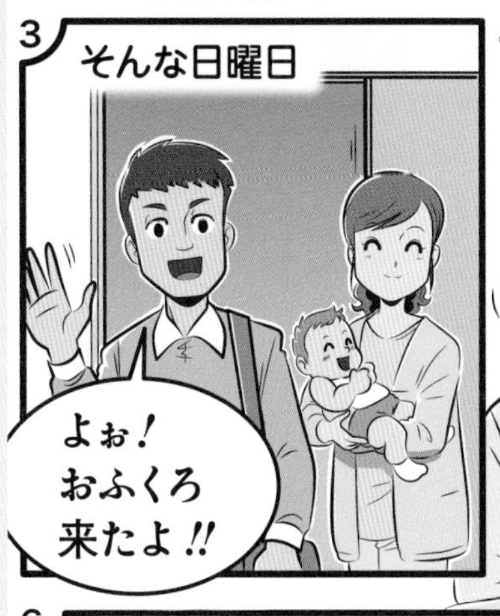

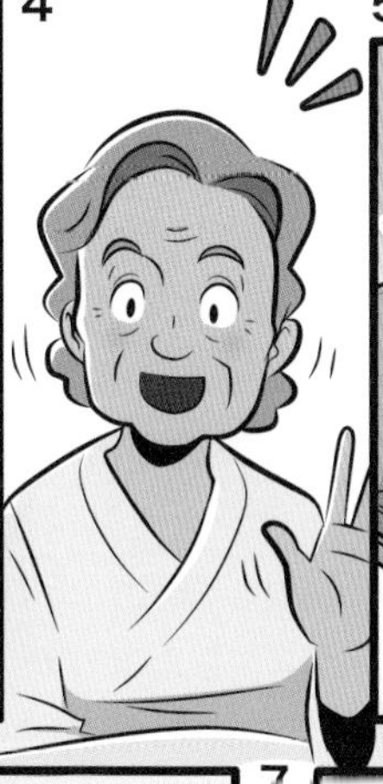

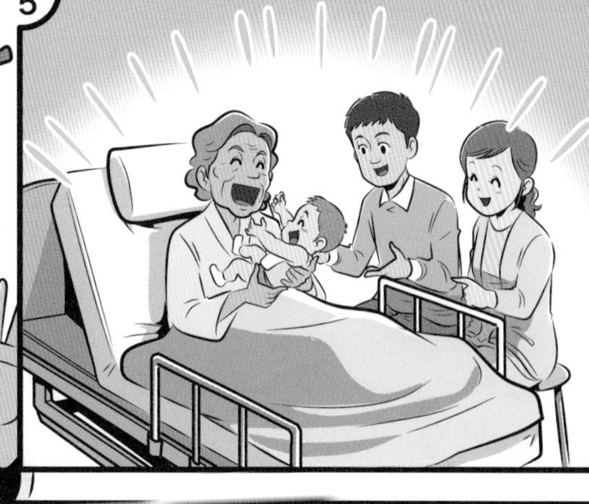

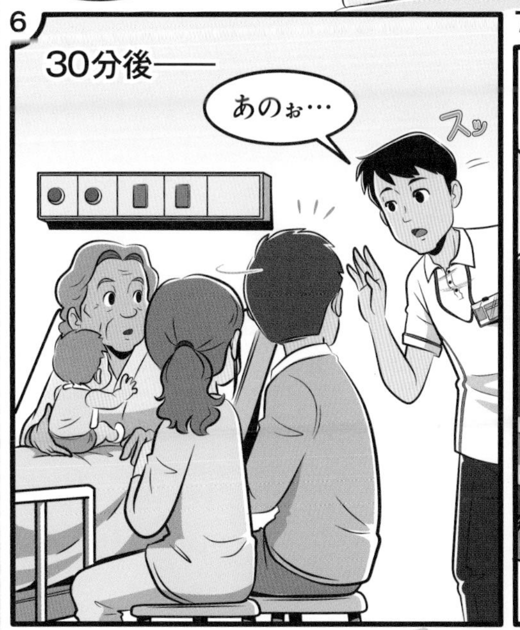

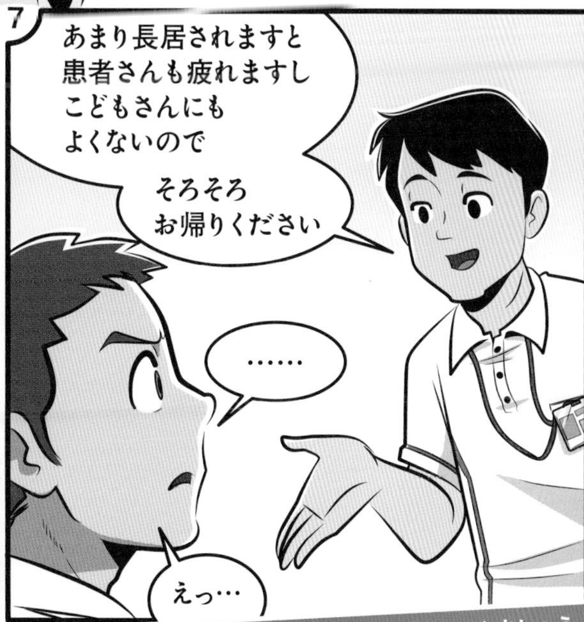

この場面でのコミュニケーションについて考えてみましょう

UNIT 4 コミュニケーショントレーニング

前ページ SCENE 3の解説

患者家族への指導や注意

注意の真意が伝わるコミュニケーション

本シーンは，診断のついていない肺疾患で発熱もある患者に面会中の息子夫婦へ，面会の切り上げを促した場面を描いています。看護師は，患者の病態に悪影響を及ぼす可能性があることや，病棟管理上好ましくないことがあったときに，患者や家族に注意や指導を行わなければならない状況に遭遇します。

しかし，患者や家族に対する注意や指導は，表現によっては怒りを買いやすいことから，コミュニケーションのなかでも特に注意を要します。ここでは，そうした場面での看護師のコミュニケーションのあり方について考えてみましょう。

本シーンで「長居されますと，患者さんも疲れますし，こどもさんにもよくないので」という看護師の表現に，患者と息子はどのような気持ちをいだいたでしょうか。おそらく息子は，母親を喜ばせ励まそうと，時間とお金をかけて病院にやって来た気持ちを否定されたように感じて，腹を立てたのではないでしょうか。また患者は，自分の病気が乳幼児に感染する病気かもしれないと不安になり，息子の妻への申し訳なさで，心を痛めたのではないでしょうか。

看護師は，患者に微熱があるうえに連日の検査で疲労していることを考慮して，「長居されますと，患者さんも疲れます」という表現を，また，感染に弱い幼児への懸念から「こどもさんにもよくないので」という表現を用いています。しかし，患者や息子夫婦には，その真意を汲み取ることはできなかったでしょう。

患者・家族のためによかれと思って行った注意や指導でも，その表現ひとつで，真意が伝わらないどころか，不快な感情を相手にいだかせてしまうことがあります。大切なことは，注意や指導の真意を伝えることです。本シーンでは，患者の前で真意を伝えにくいのであれば，息子をナースステーションに呼んで伝える方法もあったと思います。また，その表現は「～してください」よりは，「～したほうがよいですよ」と婉曲的に注意するほうが受け入れやすいものです。

SCENE 4

排泄ケアで訪室した看護師と患者の会話

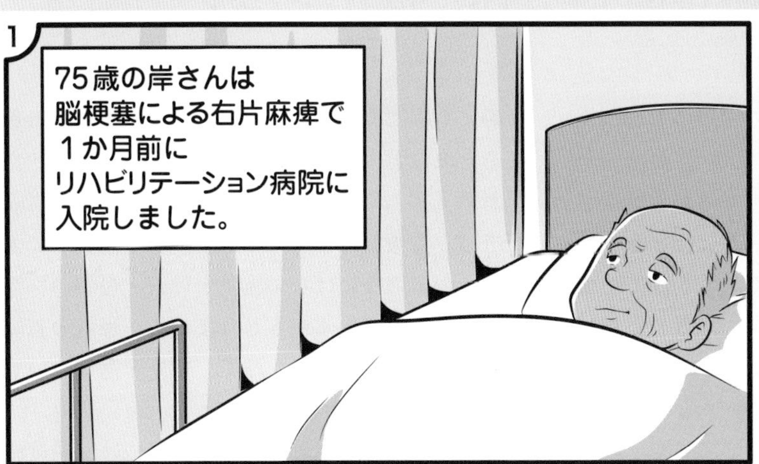

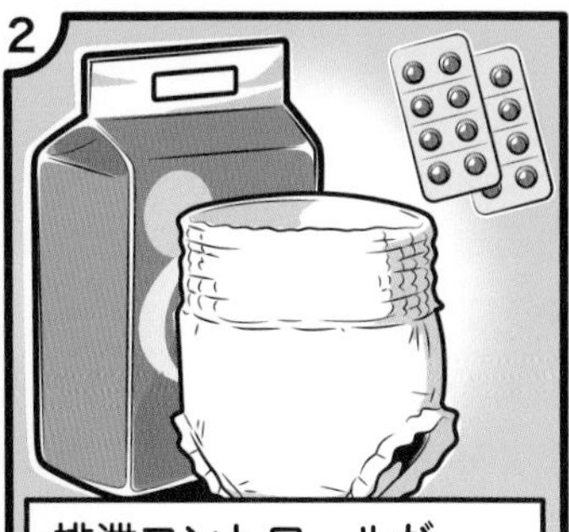

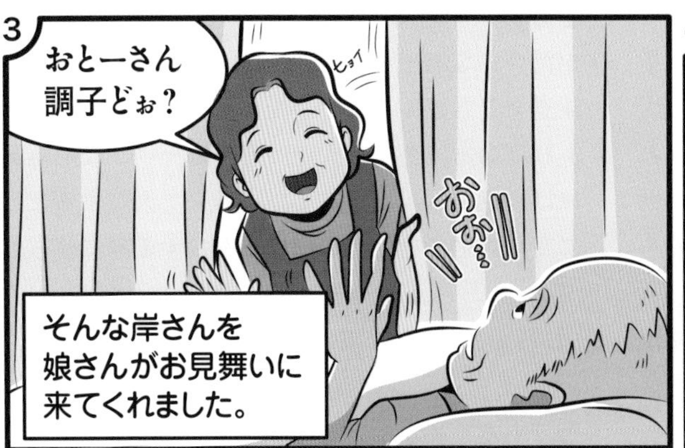

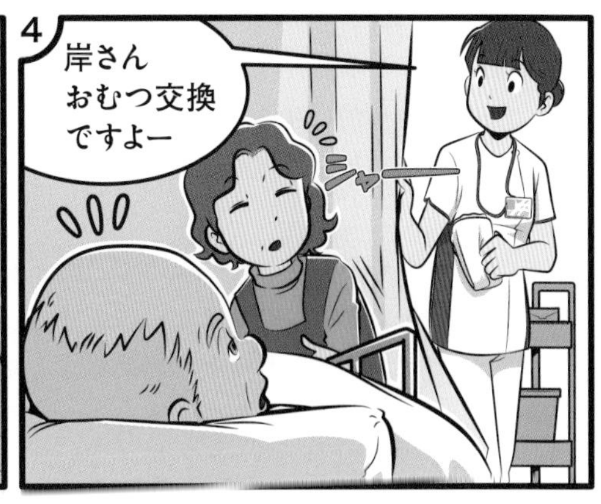

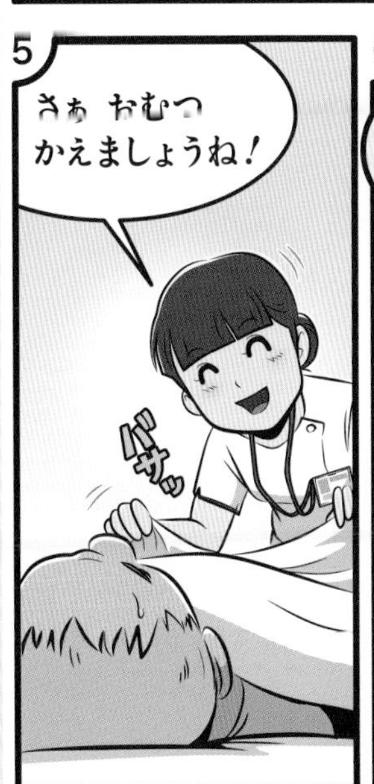

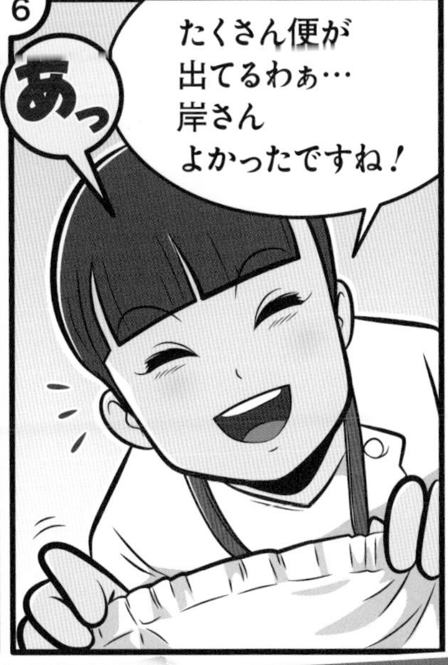

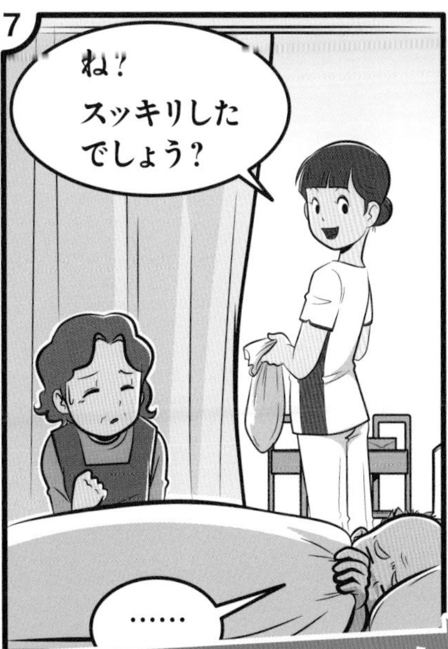

この場面でのコミュニケーションについて考えてみましょう

前ページ SCENE 4 の解説

日常的な看護ケアでの患者への言葉かけ
患者の自尊心を傷つけないコミュニケーション

本シーンは，脳梗塞で入院中の患者のおむつ交換の場面が描かれています。看護師は「おむつを換えましょうね」「たくさん便が出てるわぁ」「岸さんよかったですね，すっきりしたでしょう」と，患者を元気づけるように，明るく話しかけています。しかし，こうした言葉かけを，患者や見舞いに来ている娘はどのように感じるでしょうか。

人間の生活行動のなかで，排泄は最もプライベートなものです。生理的な行動ですので，誰にも知られずに，ひそやかに済ませたいと思うものです。まして，この患者のように脳梗塞の発病前までは元気で自律的に生きてきた人にとっては，片麻痺が生じたこと以上に，排泄介助を受け入れることは容易なことではありません。排泄の援助は，周囲に聞こえるような元気な声で，明るく声かけをして行うようなものではないのです。

さらに「おむつ」はデリケートな言葉です。排泄すらも自らコントロールできなくなったことを象徴する言葉で，意識のはっきりしている患者にとっては非常につらい言葉です。ほかの患者さんや娘にも聞こえるように言われると，患者の自尊心をどれほど傷つけるかわかりません。そうした患者の気持ちを察する娘もつらいでしょう。排泄ケアは，看護師にとっては日常的な看護ケアですが，その際のなにげない言葉かけが，患者のプライドを傷つけているかもしれません。患者の羞恥心や自尊心にも敏感になって，言葉を選びたいものです。

そのほかにも，患者の自尊心を傷つけ，忌避感をもよおす言葉があります。たとえば，「シーツが汚いので替えますね」の「汚い」という言葉にも注意を要します。ケアを受けざるをえない患者であればあるほど，こういったネガティブな形容詞には敏感なものです。また，外来で入院することになった患者を上階の病棟に案内する際に使った「上からお迎えが来ますからお待ちください」の「お迎え」という言葉にもクレームがありました。「お迎え」「迎え」は，高齢者には死を連想させる言葉ですので注意しましょう。

SCENE 5

退院を翌日に控えた高齢患者と看護師の会話

1
70歳の堀さんは
慢性閉塞性肺疾患で
在宅酸素療法中です。
気道感染をきっかけに
呼吸状態が悪化して
救急入院しました。
ピーポー
ピーポー
●●救急病院
ゴホーゴホッ
お父さん
しっかり!!
2
——3週間後
呼吸状態が改善したので
めでたく明日退院となりました

3
堀さん
明日退院
よかったですね！
ガラガラ

4
あれ でも
お昼これしか食べられ
なかったんですか？

5
退院前に体力を落としたら
娘さんが心配されますよ！
ポンッ

6
夕食はしっかり
食べてくださいね！
ガラガラ
7
あぁ…
はい

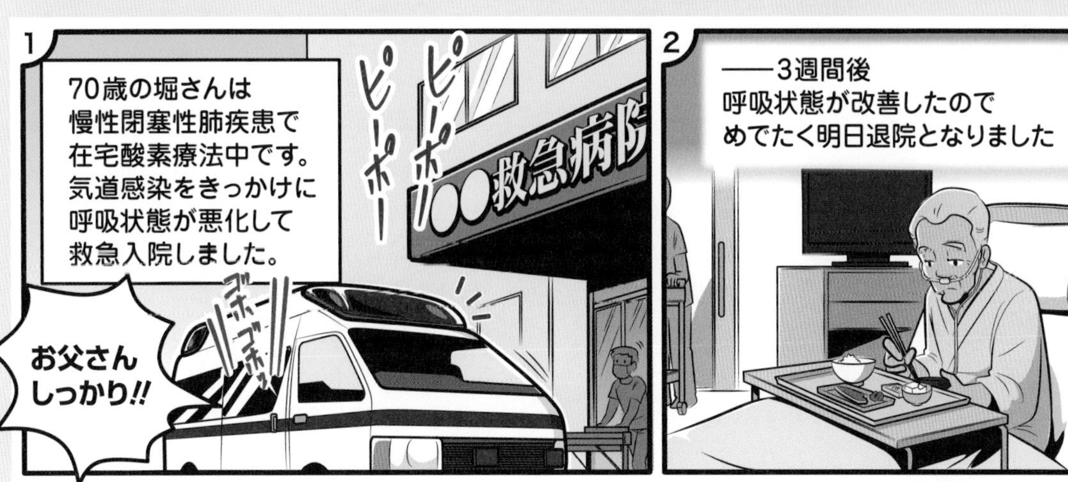

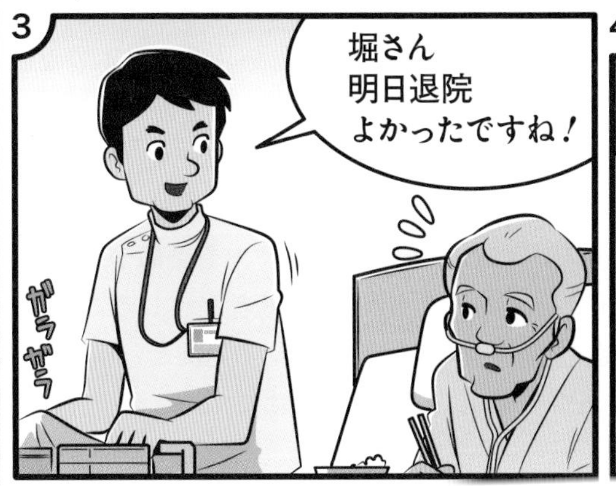

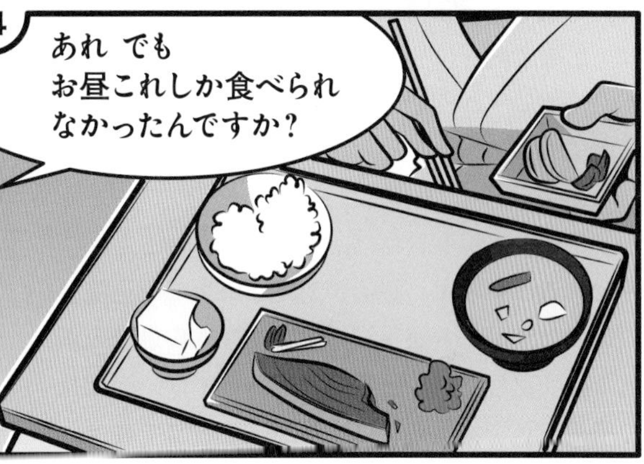

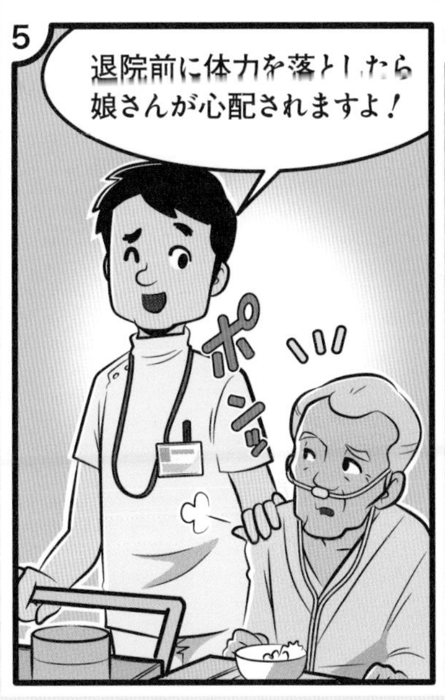

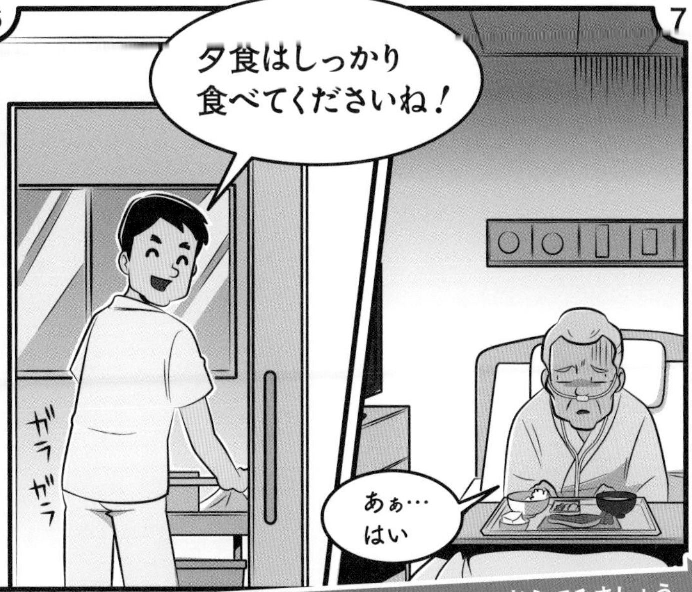

この場面でのコミュニケーションについて考えてみましょう

UNIT 4 コミュニケーショントレーニング

前ページ SCENE 5 の解説

退院前の慢性疾患患者への言葉かけ

退院不安に共感するコミュニケーション

本シーンは，退院を翌日に控えた慢性閉塞性肺疾患（COPD）の患者に，看護師は「退院よかったですね」と声をかけ，食欲のない様子にもかかわらず「ちゃんと食べてください」と明るく励ましている場面を描いたものです。

一般に，医療者は退院を喜ばしいことと思いがちです。まして，肺炎を併発して呼吸状態が悪化し，救急車で入院した患者がわずか 3 週間で元の状態まで回復して退院となったのですから，受け持ち看護師は喜びもひとしおです。本シーンでは，患者も同様に“喜んでいる”と短絡的に思い込んだために，こうしたコミュニケーションをとっています。

しかし，患者は退院を喜んでいるのでしょうか。患者の表情を見れば，そうではないことが汲み取れるはずです。完治が望めない患者や退院後の家族のサポートが乏しい患者，慢性疾患で入退院を繰り返している患者などにとっては，退院後の療養に対する不安から，退院はけっして喜ばしいものではありません。まして，呼吸困難などの危機状態を体験すれば，再度そうした状態に陥ることへの恐怖感もあるでしょう。

大切なことは，自分なりの解釈で“わかったつもり”にならないことです。表情など，患者の非言語的なサインに敏感にならなければなりません。非言語的なサインには，言葉よりもはるかに多く，患者の心理が表現されるものです。本シーンでは，暗い表情などから患者の退院への不安がうかがわれるはずです。そうしたときは激励するのではなく，むしろ「退院はいろいろご不安なこともあるでしょうね」などと言葉をかけ，不安の内容を吐露してもらうことが重要です。不安を言語化することを通じて，患者の緊張感も軽減していくものです。また，受け持ち看護師が“自らの不安をわかってくれる”と患者が感じることは，高いハードルのようにも思える退院というイベントを乗り越える力になるはずです。

SCENE 6

急死した患者の家族と看護師の会話

1

78歳の杉さんは
2週間前から
急性腎盂腎炎のため
入院していましたが
今日になって急変し
治療の甲斐なく
1時間半前に
亡くなりました。

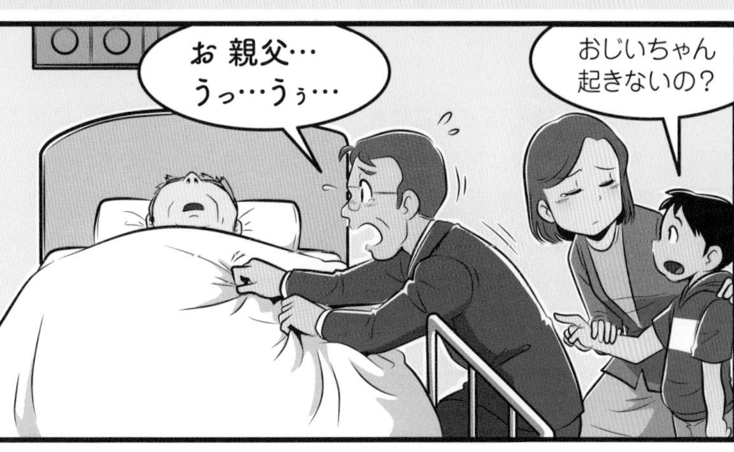

2

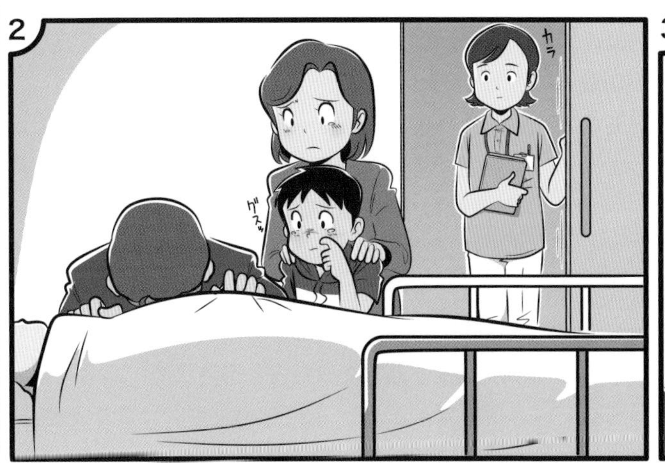

3

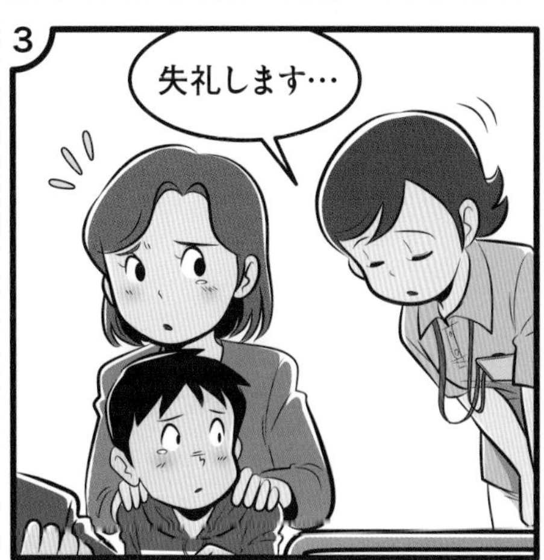

4

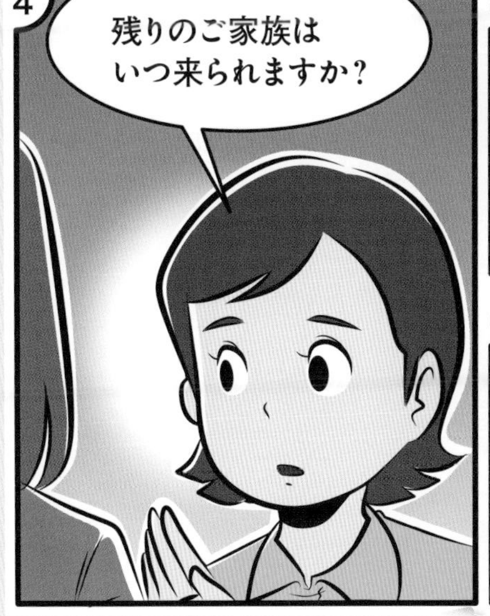

5

6

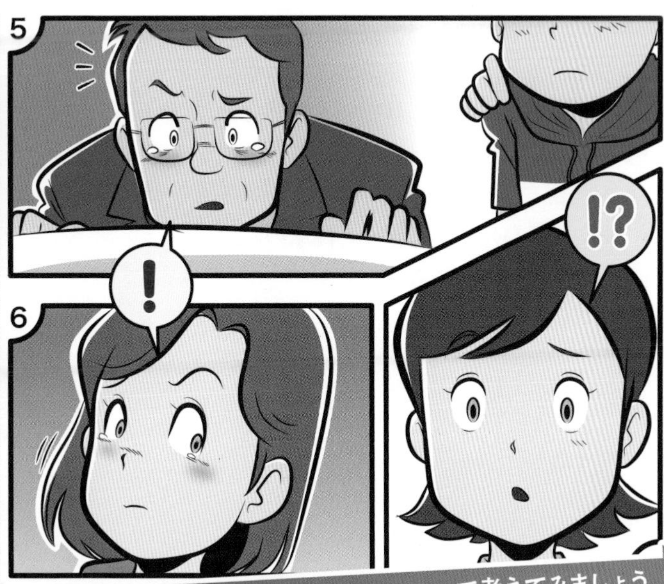

この場面でのコミュニケーションについて考えてみましょう

UNIT 4 コミュニケーショントレーニング

前ページ SCENE 6の解説

患者死亡直後の家族への対応

悲しみに配慮していることを伝えるコミュニケーション

本シーンは，1時間ほど前に急死した患者の家族に，「ほかのご家族は何時ごろに来院できますか？」と質問している場面です。

看護師がこの質問をした背景には，遺体を霊安室に移す時刻を考え，ほかの業務との調整を図りたいという思いがあったのかもしれません。あるいは，その日入院予定の患者やほかの重症患者のために，病室を準備する必要に迫られていたのかもしれません。しかし，この状況の家族は，この質問をどのように受け取るでしょうか。家族は，死後の手続きを急かされている，つまり，大切な肉親の「死」があたかも事務的に処理されているような憤りと哀しみを感じるのではないでしょうか。

もし，これが軽快退院の患者で，迎えの家族を待っている場面であれば，なんら問題はありません。このように，医療現場では，通常の状況では問題のないコミュニケーションでも，家族の心理状況によっては，憤りや悲哀を感じさせるコミュニケーションにもなりかねません。

本シーンの看護師もおずおずと質問をしているところをみると，このような状況での質問が家族に不快をもたらすかもしれないと，感覚的に気づいているように思われます。しかし，多忙な看護業務を円滑にこなすために，ジレンマを感じつつ，あえて尋ねたのでしょう。臨床の看護場面では，これに似たようなジレンマを少なからず体験します。そのときは，むしろ，自分の感情に正直になって，申し訳ない気持ちと真意を伝えることが大切です。たとえば，「急に亡くなられてさぞやおつらいと思いますが，そろそろ，霊安室にご遺体を移させていただきたいと思います。ほかのご家族はいつごろおみえになるでしょうか？」などです。家族の気持ちに配慮していることをきちんと言葉にするのは，こうした状況でのコミュニケーショントラブルを防ぐために非常に重要なことです。

同様の事例として，患者が急変して集中治療室に転室する際に，急を聞いて駆けつけた家族に「お荷物は全部持って行ってください。もうこの部屋には戻りませんから」と伝えたところ，家族が憤ったケースもありました。看護師にとっては転室時の手続きとしてよく用いられている言葉ですが，患者の急変で不安と驚愕状態にある家族の心理を考えると，「もうこの部屋には戻りません」というフレーズは，回復して戻ってくることがないという意味にもとられかねません。病院にはさまざまな患者・家族がおり，おかれている状況によって心理状態もまたさまざまです。それぞれの患者・家族の心理状況への想像力と感性を養っていきたいものです。

SCENE 7

内視鏡検査に関する外来看護師と患者の会話

1
65歳の島さんは
こどもの頃から健康で
病院に行ったことが
ほとんどありません。
2
──しかし 住民健診で
胃の異常を指摘されました
ええっ
胃内視鏡
検査!?
健診結果

3
明日
胃カメラを予約
したいんですが…
こちらで
受付します

4
ごはんは
今日の夕食までは
いいんですが
明日の朝はごはんを
召し上がらないで
ください
ホッ
そうなん
ですか
お水は
朝8時までは
いいですよ

5
次の日──
受　付
おはよう
ございます
内視鏡検査の
島和子さんですね
けさは水以外
なにも口にして
いませんね？

6
…朝？
パンを食べて
きましたよ？
えっ!?

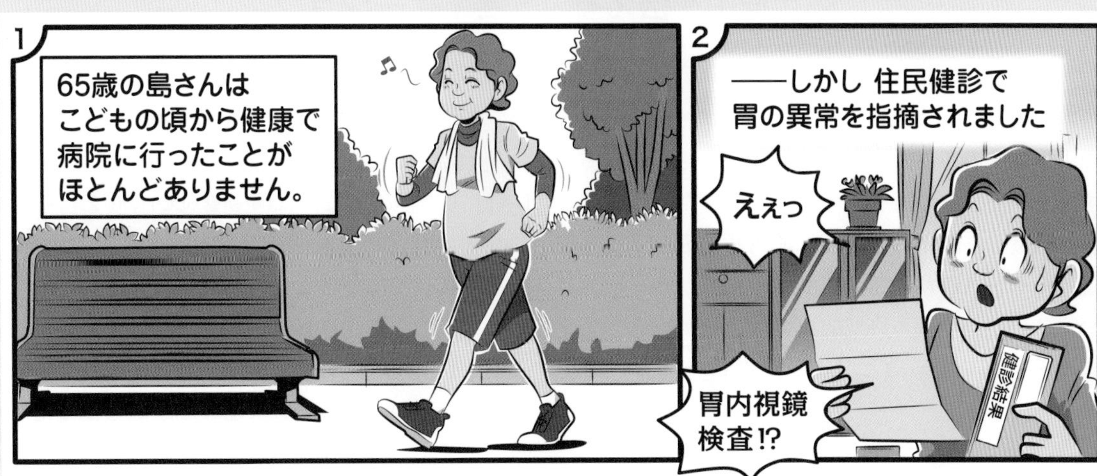

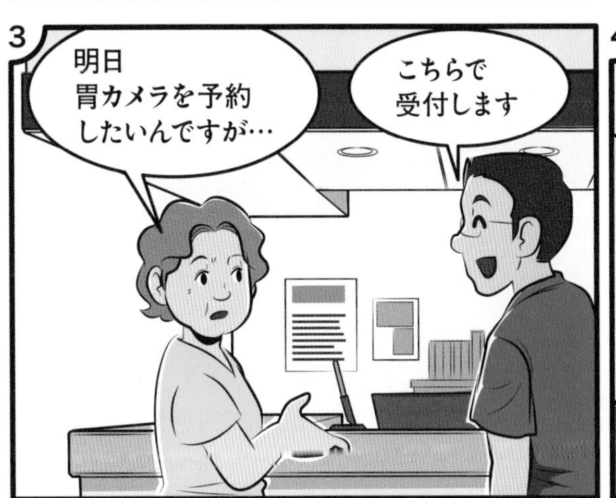

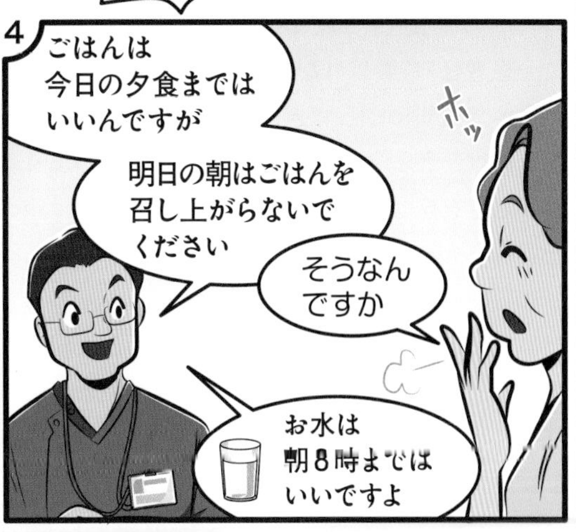

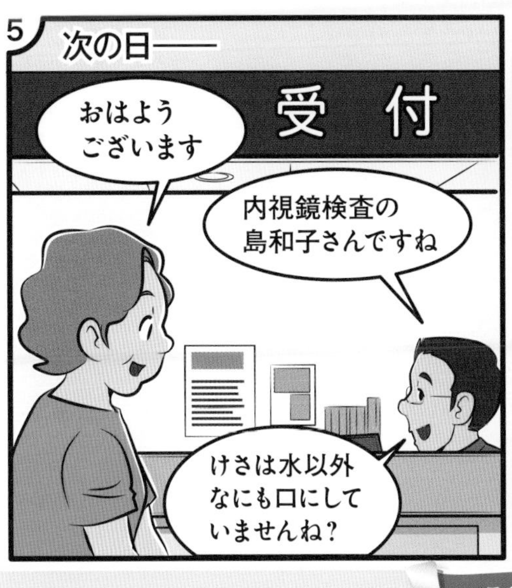

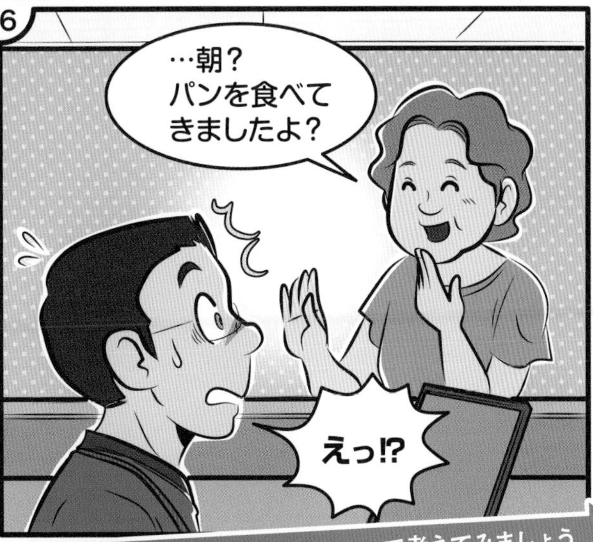

この場面でのコミュニケーションについて考えてみましょう

前ページ　SCENE 7 の解説

検査予定の外来患者への禁止事項の説明

禁止理由を伝えるコミュニケーション

内視鏡検査や放射線検査，腹部エコー検査などの画像検査の多くが，朝食を絶食にして行われます。しかし，その説明が不十分であったために患者が摂食し，結果的に検査を延期せざるをえなくなったケースが多数報告されています。そうしたケースのなかから，典型的なコミュニケーションエラーの例を1つ選んで本シーンに描いています。

看護師は，内視鏡検査を予約した外来患者に，当日朝の絶食を「ごはんはだめ」と説明したために，患者は“米飯以外ならよい”と誤解して，パンを食べて検査にやってきたというものです。この部分だけをとると，なにか落語の一場面のようなおかしさを感じるかもしれませんが，じつは重大な意味をもっているのです。

ここではなぜ，患者に「絶食」が正しく伝わらなかったのでしょうか。食事を「ごはん」と表現したからでしょうか。食事をしてはいけないと説明されて，デザートの果物ならよいと誤解してメロンを食べてきたケースもありました。正しく伝わらなかったのは，「ごはん」を食べて（食事をして）はいけないことの理由を伝えていなかったことが原因です。つまり，患者の理解につながる説明こそが，正しく伝えるために最も重要なのです。

絶食にする理由は，大きく2つあることをUNIT 1で学びましたね（➡ 検査 SECTION 2）。そうした理由も含めて説明すれば，患者にも“パンや果物も食べてはいけない”と判断できたはずです。

ところで，絶食以外にも検査を受ける患者には必要十分な説明をしなければなりません。たとえば，検査薬の副作用や合併症などを防止するための説明です。絶食検査の際に血糖降下薬の中止が正しく伝わっておらず，低血糖状態になったケースがありました。また，内視鏡検査でポリペクトミーが予定されていた患者で，抗凝固薬の内服の確認が不十分なままポリペクトミーを実施したために出血した事例もありました。検査前の説明や確認は，なぜそれを行うのかを看護師自身が理解したうえで行うことにより，患者へ伝える情報や患者から受け取る情報の精度が上がるはずです。

これは，対患者への説明のみならず，看護師間で業務を引き継ぐ際の説明でも同様です。「なぜそうなったのか」「なぜそうしているのか」という情報をあわせて引き継ぐことで，はるかに正確な連携ができるのです。

SCENE 8

ベッドサイドでの排泄を求める看護師と進行がん患者の会話

1

5年前に乳がんで乳房切除術を受けた48歳の高校教師鳥居さん。
半年前に全身転移がみつかりましたが復職をあきらめてはいません。
One day, kenzo called Yoshiko, but Yoshiko couldn't answer his
最近は食欲も落ちていて体力の低下が顕著です。しかし中心静脈栄養は拒否しています。

2

昼間はなんとか自力で病棟のトイレに行けていますが――

3

夜間は危ないのでこのポータブルトイレでしてくださいね！
ゴトン
え……でも病棟のトイレに行けるので要りません

4

転倒したらいけないのでベッドサイドでしてくださいいいですね？
…わかりました

5 6

深夜2時頃――
バタンッ
鳥居さん!!

7

あれほどポータブルトイレでしてくださいといったでしょう?!
すみません…

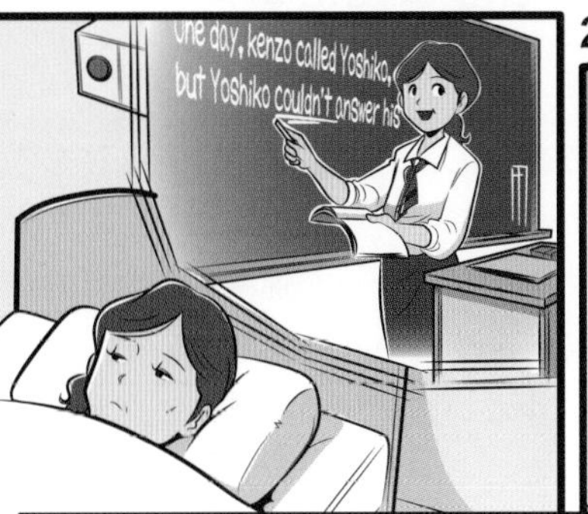

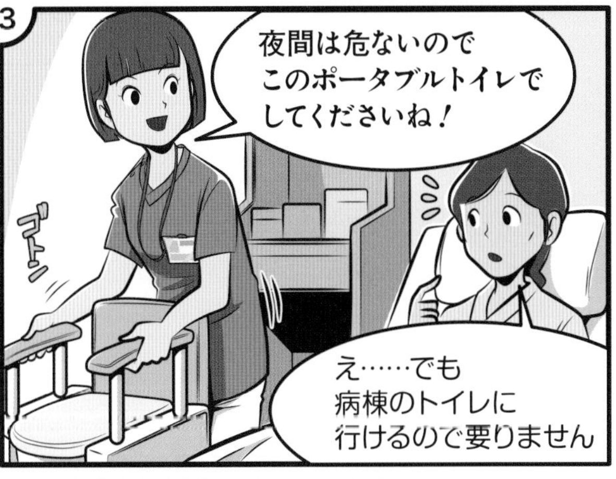

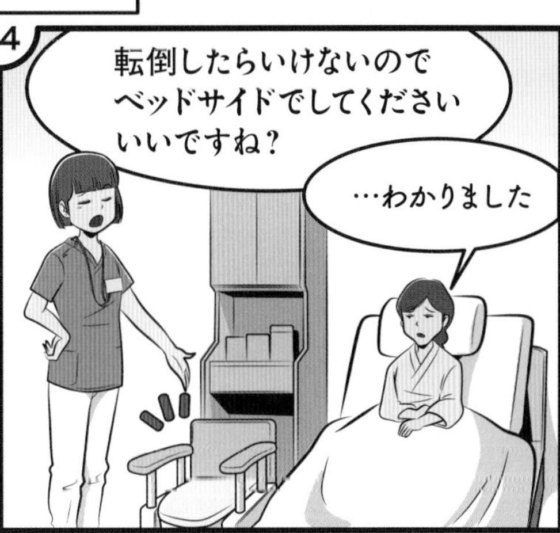

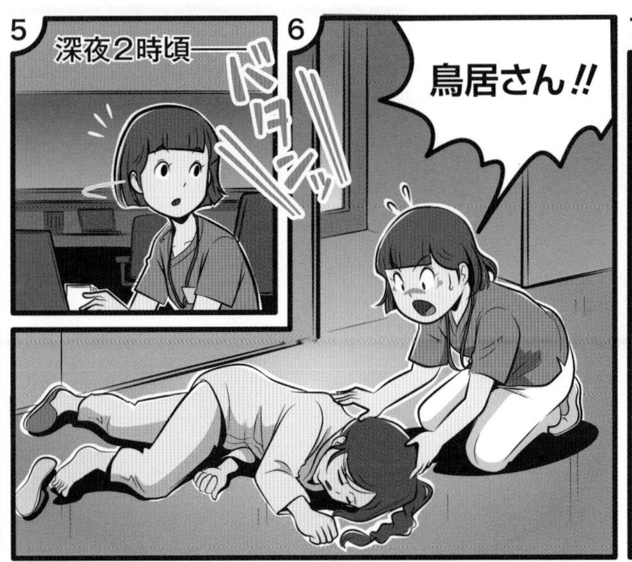

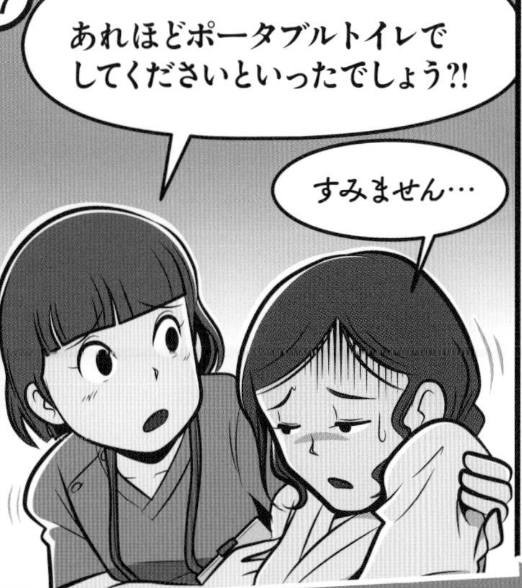

この場面でのコミュニケーションについて考えてみましょう

前ページ SCENE 8 の解説

通常の自力排泄にこだわる予後不良患者への排泄ケア

患者心理や性格をふまえたコミュニケーション

看護現場において，高齢患者や体力が低下した患者の転倒事故防止は，重要課題の1つです。とくに夜間の排泄行動は，暗さや就寝後の筋弛緩状況で，尿意という生理的切迫感のもとで行動するため，最も転倒リスクの高い状況です。少ない夜勤者数で安全な排泄を担保するのは容易なことではありません。したがって，衰弱した本患者に看護師がベッドサイドでの排泄を求めたのは当然の対応といえます。

しかし，本シーンのように，看護師からベッドサイドでの排泄やナースコールで排泄介助を求めるように言われていても，それを守らず，自力で通常の排泄行動を取ろうとして転倒する患者は少なくありません。そのような状況に遭遇した看護師は，「あれほど言っておいたのに」「なぜ言うとおりにしてくれないの？」と腹立たしさと無力感を感じるでしょう。

こうした患者には2つのパターンがあります。看護師の指導を「守れなかった」患者と「あえて守らなかった」患者です。前者は単なる忘れや尿意に気をとられて思いつかなかったもので，高齢患者に多くみられます。一方，本シーンの患者は後者です。患者はまだ40代で，教職に生きがいをもち，全身転移をきたした現在でも教師として復帰することをあきらめていません。しかし，衰弱が進み，自力行動が徐々に困難になっていることを感じています。そうした患者だからこそ，通常の排泄にこだわるのです。それは，通常の自力排泄行動ができている限り，まだ病気に負けていないと自らを鼓舞できるからです。患者はポータブルトイレでの排泄を指導された際に，「病棟のトイレに行けるので要りません」と断っています。看護師の再度の念押しでいったんは了解しますが，その表情はさびしそうでした。

こうした患者に排泄に関する指導を行う際には，「危険だからこうしてください」とただ伝えるのではなく，通常の自力排泄にこだわる患者のこうした気持ちに寄り添いつつ，夜間の不利な条件での転倒の危険を伝え，転倒・骨折などがおこると闘病に悪い影響を与えることを話して納得してもらうことです。

排泄行動は最もプライベートな行動ゆえに，患者の自尊心や闘病の心理，性格などがかかわる非常にデリケートな行動です。それらを理解したうえでコミュニケーションを行うことが大切です。

文献

UNIT 1 知らねばならない“危険”の知識

●注射

1）日本医療機能評価機構：医療安全情報　No.104，腫瘍用薬処方時の体重間違い．2015年7月．
2）日本医療機能評価機構：医療事故情報収集等事業第40回報告書，個別のテーマの検討状況——口頭による情報の解釈の誤りに関連した事例．p.165，2015年3月．
3）塩見弘：人間信頼性工学入門．pp.30-31，日科技連出版社，1996．
4）日本医師会：注射剤で医薬品名が類似している医薬品リスト，医療従事者のための医療安全マニュアル．(https://www.med.or.jp/anzen/manual/pdf/jirei_08_02.pdf)
5）葛谷健編：インスリン——分子メカニズムから臨床へ．pp.182-184，講談社，1996．
6）瀬戸奈津子：インスリン製剤の「単位」にはどんな意味がありますか．Nursing Today，18(6)，p.152，2003．
7）今井昭一：よくわかる専門基礎講座——薬理学．pp.6-7，金原出版，2006．
8）リドカイン点滴静注液1%「タカタ」の添付文書．
9）前川和彦，相川直樹監修：付録　救急医薬品リスト，［1］循環器系薬剤　2)抗不整脈薬．今日の救急治療指針，第2版．pp.930-931，医学書院，2012．
10）北岡建樹：よくわかる輸液療法のすべて，改訂第2版．pp.75-83，永井書店，2010．
11）KCL注10 mEqキット注，KCL注20 mEqキット注の添付文書(2023年4月改訂〔第1版〕)．
12）前川和彦，相川直樹監修：付録　救急医薬品リスト，［1］循環器系薬剤　1)強心薬，昇圧薬．今日の救急治療指針，第2版．p.929，医学書院，2012．
13）日本化学療法学会臨床試験委員会皮内反応検討特別部会：抗菌薬投与に関連するアナフィラキシー対策のガイドライン，2004年版．p.3，2004．
14）ボスミン注1 mgの添付文書．
15）篠澤洋太郎：ショックの治療．日本救急医学会監修：標準救急医学，第4版．pp.203-205，医学書院，2009．
16）横井郁子：「作業の中断」と「ながら作業」はミスのもと！　危険性を認識しよう．川村治子編：注射・点滴エラー防止(JJNブックス)．p.84，医学書院，2007．
17）重森雅嘉：認知心理学からみた注射・点滴エラー．川村治子：平成11年度厚生科学研究「医療のリスクマネジメントシステム構築に関する研究」報告書．pp.133-145，2000．
18）石塚睦子，黒坂知子：わかりやすい与薬，第4版．pp.58-59，医学評論社，2010．
19）医薬品医療機器総合機構：PMDA医療安全情報　No.55，誤接続防止コネクタの導入について(神経麻酔分野)．2018年8月．
20）加藤実：静脈穿刺時の末梢神経障害．麻酔，59(11)，pp.1357-1363，2010．
21）Yamada K. et al.: Cubital fossa venipuncture sites based on anatomical variations and relationships of cutaneous veins and nerves. Clinical Anatomy, 21, pp. 307-313, 2008.
22）川西千恵美，重松豊美：静脈注射に伴う合併症——感染，静脈炎，神経損傷，組織損傷など．EBNURSING，3(3)，pp.300-307，2003．
23）日本医療機能評価機構：医療事故情報収集等事業第67回報告書，医療関連機器圧迫創傷(MDRPU)に関連した事例，pp.63-67，2021．
24）小田切優樹，高橋威夫：注射薬のpH．岡野定輔，高橋威夫編：新・薬剤学総論，第5版．p.29，南江堂，2001．
25）森武生監修，東京都立駒込病院化学療法科著：研修医・看護師・薬剤師のためのまちがいのない抗癌剤の使い方，第2版増補版．pp.191-192，三輪書店，2007．

【参考文献】

- カシオ計算機株式会社：体表面積(BSA)．生活や実務に役立つ高精度計算サイト．(https://keisan.casio.jp/exec/system/1161228735#)
- 日本医療機能評価機構：医療事故情報収集等事業第46回報告書，個別のテーマの検討状況——腫瘍用薬に関連した事例　②「レジメン登録，治療計画，処方」の事例．pp.108-137，2016年9月．
- 医療情報科学研究所編：薬がみえる　vol.4．pp.296-297，メディックメディア，2020．
- 望月眞弓：(付録)医療用医薬品添付文書および添付文書情報の見方．高久史麿，矢崎義雄監修：治療薬マニュアル 2023．pp.8-12，医学書院，2023．
• 巾正美：注射により投与する製剤．四ツ柳智久，壇上和美ほか：製剤学，改訂第 6 版．pp.118-123，南江堂，2012．
• 熊谷雄治：臨床試験の流れ．日本臨床薬理学会編：臨床薬理学，第 4 版．pp.32-33，医学書院，2017．
• リドカイン製剤の添付文書．
• 和田孝雄，近藤和子：輸液を学ぶ人のために，第 3 版．pp.103-118，医学書院，2000．
• 北岡建樹：よくわかる輸液療法のすべて，改訂第 2 版．pp.242-243，永井書店，2010．
• 葛谷健編：インスリン——分子メカニズムから臨床へ．講談社，1996．
• 高木偉碩：糖尿病．門脇孝，小室一成ほか監修：日常診療に活かす診療ガイドライン UP-TO-DATE 2022-2023．p.404，2022．
• 日本医療機能評価機構：医療事故情報収集等事業第 41 回～第 44 回報告書．個別のテーマの検討状況～インスリンに関連した医療事故．2015 年 6 月～2016 年 3 月．
• インスリン製剤(各種)の添付文書．
• 齊藤凌：いまさら聞けない「薬」のキホン 3：フレックスタッチ，フレックスペン，ミリオペン，ソロスターの違い．m3.com 薬剤師．(https://pharmacist.m3.com/column/kusuri_kihon/3413)
• 朝倉俊成：医療デバイスの進歩～糖尿病治療用注射製剤のペン型注入デバイスの変遷と療養指導の関係～．Drug Delivery System，31(5)，pp.108-421，2016．
• 朝倉俊成監修：ミリオペン適正使用のための指導者用 Q & A 集．日本イーライリリー株式会社，2020．(https://sdi.webcdn.stream.ne.jp/www08/sdi/dm/ins/pdf/hcp_hlg_ins_p697_r6.pdf)
• 門川俊明：低カリウム血症．矢﨑義雄監修：新臨床内科学，第 10 版．pp.1138-1139，医学書院，2020．
• 各種カリウム製剤とカルシウム製剤の添付文書．
• 明石勝也：循環器系に作用する薬剤．日本救急医学会監修：標準救急医学，第 4 版．pp.168-177，医学書院，2009．
• 土屋春嗣，桜井栄一：点滴静注の薬物速度理論．岡野定輔，高橋威夫編：新・薬剤学総論，第 5 版．pp.290-292，南江堂，2001．
• 高橋威夫：注射用製剤の形態．岡野定輔，高橋威夫編：新・薬剤学総論，第 5 版．pp.144-145，南江堂，2001．
• 幸保文治：「適宜増減」における増減幅，注射速度について——「緩徐に」の具体的速度．臨床と薬物療法，12(7)，pp.977-979，1993．
• 医薬品医療機器総合機構：PMDA 医療安全情報　No.58 改訂版，誤接続防止コネクタの導入について(経腸栄養分野)．2022 年 5 月．
• 厚生労働省：相互接続防止コネクタに係る国際規格(ISO(IEC)80369 シリーズ)の導入について——経腸栄養分野の小口径コネクタ製品の切替えについて．(https://www.mhlw.go.jp/content/11120000/000552249.pdf)
• 医薬品医療機器総合機構：PMDA 医療安全情報　No.48，三方活栓の取扱い時の注意について．2016 年 1 月．
• 日本医療機能評価機構：医療安全情報　No.105，三方活栓の開放忘れ．2015 年 8 月．
• 日本医療機能評価機構：医療事故情報収集等事業第 40 回報告書，再発・類似事例の分析，三方活栓使用時の閉塞や接続外れ等に関する事例について．pp.197-204，2015 年 3 月．
• 三方活栓(テルモ社製，ニプロ社製)の添付文書．
• 末松典明，平山隆三ほか：注射針による上肢末梢神経の機械的損傷 20 例．日本手の外科学会雑誌，15(4)，pp.575-577，1998．
• 日本医療機能評価機構：医療安全情報　No.192，医療関連機器による圧迫創傷．2022 年 11 月．
• アレビアチンの添付文書．
• ガベキサートメシル酸塩の添付文書．

●ポンプ

1）日本医療機能評価機構：医療事故情報収集等事業第 61 回報告書，分析テーマ　輸液ポンプ・シリンジポンプの設定に関連した事例．p.55，2020 年 7 月．
2）日本医師会医療安全器材開発委員会：輸液ポンプ等使用の手引き．p.3，2004 年 3 月．
3）テルモ株式会社：ポンプ・リスク・マネージメント通信　No.14，シリンジポンプ使用時のポイント．
4）日本医療機能評価機構：医療安全情報　No.119，シリンジポンプの薬剤量や溶液量の設定間違い．2016 年 10 月．
5）テルフュージョンポンプ用輸液セット(DEHP フリー，アンチフリーフロークリップ付)の添付文書．

【参考文献】

• 日本医療機能評価機構：医療事故情報収集等事業第 61 回報告書，分析テーマ　輸液ポンプシリンジポンプの設定に関連した事例．pp.48-61，2020 年 7 月．
• 医薬品医療機器総合機構：PMDA 医療安全情報　No.21，輸液ポンプの流量設定時の注意について．2011 年 1 月．
• 医薬品医療機器総合機構：PMDA 医療安全情報　No.50，シリンジポンプセット時の注意について．2017 年 3 月．
• 日本医療機能評価機構：医療安全情報　No.47，薬剤投与ルートの取り扱いについて．2016 年 10 月．
• テルフュージョン輸液ポンプ 28 型／テルフュージョン輸液ポンプ TE-261 ／ JMS 輸液ポンプ OT-808 ／トップ輸液ポンプ TOP-7100 の添付文書．
• テルフュージョンシリンジポンプ 35 型の添付文書．
• テルフュージョンシリンジポンプ用輸液セット（DEHP フリー，アンチフリーフロークリップ付）の添付文書．

●与薬

1）浅野浩一郎：気管支喘息――アスピリン喘息．矢﨑義雄監修：新臨床内科学，第 10 版．p.128，医学書院，2020．
2）日本糖尿病学会編著：糖尿病治療の手引き 2017．pp.88-89，南江堂，2017．
3）落合滋之監修，林道夫，渋谷祐子編：糖尿病・内分泌疾患ビジュアルブック，第 2 版．p.89，学研メディカル秀潤社，2018．
4）日本医療機能評価機構：医療安全情報　No.114，抗凝固剤・抗血小板剤の再開忘れ．2016 年 5 月．
5）日本医療機能評価機構：医療安全情報　No.2，抗リウマチ剤（メトトレキサート）の過剰投与に伴う骨髄抑制．2007 年 1 月．
6）日本医療機能評価機構：医療安全情報　No.45，抗リウマチ剤（メトトレキサート）の過剰投与に伴う骨髄抑制（第 2 報）．2010 年 8 月．
7）医療情報科学研究所編：薬がみえる　vol.4．p.261．メディックメディア，2020．
8）山口大夢ほか：当科における過去 20 年間の下咽頭・食道異物の検討．頭頸部外科，29(3)，pp.279-283，2020．
9）山内哲司：実践！　画像診断 Q ＆ A ――このサインを見落とすな．レジデントノート，22(3)，pp.457-458，2020．
10）日本医療機能評価機構：医療安全情報　No.57，PTP シートの誤飲．2011 年 8 月．
11）日本医療機能評価機構：医療安全情報　No.82，PTP シートの誤飲（第 2 報）．2013 年 9 月．
12）日本医療機能評価機構：医療事故情報収集等事業第 64 回報告書，再発・類似例の分析―― PTP シートの誤飲．pp.63-74，2021 年 3 月．
【参考文献】
• 日本医療機能評価機構：医療安全情報　No.68，薬剤の取り違え（第 2 報）．2012 年 7 月．
• 高本偉碩：糖尿病．門脇孝，小室一成ほか監修：日常診療に活かす　診療ガイドライン UP-TO-DATE 2022-2023．pp.401-405，メディカルレビュー社，2022．
• 日本医療機能評価機構：医療事故情報収集等事業第 34 回報告書．pp.135-165．2013 年 9 月．

●輸血

1）寮隆吉：ベッドサイドの新輸血学――効果的な輸血・輸液の実際，改訂版．pp.137-140，メジカルビュー社，2001．
2）日本医療機能評価機構：医療安全情報　No.110，誤った患者への輸血（第 2 報）．2016 年 1 月．
3）赤血球液― LR「日赤」の添付文書．2016 年 4 月．
4）澤田淳監修，横野諭著：輸血ミスを防ぐ――輸血実践マニュアル．pp.78-79，金芳堂，2002．
5）寮隆吉：ベッドサイドの新輸血学――効果的な輸血・輸液の実際，改訂版．p.148，メジカルビュー社，2001．
6）日本赤十字社：（照射）赤血球液― LR「日赤」の注意事項等情報改訂のお知らせ．2022 年 12 月．
7）日本赤十字社：新鮮凍結血漿の融解後使用期限延長のお知らせ――新鮮凍結血漿の添付文書改訂及び製剤ラベル変更について．2018 年 9 月．
8）厚生労働省医薬・生活衛生局：血液製剤の使用指針．2019 年 3 月．
【参考文献】
• 日本赤十字社：医薬品情報．
• 日本赤十字社血液事業本部：「輸血療法の実施に関する指針」（改定版）及び「血液製剤の使用指針」（改定版）．2012．
• 日本赤十字社中央血液センター医薬情報部：重篤な輸血副作用 GVHD Summary Report．1996．

●経管栄養

1）医薬品医療機器総合機構：PMDA医療安全情報　No.42，経鼻栄養チューブ取扱い時の注意について．2014年2月．
2）日本医療機能評価機構：提言　経鼻栄養チューブ挿入の安全性確保について．患者安全ジャーナル，13，pp.39-41，2006．
3）日本医療安全調査機構：医療事故の再発防止に向けた提言　第6号，栄養剤投与目的に行われた胃管挿入に係る死亡事例の分析．2018年9月．
4）医薬品医療機器総合機構：PMDA医療安全情報　No.43，胃瘻チューブ取扱い時のリスク．2014年3月．
5）日本医療安全調査機構：医療安全情報　No.3，警鐘事例　在宅における胃瘻カテーテル交換のリスク．2013年4月．
6）NPO法人　PEGドクターズネットワーク：PDNレクチャー　Chapter1 PEG4．（https://www.peg.or.jp/lecture/index.html）

【参考文献】
- 日本医療安全調査機構：医療事故の再発防止に向けた提言　第13号，胃瘻造設・カテーテル交換に係る死亡事例の分析．2021年3月．
- 岡田晋吾監修：病院から在宅までPEG（胃瘻）ケアの最新技術．照林社，2010．
- NPO法人　PEGドクターズネットワーク：PDNレクチャー　Chapter1 PEG4．（https://www.peg.or.jp/lecture/index.html）

●チューブの管理

1）日本医療機能評価機構：医療安全情報　No.130，中心静脈ラインの開放による空気塞栓症．2017年9月．
2）医薬品医療機器総合機構：PMDA医療安全情報　No.30，気管切開チューブの取扱い時の注意について．2012年4月．
3）堀川由夫：持続吸引胸腔ドレナージのはなし（後編）．看護学雑誌，73（3），pp.74-79，2009．
4）日本医療機能評価機構：医療安全情報　No.133，胸腔ドレーンの大気への開放．2017年12月．
5）日本医療機能評価機構：医療安全情報　No.80，膀胱留置カテーテルによる尿道損傷．2013年7月．
6）日本医療機能評価機構：医療安全情報　No.142，膀胱留置カテーテルによる尿道損傷（第2報）．2018年9月．
7）日本医療機能評価機構：医療事故情報収集等事業第47回報告書，再発・類似事例の発生状況　膀胱留置カテーテルによる尿道損傷．pp.182-187，2016年12月．
8）日経メディカル：尿カテ挿入時に痛がる患者，尿道損傷で出血――バルーン拡張前に導尿の確認を（特集・ヒヤリとしたあの瞬間《尿カテ誤挿入》）．2015．（https://medical.nikkeibp.co.jp/leaf/mem/pub/report/t248/201509/543727.html）
9）日本医療機能評価機構：医療安全情報　No.190，膀胱留置カテーテルの接続口の選択間違い．2022年9月．

【参考文献】
- 医薬品医療機器総合機構：PMDA医療安全情報　臨時号No.1，再周知特集　その1（人工呼吸器等の取扱い時の注意について）．2020年4月．
- 医薬品医療機器総合機構：PMDA医療安全情報　臨時号No.2，再周知特集　その2（気管チューブ等の取扱い時の注意について）．2020年4月．
- 医薬品医療機器総合機構：PMDA医療安全情報　No.7，人工呼吸器の取扱い時の注意について（その1）．2009年1月．
- 岡元和文：人工呼吸器とケアQ＆A，第3版．総合医学社，2017．
- 中島淳，宇野光子：胸腔ドレナージ．窪田敬一編：ドレーンカテーテルチューブ管理完全ガイド．pp.58-66，照林社，2021．
- 堀川由夫：持続吸引胸腔ドレナージのはなし（前編）．看護学雑誌，73（2），pp.72-78，2009．
- 大垣市民病院：尿道留置カテーテル管理マニュアル（医療職者用）．（https://www.ogaki-mh.jp/yorozu/clinicalpath/download/11_nyodokanri.pdf）

●検査

1）日本臨床検査標準協議会：標準採血法ガイドライン．pp.21-22，2019．
2）職業感染制御研究会：全国調査JES（Japan-EPINet Surveillance：エピネット日本版サーベイランス）・2015・エピネット日本版サーベイ2015結果概要報告．（http://jrgoicp.umin.ac.jp/index_jes2015.html）
3）CDC: Updated U.S. Public Health Service Guidelines for the Management of Occupational Exposures to HBV, HCV, and HIV and Recommendations for Postexposure Prophylaxis. MMWR, 50, RR-11, 2001.（http://www.

cdc.gov/mmwr/PDF/rr/rr5011.pdf)
4）日本医療機能評価機構：医療安全情報　No.3，グリセリン浣腸実施に伴う直腸穿孔．2007年2月．
5）神奈川県看護協会医療安全対策課：患者安全警報　No.6，安全なグリセリン浣腸の実施について．(https://www.kana-kango.or.jp/uploads/media/2021/03/20210325154448.6.pdf)
6）日本看護協会：緊急安全情報――立位による浣腸実施の事故報告．2006．
7）ケンエーG浣腸液50%の添付文書．
8）医薬品医療機器総合機構：PMDA医療安全情報　No.34，グリセリン浣腸の取扱い時の注意について．2012年10月．
9）佐々木巌，佐々木みのり：意外と怖い「グリセリン浣腸」，直腸穿孔や溶血など起こり得るトラブル8つ．看護roo！．(https://www.kango-roo.com/learning/7023/)
10）島田能史ほか：グリセリン浣腸により直腸穿孔と溶血をきたした一症例．新潟医学会雑誌，118(1)，pp.17-20，2004．
11）久保進祐ほか：食道癌手術前処置のグリセリン浣腸による急性腎不全の1例．日本臨床外科学会雑誌，82(1)，pp.180-186，2021．
12）足立経一：消化管検査終了後の低血糖対策――グルカゴン製剤前処置による．CLINICIAN，496，pp.105-107，2000．
13）日本医療機能評価機構：医療安全情報　No.12，患者搬送中の接触．2007年11月．
14）厚生労働省：磁気共鳴画像診断装置に係る使用上の注意の改訂指示等について(医薬食品局安全対策課長通知)．2005年8月．
15）引地健生：MRI検査における安全管理――事故事例の検討．日本職業・災害医学会会誌，52(5)，pp.257-264，2004．
16）日本放射線技術学会：MRI警鐘事例について．2010．(https://www.jsrt.or.jp/data/news/3760/)
17）日本医療機能評価機構：医療安全情報　No.10，MRI検査室への磁性体(金属製品など)の持ち込み．2007年9月．
18）医薬品医療機器総合機構：PMDA医療安全情報　No.25，MRI検査時の注意について(その1)．2011年9月．
19）日本医療機能評価機構：医療安全情報　No.56，MRI検査時の高周波電流のループによる熱傷．2011年7月．

【参考文献】
- 奈良信雄ほか編：臨床検査(系統看護学講座)，第8版．pp.26-27，医学書院，2019．
- 丸山セキ子ほか：浣腸・下剤．Nursing Today，22(9)，pp.30-32，2007．
- 吉良いずみ：1983年から2011年の日本におけるグリセリン浣腸に関する文献レビュー．日本看護技術学会誌，11(1)，pp.90-97，2012．
- 佐々木巌：浣腸による事故を肛門科的に考察しました(コラム)．大阪肛門科診療所，2019．(https://osakakoumon.com/column/)
- 医薬品医療機器総合機構：PMDA医療安全情報　No.364，抗コリン薬の禁忌「緑内障」等の見直しについて．2019年7月．
- 日本画像医療システム工業会：安全管理情報　MR室入室前のチェックリスト，2023/09改訂．(https://www.jira-net.or.jp/anzenkanri/02_seizouhanbaigo/file/mr_checklist_v2.pdf)

●酸素

1）野見山延：医療ガス事故とその対応．並木昭義，山蔭道明編：日常診療に役立つ医療ガスと危機管理．p.50，真興交易医書出版部，2002．
2）日本医療機能評価機構：医療安全情報　No.168，酸素ボンベの開栓の未確認．2020年11月．

【参考文献】
- 成松英智：医療ガス用途とその作用・管理法――酸素．並木昭義，山蔭道明編：日常診療に役立つ医療ガスと危機管理．p.75，真興交易医書出版部，2002．
- 小川龍監修：医療ガスハンドリングマニュアル．診断と治療社，2003．
- 並木昭義，山蔭道明編：日常診療に役立つ医療ガスと危機管理，真興交易医書出版部，2002．
- 日本薬局方：酸素ガスの添付文書．
- 医薬品医療機器総合機構：PMDA医療安全情報　No.13，ガスボンベの取り違え事故について．2009年10月．
- 容器保安規則．
- 平井豊博：慢性呼吸不全．矢﨑義雄監修：新臨床内科学，第10版．pp.193-197，医学書院，2020．

●その他

1）医薬品医療機器総合機構：PMDA医療安全情報　No.59，漏電等による医療機器からの出火について．2020

年 8 月.
2）日本医療機能評価機構：医療安全情報　No.42，セントラルモニタ受信患者間違い．2010 年 5 月．
3）医薬品医療機器総合機構：PMDA 医療安全情報　No.29，改訂版　心電図モニタの取扱い時の注意について．2020 年 4 月．
4）電波環境協議会：医療機関において安心・安全に電波を利用するための手引き，改定版．p.20，2021．

【参考文献】

- 日本医療機能評価機構：医療事故情報収集等事業第 38 回報告書，無線式心電図モニタの送受信機に関連した事例．pp.159-173，2016．
- 日本光電工業株式会社：送信機 ZS-920P の添付文書．2010 年 9 月．
- アレグ：臨床工学技士が呼ばれる送信機・ベッドサイドモニター・セントラルモニターの不具合故障修理対応．2019．（https://nandemoya-me.com/me-sousinnki-beddosaidomonita-senntorarumonita）

●全体を通じての参考文献

- 川村治子：ヒヤリ・ハット　11,000 事例によるエラーマップ完全本．医学書院，2003．
- 髙久史麿，矢﨑義雄監修：治療薬マニュアル 2023．医学書院，2023．

UNIT 3　リスクセンストレーニング

【参考文献】

- 川村治子：転倒・転落，誤嚥事例．ヒヤリ・ハット　11,000 事例によるエラーマップ完全本．pp.66-83，88-91，医学書院，2003．
- 日本医療機能評価機構：医療安全情報　No.197，離床センサーの電源入れ忘れ．2023 年 4 月．
- 医療・介護ベッド安全普及協議会：続　医療・介護ベッドここが危ない!!，2023 年 9 月改定版．
- 公益財団法人テクノエイド協会：福祉用具ヒヤリ・ハット情報（車椅子およびベッドに関する事例）．
- 公益財団法人テクノエイド協会：福祉用具シリーズ　Vol.3，高齢者の車いす．1999．

UNIT 1 解答と解説

注射 SECTION 1

Q ①（×）ハニュウイチロウ→ハブイチロウ
②（×）エルネオパ NF2 号→
エルネオパ NF1 号
③（×）ペントシリン 1 g→ペントシリン 2 g
④（○）
⑤（×）1 日 2 回→1 日 1 回
⑥（×）できるだけ速く→3 分かけて

注射 SECTION 2

Q 場面 A：①○
②×（投与量について何も伝えていない）
③×（「いって」では何をすべきかわからない）
場面 B：①○
②×（「10 ミリ」では 10 mg か 10 mL かわからない）
③×（「いれて」では静注か点滴への混注かわからない）
場面 C：①×（苗字のみではわからない。同姓患者がいれば間違える可能性がある）
②○
③×（数値のみではわからない。常識的には 10 単位であるが，知識がなければ 10 mL と間違える可能性がある）
④×（「いれて」ではわからない。常識的には高カロリー輸液に混注するが，経験がなければワンショット静注と間違える可能性がある）

注射 SECTION 3

Q ①，④

注射 SECTION 4

Q ①，③，④

注射 SECTION 5

Q

	注射薬 A	注射薬 B	注射薬 C	注射薬 D	注射薬 E
商品名（販売名）	塩酸メトクロプラミド注射液 10 mg「タカタ」	メロペネム点滴静注用 0.5 g「明治」	サイレース静注 2 mg	プロタノール L 注 0.2 mg	パクリタキセル注射液 150 mg「サワイ」
アンプル（バイアル）中の薬効成分量	10 mg	0.5 g	2 mg	0.2 mg	150 mg
アンプル（バイアル）中の溶液量	2 mL	粉末状の製剤なので溶液はない	1 mL	1 mL	25 mL
規制区分	処方箋医薬品	処方箋医薬品	向精神薬，習慣性医薬品，処方箋医薬品	劇薬，処方箋医薬品	毒薬，処方箋医薬品
投与方法	筋注，静注	点滴	静注	静注，点滴，筋注，皮下注，ほか	点滴

注射 SECTION 6

Q ①b ②e ③c ④a ⑤b ⑥d

注射 SECTION 7

Q ① 10 mL×200 mg/250 mg＝8 mL
② 5 mL×400 μg/500 μg＝4 mL
③ 5 mL×200 mg/1,000 mg＝1 mL
④ 10 mL×7,000 単位/10,000 単位＝7 mL

注射 SECTION 8

Q ① 0.2 mg，0.3 mg
② 1.65 mg，3.3 mg
③ 2 mg，10 mg，25 mg
④ 10 mEq，20 mEq

注射 SECTION 9

Q ① ○
② ×（局所麻酔薬→抗不整脈薬）
③ ○
④ ○
⑤ ×（手足の指趾の局所麻酔に使用するのは禁忌である）
⑥ ×（皮膚→粘膜）
⑦ ○

注射 SECTION 10

Q1 ① ○
② ○
③ ×（ソリタ-T1 号液には血漿の約 2/3 の Na^+が含まれる）
④ ×（ソリタ-T1 号液には K^+は含まれていない）
⑤ ○

Q2 水：2000 mL，Na^+：70 mEq，K^+：40 mEq，熱量：344 kcal

注射 SECTION 11

Q ① ○
② ×（食前 30 分に行う→食直前 15 分以内や 2 分以内に行う）
③ ○
④ ×（10 単位→100 単位。ただし，ランタス XR のみ 300 単位）
⑤ ○
⑥ ×（中間型製剤のヒューマリン N は懸濁液なので静脈内投与はできない）
⑦ ○
⑧ ×（ペン型インスリン製剤は他患者に使用してはいけない）
⑨ ×（開封後のペン型インスリン製剤は室温保存する）
⑩ ×（硬くなった皮膚はインスリンの吸収がわるいため皮下注しない）

注射 SECTION 12

Q1 ①，③，④（①アスパラカリウム，③イノバン，④ドブトレックスのラベルには「要希釈」や「点滴専用」と記載されている。これらの投与方法は点滴に限定され，ワンショット静注ができない。しかし，②ボスミンのラベルには「静」の記載があり，ワンショット静注が可能である）

Q2 ① ×（呼吸停止→心停止）
② ×（黄色のほかに無色透明の製剤がある）
③ ○
④ ×（すべて 1 mEq に調整されているとは限らない。2 mEq などの製剤もある）
⑤ ×（希釈して点滴で投与するときも希釈濃度や投与速度に安全上の制約がある）

注射 SECTION 13

Q ①Ⓓ ②Ⓔ ③Ⓒ ④Ⓑ ⑤Ⓐ

注射 SECTION 14

Q1 ③

Q2 ②

注射 SECTION 15

Q1 ①A ②B ③C ④E ⑤D ⑥G ⑦F

Q2 ③

注射 SECTION 16

Q ②，③

注射 SECTION 17

Q ①✕(必ず中心静脈から注入する。末梢静脈から注入はできない)

②✕(静脈ラインからの投与は厳禁である)

③〇

④〇

注射 SECTION 18

Q1 ③

Q2 ②，③

注射 SECTION 19

Q ①✕(深く穿刺しない)

②✕(針先を上下左右に動かすと神経損傷を増強させるので，針を抜いてやり直すほうがよい)

③✕(痛みやしびれがないかを確認する)

④〇

注射 SECTION 20

Q1 ③

Q2 ③【理由】カテーテルの留置位置と断端との落差が大きいため。

注射 SECTION 21

Q1 ①〇

②✕(輸液ポンプには皮下もれを知らせるアラーム機能はない)

③〇

④〇

Q2 ①～④

注射 SECTION 22

Q ③，④

ポンプ SECTION 1

Q ①✕(輸液ポンプメーカー指定の輸液セットを使用する)

②〇

③✕(ポンプのドアが閉まりにくいときは，チューブが適切にセットされていない)

④〇

⑤〇

⑥〇

⑦✕(輸液ポンプには皮下もれを知らせるアラーム機能はない)

ポンプ SECTION 2

Q

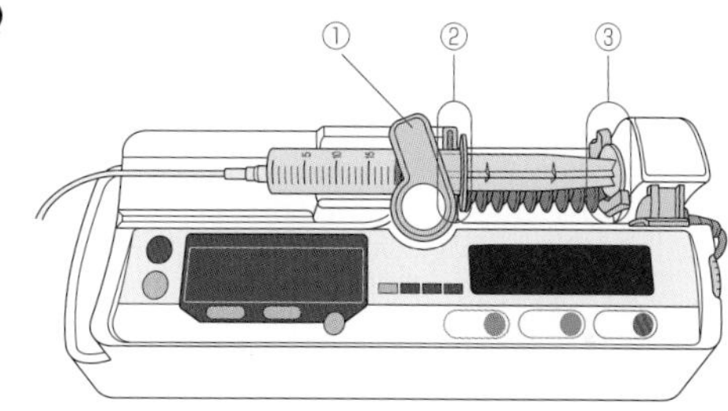

①シリンジを固定するクランプが斜めになっており，シリンジが正しく固定されていない。

②シリンジのフランジ(つば)を固定するスリットにフランジが正しくはまっていない。

③スライダーのフックがシリンジの押し子を正しく保持していない。

ポンプ SECTION 3

Q ②

ポンプ SECTION 4

Q ②

ポンプ SECTION 5

Q ①

与薬 SECTION 1

Q1 ①レニベース錠10 mg 1錠，アーチスト錠10 mg 1錠，アルダクトンA錠25 mg 1錠，ラシックス錠20 mg 1錠
②なし
③アーチスト錠10 mg 1錠

Q2 ①×（朝食後→夕食後）
②×（毎食前→毎食直前）
③○
④×（3回まで→2回まで）

与薬 SECTION 2

Q1 ①グリミクロン：c
グリチロン：h
②ノルバデックス：a
ノルバスク：e
③テグレトール：f
テオドール：d
④チウラジール：g
チラーヂンS：b

Q2 ①×（さまざまな薬効の坐薬がある）
②×（血中濃度がすばやく上昇するため，副作用も急にあらわれる）
③×（湿布薬のように局所に作用するものばかりではなく，冠拡張薬，気管支拡張薬，麻薬性鎮痛薬などの全身性に作用するものもある）
④○

与薬 SECTION 3

Q ③

与薬 SECTION 4

Q ①○
②×（インスリンと同様に，患者の食事摂取量や体調に変化がないかを確認して与薬する）
③×（服用時刻に制約のある薬剤もあるので，気づいたときに服用してもらうのは危険である。主治医に報告し，指示を求める）
④×（食前30分前に服用するものばかりではなく，食直前の薬もある）
⑤○
⑥×（冷汗・ふるえ・動悸などの典型的な症状で始まるものばかりではない。いきなり意識障害や認知症様症状があらわれる場合がある）
⑦×（α-グルコシダーゼ阻害薬投与中の患者の場合は，必ずブドウ糖を摂取する）
⑧×（いったん改善しても低血糖が遷延することがあり，安心せずに観察しなければならない）

与薬 SECTION 5

Q ①～④のすべて

与薬 SECTION 6

Q ③

輸血 SECTION 1

Q1

患者の血液型	赤血球膜の抗原		血漿中の抗体	
	A抗原	B抗原	抗A抗体	抗B抗体
O型	(−)	(−)	(+)	(+)
A型	(+)	(−)	(−)	(+)
B型	(−)	(+)	(+)	(−)
AB型	(+)	(+)	(−)	(−)

Q2

患者の血液型	輸血する赤血球製剤の血液型			
	O型	A型	B型	AB型
O型		×	×	×
A型			×	×
B型		×		×
AB型				

輸血 SECTION 2

Q　①～⑥のすべて

輸血 SECTION 3

Q　①，②

輸血 SECTION 4

Q　③

輸血 SECTION 5

Q　④

輸血 SECTION 6

Q1　①ア　②ウ　③イ

Q2　①イ　②イ　③ア　④ウ

経管栄養 SECTION 1

Q1　①✕（食道で翻転している可能性があるので，挿入した長さだけで胃内に留置されているとは判断できない）

②✕（高齢者や全身状態が低下している患者は咳反射が低下しているので，胃管が気管に入っていても咳が出ないことがある）

③✕（気管に誤挿入されていても，胃泡音様の音を聴取したケースがある）

④○

Q2　①✕（仰臥位にすると，注入物が胃から逆流して誤嚥する危険がある）

②○

③○

経管栄養 SECTION 2

Q　①✕（胃瘻カテーテルの交換は定期的に行う）

②○

③○

④✕（胃瘻カテーテルによる瘻孔部の締めつけが強いと，胃壁に血行障害をおこす危険がある）

チューブの管理 SECTION 1

Q　①，②，④

チューブの管理 SECTION 2

Q　①～④のすべて

チューブの管理 SECTION 3

Q　③

チューブの管理 SECTION 4

Q1　①Aのスペース――Ⓒ

②Bのスペース――Ⓐ

③Cのスペース――Ⓑ

Q2　①○

②✕（クランプではなくウォーターシールにしなければならない）

③○

④○

⑤✕（呼吸性移動が急になくなったのはドレーンが閉塞したことによる可能性がある）

チューブの管理 SECTION 5

Q　①○

②✕（尿道でカテーテルが屈曲する可能性もあるので，長さのみで膀胱内に入っているとは判断はできない）

③✕（膀胱内にカテーテルが入っていないから尿が出ないという可能性もある）

④ ×（生理食塩水ではなく，滅菌蒸留水を注入する）
⑤ ○

検査　SECTION 1

Q　① ○　② ×　③ ○　④ ○

検査　SECTION 2

Q　① ×（胸部CTでも造影剤を使用するときは絶食が必要である）
② ×（トイレ内はせまくて側臥位になれないため，トイレ内で行わないほうがよい）
③ ×（浣腸のチューブを深く，速く挿入すると，直腸粘膜を損傷する危険がある）
④ ○
⑤ ○
⑥ ○
⑦ ○

検査　SECTION 3

Q　① ○
② ×（酸素の必要量は患者の吸入量と移送や検査に要する時間によるので，300Lでは不足することもある）
③ ×（ドレーンをクランプするのではなくウォーターシールにする）
④ ×（予期せぬ体動による台からの転落などがおこりうるので，患者から目を離さない）
⑤ ○

検査　SECTION 4

Q　①～⑬のすべて

酸素　SECTION 1

Q　① ×（酸素ボンベの色は黒色である）
② ×（引火や爆発の危険があるため，タバコを吸わせてはいけない）
③ ○
④ ○
⑤ ×（一気に開けると発火の危険があるため，ゆっくり開ける）
⑥ ×（50 cm以内ではなく，2 m以内に置いてはならない）
⑦ ○

酸素　SECTION 2

Q　① ×（病態上の理由による低流量の指示なので，低流量用の酸素流量計を使用して投与する）
② ×（病態によっては重度の呼吸不全でも酸素投与量が少ない場合がある）
③ ×（酸素の過量投与によってCO_2ナルコーシスを生じるおそれがある）
④ ○

その他　SECTION 1

Q　① A　② A

その他　SECTION 2

Q　① ○
② ×（チャネル番号は1つである）
③ ×（送信機の取扱説明書などに記載されている。電池の種類によるが，アルカリ電池で1週間程度が多い）
④ ×（電池が切れる前に定期的に交換する）
⑤ ○

UNIT 2 解答と解説

PART 1

ウォーミングアップ

STEP 1 ● 質量の単位を理解する

1) 1000(10^3)　2) 1/1000(10^{-3})

3) 1000(10^3)　4) 1/1000(10^{-3})

5) 1000000(10^6)

①1000，②1000

6) 1/1000000(10^{-6})

7) 4/5

【解説】1 g は 1000 mg なので，800/1000 より

8) 1/25　【解説】40/1000 より

9) 3/5

【解説】1 mg＝1000 μg なので，600/1000 より

10) 1/40　【解説】25/1000 より

11) 20

【解説】1 g は 1000 mg，1000÷50 より

12) 4

【解説】1 g は 1000 mg，1000÷250 より

STEP 2 ● 容量の単位（液量の単位）を理解する

1) 10　2) 100　3) 1/10(10^{-1})

4) 1000(10^3)　5) 1/1000(10^{-3})

6) 1/100(10^{-2})

7) 2/5

【解説】1 L＝1000 mL なので，400/1000 より

8) 1/40　【解説】25/1000 より

9) 2/5

【解説】1 dL＝100 mL なので，40/100 より

10) 3/4　【解説】75/100 より

PART 2

指示薬物量を液量（mL）に換算して取り出す

STEP 1 ● 液状注射薬の指示量を液量に換算して取り出す

Q1　1.2 mL

①0.5，②3，③5，④1.2

Q2　1 アンプルと 2 mL

①500，②7，③5，④1，⑤2，⑥5，⑦2

Q3　1.5 mL

【解説】1 アンプルが 60 mg なので，45 mg は 45/60＝3/4 アンプルに相当する。1 アンプルは 2 mL であるから，2(mL)×3/4＝1.5 mL 取り出せばよい。

Q4　4 mL

【解説】1 アンプルが 4000 単位なので，3200 単位は 3200/4000＝4/5 アンプルに相当する。1 アンプルは 5 mL であるから，5(mL)×4/5＝4 mL 取り出せばよい。

Q5　8 mL

【解説】1 アンプルが 2000 IU なので，1600 IU は 1600/2000＝4/5 アンプルに相当する。1 アンプルは 10 mL であるから，10(mL)×4/5＝8 mL 取り出せばよい。

Q6　9 mL

【解説】1 アンプルが 40 mEq なので，12 mEq は 12/40＝3/10 アンプルに相当する。1 アンプルは 30 mL であるから，30(mL)×3/10＝9 mL 取り出せばよい。

STEP 2 ● 粉状注射薬の指示量を液量に換算して取り出す

Q1　(c)

①1000，②1，③5，④(c)

Q2　バイアルに溶解液を 8 mL 加えて均一に溶解し，そのうち 3 mL を取り出し，点滴内に混注する。

【解説】1 バイアルが 80 mg なので，30 mg は 30/80＝3/8 バイアルに相当する。そのため，1 バイアルに溶解液を 8 mL 加えて均一に溶解し 3 mL 取り出して，点滴内に混注すればよい。

STEP 3 ● 小児用量を希釈して取り出す

Q1 (b)

①40，②1，③10，④10，⑤1，⑥9，⑦(b)

Q2 アンプルの薬液1 mLを注射器に吸い上げ，さらに希釈液4 mLを吸って加えて全量5 mLにし，そのうち1 mLを点滴内に混注する。

【解説】1.6 mgは1アンプル8 mgの1.6/8=1/5に相当する。したがって，1 mLを取り出そうと決めれば，全量を5 mLにすればよい。1アンプルは1 mLなので，全量5 mLにするには，5(mL)−1(mL)=4 mLの希釈液を加える。

Q3 アンプルの1 mLを注射器に吸い上げ，さらに希釈液4 mLを吸って加えて全量5 mLにし，そのうち2 mLを点滴内に混注する。

①2，②2，③2，④1，⑤4，⑥2

Q4 アンプルの1 mLを注射器に吸い上げ，さらに希釈液7 mLを吸って加えて全量8 mLにし，そのうち3 mLを点滴内に混注する。

【解説】0.3 mgは1アンプル0.8 mgの0.3/0.8=3/8に相当する。全量を8 mLにして3 mL取り出せばよい。1アンプルは1 mLなので，8(mL)−1(mL)=7 mLの希釈液を足して全量8 mLにし，そのうち3 mLを点滴内に混注する。

PART 3

投与速度（流量，滴数）の計算

STEP 1 ● 輸液セット別に滴数を計算する

Q1 40滴/分

A）①40，②60，③40

B）④40，⑤60，⑥40

Q2 30滴/分

【解説】1時間あたり90 mLを1分あたりの流量に換算すると，90/60(mL/分)となる。一般用輸液セットは1 mLが20滴なので，これを滴数に直すと，20(滴/mL)×90/60(mL/分)=30滴/分となる。

Q3 35滴/分

【解説】1時間あたり35 mLを1分あたりの流量に換算すると，35/60(mL/分)となる。微量用輸液セットは1 mLが60滴なので，これを滴数に直すと，60(滴/mL)×35/60(mL/分)=35滴/分となる。

Q4 16滴/分

【解説】1時間あたり48 mLを1分あたりの流量に換算すると，48/60(mL/分)となる。一般用輸液セットは1 mLが20滴なので，これを滴数に直すと，20(滴/mL)×48/60(mL/分)=16滴/分となる。

STEP 2 ● 輸液セットの変更により滴数を変更する

Q1 15滴/分

①45，②60，③15

Q2 24滴/分

①8，②20，③24

Q3 18滴/分

【解説】微量用輸液セットで1分あたり54滴をmLに換算すると，1 mLが60滴なので，54/60(mL/分)となる。これを一般用の輸液セットの滴数に換算すると，1 mLが20滴なので，20(滴/mL)×54/60(mL/分)=18滴/分である。

Q4 36滴/分

【解説】一般用輸液セットで1分あたり12滴をmLに換算すると，1 mLが20滴なので，12/20(mL/分)となる。これを微量用輸液セットの滴数に換算すると，1 mLが60滴なので，60(滴/mL)×12/20(mL/分)=36滴/分である。

STEP 3 ● 輸液ポンプへの変更で滴数から時間流量を計算する

Q1 120 mL/時

①40，②20，③2，④120

Q2 42 mL/時

【解説】微量用輸液セットで1分あたり42滴を流量「mL」に換算すると，42/60(mL/分)となる。1時間あたりの流量に換算すると，42/60(mL/分)×60(分)＝42(mL/時)である。

Q3 105 mL/時

【解説】一般用輸液セットで1分あたり35滴を流量「mL」に換算すると，35/20(mL/分)となる。1時間あたりの流量に換算すると，35/20(mL/分)×60(分)＝105(mL/時)である。

Q4 50 mL/時

【解説】微量用輸液セットで1分あたり50滴を流量「mL」に換算すると，50/60(mL/分)となる。1時間あたりの流量に換算すると，50/60(mL/分)×60(分)＝50(mL/時)である。

STEP 4 ● 指示から滴数，流量を計算する

Q1 1）125 mL/時

2）42 滴/分

①500，②4，③125，④60，⑤41.66…，⑥42

Q2 1）63 mL/時

2）21 滴 /分

【解説】

1）輸液製剤B 500 mLを2袋と輸液製剤C 500 mLを1袋の総量は，500(mL)×3＝1500 mLであるから，1500(mL)÷24(時間)＝62.5 mL/時間となり，63 mL/時に設定する。

2）1時間あたりの流量を1分あたりの流量に換算すると，1500/24/60(mL/分)となる。一般用輸液セットは1 mLが20滴なので，これを滴数に直すと，20(滴/mL)×1500/24/60(mL/分)≒20.8(滴/分)となり，21滴/分で滴下する。

Q3 1）63 mL/時

2）21 滴/分

3）63 滴/分

【解説】

1）AM10時～PM6時は8時間なので，500(mL)÷8(時間)＝62.5(mL/時)となることから，63 mL/時に設定する。

2）1時間あたり62.5 mLを1分あたりの流量に換算すると，62.5/60(mL/分)となる。一般用輸液セットは1 mLが20滴なので，これを滴数に直すと，20(滴/mL)×62.5/60(mL/分)≒20.8(滴/分)となることから，21滴/分で滴下する。

3）1時間あたり62.5 mLを1分あたりの流量に換算すると，62.5/60(mL/分)となる。微量用輸液セットは1 mLが60滴なので，これを滴数に直すと，60(滴/mL)×62.5/60(mL/分)＝62.5(滴/分)となることから，63滴/分で滴下する。

STEP 5 ● 投与量，投与速度指示から流量を計算する

Q1 36 mL/時

①60，②3600，③3.6，④50，⑤36

Q2 8 mL/時

【解説】薬物の1分あたりの投与量40 µgを1時間あたりの投与量に直すと，40(µg/分)×60(分/時)＝2400(µg/時)＝2.4(mg/時)となる。150 mgが500 mLに希釈されている(実際は全量505 mLだが，ポンプの誤差範囲から500 mLと考える)ので，1時間あたり2.4 mgの投与液量に換算すると，500(mL)×2.4/150(mg)＝8 mLに相当する。これが1時間あたりの流量である。

Q3 3 mL

①5，②40，③12000，④12，⑤80，
⑥3

Q4 2 mL

【解説】まず，薬物の1時間あたりの投与量を計算する。体重1 kg・1分あたりの投与量が5 μgなので，体重30 kg・1時間あたりの投与量は5(μg/kg/分)×30(kg)×60(分/時)＝9000(μg/時)＝9(mg/時)である。180 mg(60 mg×3アンプル)が希釈されて全量40 mLになっているので，9 mgの液量は40(mL)×9/180(mg)＝2 mLに相当する。これが時間あたりの流量である。

PART 4

酸素ボンベの残量，使用可能時間を計算する

STEP 1 ● 酸素ボンベの残圧から残量を計算する

Q1 272 L

①8，②272.10…，③272

Q2 340 L

500(L)×10(MPa)/14.7(MPa)≒340.1(L)

Q3 150 L

500(L)×4.4(MPa)/14.7(MPa)≒149.6(L)

STEP 2 ● 残圧と酸素吸入量からボンベ使用可能時間を計算する

Q1 1）113分

①10，②14.7，③340.13…，
④113.37…，⑤113

2）91分

⑥90.70…，⑦91

Q2 1）119分

2）95分

【解説】

1）ボンベの残圧から酸素残量は，500(L)×7(MPa)/14.7(MPa)≒238(L)である。酸素流量は2 L/分なので，吸入可能時間は238/2≒119(分)になり，理論上は約119分吸入できる。

2）119(分)×0.8≒95分が安全に吸入使用できる時間となる。

Q3 安全とはいえない

【解説】ボンベの残圧から酸素残量は，500(L)×8/14.7(MPa)≒272.1(L)である。酸素流量は5 L/分なので，吸入可能時間は272.1÷5≒54.4分になり，理論上は必要時間の45分(5分＋10分＋30分)をクリアできる。しかし，種々の誤差を想定すると，安全上吸入可能時間は0.8を乗じた時間(54.4×0.8≒43.5〔分〕)，つまり約44分と考えたほうがよい。この場合，検査終了間際あるいは帰棟途中に酸素切れになるおそれがあり，安全とはいえない。

あとがき

改訂作業は執筆前の準備も含めていつも1年かけてきましたが，今回の改訂は，コロナ疲れによる気力低下なのか，単なる加齢による認知機能の低下なのか，思うようにはかどらず，何度か頓挫しかけて半年遅れで出版に漕ぎつけました。今回の第5版が最後となりますが，無事に終えることができてほっとしています。

初版の出版への強い動機になったのは，全国規模で収集した看護のヒヤリ・ハット1万事例の定性的な分析から得た知見です。事例は，どのような患者さんに，どのような業務の流れや状況の中で，何が起きたか(起きかけたか)を400字前後の自由記載でいただきました。事例を整理してゆく中で，同じ業務の流れの中で同じ間違いや事故が複数の病院で報告されていたこと，さらに報道された重大事故のほぼすべてで，同じヒヤリ・ハット事例が存在していることに気づきました。こうした気づきから，間違いは病院を超えて共通していると確信し，教材づくりを考えるようになりました。

看護職は診療の補助，療養上の世話のそれぞれで多様な業務を担い，その状況に応じて当事者，補助者，観察者となります。そこで，22種の業務領域に分けて，どこで，どのような間違い・トラブル・事故がなぜ起きたのかを整理した表，『エラーマップ』を作成しました。この『エラーマップ』から得られた危険知識から，若年看護師に必須な内容を，より実務的，かつ読者参加型につくり直したものが本書でした。

改訂では，医療環境の変化により生じた新たな重要事故，繰り返される事故などを加筆してきました。参考にさせていただいた資料のうち，とくに医療機能評価機構から年4回刊行される医療事故等収集事業の報告書の中の「再発・類似事例の分析」は，どれほど参考になったかわかりません。専門分析班の諸先生方に感謝申し上げます。

これまで多くの方にお世話になりました。まず，初版のもとになった，看護のヒヤリ・ハット事例を見ず知らずの研究者に快く提供してくださった約200病院の看護部長さん，忙しい中で体験事例を詳細に書いてくださった個々の看護師さん，本当にありがとうございました。そして，1万事例のエラーマップづくりで，深夜まで献身的に助けてくれた日野本(旧姓石川)さなえさん，独特の感性で魅力的な事例や表紙のイラストを描いてくださった梶山シゲルさん，最後に初版から第4版までの編集をしてくださった医学書院の北原拓也さん，今回の第5版の編集をしてくださった阿部洋平さんに心から御礼を申し上げます。

2023年12月

川村治子

索引